全国医药中等职业教育护理类专业"十二五"规划教材

病原生物与免疫学

主 编 杨 岸 文宇祥

中国医药科技出版社

内容提要

本书是全国医药中等职业教育护理类专业"十二五"规划教材之一，依照教育部教育发展规划纲要等相关文件要求，紧密结合护士执业资格考试特点，根据《病原生物与免疫学》教学大纲的基本要求和课程特点编写而成。

全书共分为9章，分别介绍了微生物概述、免疫学基础、细菌概述、常见病原性细菌、其他原核细胞型微生物及真菌、病毒概述、常见病毒、人体寄生虫概述、常见寄生虫，并附7个实验。

本书适合医药卫生中等职业教育相同层次不同办学形式教学使用，也可作为医药行业培训和自学用书。

图书在版编目（CIP）数据

病原生物与免疫学/杨岸，文宇祥主编. —北京：中国医药科技出版社，2013.8
全国医药中等职业教育护理类专业"十二五"规划教材
ISBN 978 - 7 - 5067 - 6278 - 6

Ⅰ. ①病…　Ⅱ. ①杨…　②文…　Ⅲ. ①病原微生物 - 中等专业学校 - 教材　②免疫学 - 中等专业学校 - 教材　Ⅳ. ①R37　②R392

中国版本图书馆 CIP 数据核字（2013）第 186709 号

美术编辑　陈君杞
版式设计　郭小平

出版　中国医药科技出版社
地址　北京市海淀区文慧园北路甲 22 号
邮编　100082
电话　发行：010 - 62227427　邮购：010 - 62236938
网址　www. cmstp. com
规格　787×1092mm $\frac{1}{16}$
印张　13 $\frac{3}{4}$
字数　247 千字
版次　2013 年 8 月第 1 版
印次　2018 年 1 月第 4 次印刷
印刷　三河市百盛印装有限公司
经销　全国各地新华书店
书号　ISBN 978 - 7 - 5067 - 6278 - 6
定价　**29.00 元**

本社图书如存在印装质量问题请与本社联系调换

全国医药中等职业教育护理类专业"十二五"规划教材建设委员会

编委会 ▶▶▶ 《病原生物与免疫学》

主编 杨 岸 文宇祥

编者（按姓氏笔画排序）

王美兰（山东省莱阳卫生学校）

文宇祥（重庆市医科学校）

杨 岸（毕节市卫生学校）

李晓栋（河北联合大学秦皇岛分院）

陈应国（毕节市卫生学校）

高玉龙（呼伦贝尔市卫生学校）

崔艳丽（山东省莱阳卫生学校）

曾广丽（重庆市医科学校）

谢会平（天水市卫生学校）

编写说明

随着《国家中长期教育改革发展纲要(2010～2020年)》的颁布和实施,职业教育更加强调内涵建设,职业教育院校办学进入了以人才培养为中心的结构优化和特色办学的时代。为了落实国家职业教育人才培养的"德育优先、能力为重、全面发展"的教育战略需要,主动加强教育优化和能力建设,实现医药中职教育人才培养的主动性和创造性,由专业教育向"素质教育"和"能力培养"方向转变,培养护理专业领域继承和创新的应用型、复合型、技能型人才已成为必然。为了适应新时期护理专业人才培养的要求,过去使用的大部分中职护理教材已不能适应素质教育、特色教育和创新技能型人才培养的需要,距离以"面向临床、素质为主、应用为先、全面发展"的人才培养目标越来越远,所以动态更新专业、课程和教材,改革创新办学模式已势在必行。

而当前中职教育的特点集中表现在:①学生文化基础薄弱,入学年龄偏小,需要教师给予多方面的指导;②学生对于职业方向感的认知比较浅显。鉴于以上特点,全国医药中等职业教育护理类专业"十二五"规划教材建设委员会组织建设本套以实际应用为特色的、切合新一轮教学改革专业调整方案和新版护士执业资格考试大纲要求的"十二五"规划教材。本套教材定位为:①贴近学生,形式活泼,语言清晰,浅显易懂;②贴近教学,使用方便,与授课模式接近;③贴近护考,贴近临床,按照实际需要编写,强调操作技能。

本套教材,编写过程中还聘请了负责护士执业资格考试的国家卫生和计划生育委员会人才交流服务中心专家做指导,涵盖了护理类专业教学的所有重点核心课程和若干选修课程,可供护理及其相关专业教学使用。由于编写时间有限,疏漏之处欢迎广大读者特别是各院校师生提出宝贵意见。

全国医药中等职业教育护理类专业
"十二五"规划教材建设委员会
2013年6月

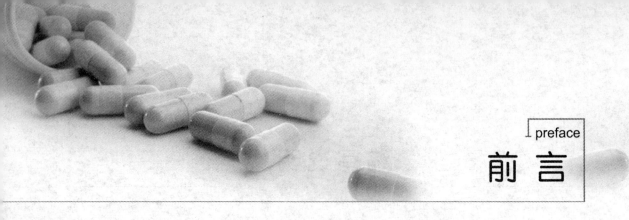

前言

　　《病原生物与免疫学》是医学生必修的一门基础课程。本书由长期从事《病原生物与免疫学》学科教学工作的教师组成编写小组，根据教学规律以及借鉴国内外教材经验编写而成。

　　本教材分9章7个实验。遵循中职护理专业要求的实用性与针对性，理论知识强调"必需、够用"的原则，结合培养对象年龄、心理及学习特点，注重学生的基本知识、基本理论和基本技能的培养，强化"以学生为中心"的编写理念。本教材每章节强调"要点导航"、"护理应用"；以"案例"的形式使理论教学紧密联系临床实践，激发学生对医学的学习兴趣；以"知识链接"的方式拓展内容，启发学生以探索性思维掌握知识；以"考点提示"、"练习题"帮助学生复习巩固及进行阶段性评价；"实验指导"部分为师生上好实训课提供可参考的资料。在编写中，特别"知识链接"了SARS病毒、H5N1禽流感病毒及H7N9禽流感病毒等内容，更具时效性。总之，本书突出"预防为主"的理念，增强人们的防范意识，力求突出科学性、先进性与启发性、实用性的统一，使其更加贴近当前学生现状、贴近当前社会需要、贴近职业岗位需求。

　　本教材在编写过程中得到了毕节市卫生学校、重庆市医科学校、山东省莱阳卫生学校、天水市卫生学校、呼伦贝尔市卫生学校、河北联合大学秦皇岛分院等领导的大力支持，同时得到中国医药科技出版社的指导和协助，并广泛征求了各编委所在院校专业同行的意见。在此，对各位专家的辛勤劳动以及各位同仁的关心表示衷心感谢。

　　由于编者经验不足，学术水平及编写能力有限，加之编写时间仓促，难免有欠妥之处，望读者和同行批评指正。

编　者

2013 年 3 月

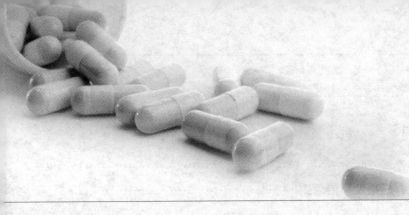

目 录

微生物概述

第一章

要点导航

掌握微生物的概念、分类。

熟悉微生物与人类的关系及医学微生物学概念。

【护理应用】

通过微生物相关知识的学习，为护理专业学习打下一定基础，并将这些知识应用于护理工作中。

微生物总是伴随着我们的工作和生活，在人类的生活史中，微生物有的种类对人类有益，有的种类对人类有害，学习微生物的有关知识，是医学生在将来的工作中应具备的重要知识基础。

 案例

1817 年，霍乱在印度流行，并传播到波斯、欧洲、俄罗斯等地；1831 年在英国流行，致 7.8 万人丧生。英国著名麻醉专家约翰·斯诺博士证实该病的流行是由于水源被污染所致。经斯诺的努力，推动了许多国家对居民饮用水卫生状况的关注。

一、微生物的概念、类型与特点

微生物是广泛存在于自然界中的一群肉眼看不见，必须借助光学显微镜或电子显微镜放大数百倍、数千倍甚至数万倍才能观察到的微小生物的总称。具有体形微小、结构简单、繁殖迅速、容易变异及适应环境能力强等特点。微生物按其结构、化学组成及生活习性等差异可分成三大类。

 知识链接

首先观察到微生物的是荷兰人列文·虎克，他于 1676 年用自磨镜片制造了世界上第一架显微镜（放大 40~270 倍），从污水、齿垢、粪便等标本中第一次观察和描述了各种形态的微生物，为微生物的存在提供了有力证据，亦为微生物形态学的建立奠定了基础。

1. 真核细胞型微生物 细胞核的分化程度较高，有核膜、核仁和染色体，胞质内有完整的细胞器（如内质网、核糖体及线粒体等），如真菌。

2. 原核细胞型微生物 细胞核分化程度低，仅有原始核质，没有核膜与核仁，细胞器不完善，包括细菌、螺旋体、支原体、立克次体、衣原体和放线菌。

3. 非细胞型微生物 没有典型的细胞结构，亦无产生能量的酶系统，只能在活的易感细胞内增殖，是最小的一类微生物，能通过滤菌器，包括病毒、亚病毒。

二、微生物与人类的关系

微生物广泛分布于土壤、水、空气等生态环境中，聚集最多的地方是土壤，在人和动物的体表及其与外界相通的腔道中也有数量不等、种类不同的微生物存在，在自然界一些通常被认为是生命禁区（如高温、低温、高酸、高碱、高盐、高压、高辐射等）的极端环境中，仍然有微生物在顽强地生活着。

绝大多数微生物对人类和动植物的生存是有益且必需的。在地球上，如果没有微生物把有机物降解为无机物并产生大量二氧化碳，其结果将是地球上有机物堆积如山，同时新的有机物将无法继续合成，绿色植物"挨饿"死去，动物随之灭绝，一切生命活动将终止。微生物在各行各业应用广泛：在农业方面，人类广泛利用一些微生物的特性，开辟了以菌制肥、以菌促长、以菌防病和以菌治病等农业增产新途径；在工业方面，微生物广泛应用在食品、制革、纺织、石油、化工、抗生素、维生素和辅酶的生产等领域；环保工程中用微生物来降解污水中的有机磷、氰化物等有毒物质。近年来，微生物为基因工程技术提供了多种工具酶和基因载体，可生产需要的生物制品，如胰岛素、干扰素等。

少数微生物能引起人类和动植物的病害，这些具有致病性的微生物称为病原微生物，如淋病奈瑟菌引起淋病、结核分枝杆菌引起结核、肝炎病毒引起病毒性肝炎、人类免疫缺陷病毒引起艾滋病等。

三、医学微生物学的概念及其学习目的

微生物学是研究微生物的进化、分类以及在一定条件下的形态、结构、生命活动规律及其与人类、动物、植物、自然界相互关系等问题的科学。医学微生物学是微生物学的一个分支，亦是医学的一门基础学科。它主要研究与人类疾病有关的病原微生物的形态、结构、代谢活动、遗传和变异、致病机制、机体的抗感染免疫、实验室诊断及特异性预防等。学习医学微生物学的目的，在于了解病原微生物的生物学特性与致病性；认识人体对病原微生物的免疫作用、感染与免疫的相互关系及其规律；了解感染性疾病的实验室诊断方法及预防原则，

> **考点提示**
> 微生物的概念和特点，微生物的种类。

为学习基础医学及临床医学的有关学科打下基础，并有助于控制和消灭传染性疾病。

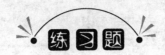

一、名词解释

微生物　病原微生物　病原微生物学

二、简答题

微生物按其结构、化学组成有哪些分类？各有何特点？

（杨　岸）

第二章

免疫学基础

掌握免疫、抗体和免疫球蛋白、免疫应答、体液免疫与细胞免疫的概念和功能，各类免疫球蛋白的特性及功能，抗原的概念、特性及医学上重要的抗原物质，免疫系统的组成、免疫器官的组成和功能，非特异性免疫的概念、特点、组成及其在抗感染免疫中的作用和特异性免疫的组成及抗感染特点，Ⅰ型超敏反应的发生机制、常见疾病及防治原则，人工主动免疫与人工被动免疫的特点、常用制剂及实际应用。

熟悉抗原决定簇、共同抗原和交叉反应，主要免疫细胞的种类、特点和功能，免疫应答的基本过程，抗体产生的一般规律，Ⅳ型超敏反应发生机制及常见疾病。

了解决定抗原免疫原性的条件，人工制备的抗体，补体系统的概念、组成、活化及生物学功能，免疫耐受和免疫调节，Ⅱ型和Ⅲ型超敏反应，抗原、抗体和细胞免疫检测的基本原理、常用方法及应用。

【护理应用】

通过免疫相关知识学习，重视对免疫力低下患者的护理，理解免疫力对患者康复的重要性；理解动物免疫血清治疗时皮试、输血时血型测定以及器官移植前配型的重要性，从而避免过敏、休克的发生和减轻排斥反应；在预防接种时，必须严格按照免疫程序接种疫苗。在护理技能操作中，高度重视营养不良或者慢性消耗性体质患者及新生儿的护理，预防及避免感染的发生；重视骨髓移植患者的护理以及采集血液化验时补体的影响等；能根据非特异性免疫和特异性免疫的关系更好地预防感染的发生；掌握超敏反应的防治原则，防治过敏性休克等疾病的发生；更好地应用免疫学理论知识指导疾病的诊断与防治。

一、免疫的概念

传统的免疫指免除瘟疫，起源于抗感染的研究。现代的免疫已大大超出了抗感染免疫的范畴，指机体识别和排除抗原异物，维护自身生理平衡和稳定的功能。机体的免疫功能，首先是区分自身和异己成分，然后通过免疫过程，最终表现为对异己成分的排斥，这种排斥所造成的后果，许多是对机体有利的，如抵抗感染等；但有些则对机体有害，如发生过敏反应、自身免疫病等，所以认为免疫对机体都是有利的是不全面的。

二、免疫的功能

根据抗原异物的不同，将免疫功能分为三个方面。

1. 免疫防御 指机体排斥外源性抗原异物的能力，主要清除病原生物及其代谢产物。免疫防御功能低下，易出现免疫缺陷；免疫防御功能过高，则引起超敏反应。

2. 免疫稳定 指机体识别和清除自身衰老、死亡和受损伤细胞的能力。这是机体维护正常内环境稳定的重要生理机制。如免疫稳定功能失调，易导致自身免疫性疾病。

3. 免疫监视 指机体杀伤和清除体内异常突变细胞，防止发展成肿瘤的能力。一旦免疫监视功能低下，宿主易患恶性肿瘤（表2-1）。

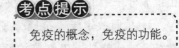

考点提示

免疫的概念，免疫的功能。

表2-1 免疫功能的表现

功能	正常表现（有利）	异常表现（有害）
免疫防御	清除病原微生物	超敏反应、免疫缺陷病
免疫稳定	清除衰、损细胞	自身免疫病
免疫监视	清除突变的细胞	肿瘤

第一节 抗 原

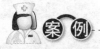 案例

2012年4月16日，延安市民王某因贫血住院治疗，期间医院前后两次为其输入了800ml的AB型血，输血后出现溶血反应，4月26日早7时30分因多脏器功能衰竭死亡。事后，《医疗事故技术鉴定书》显示，王某其实是B型血。这是B型血红细胞与输入AB型红细胞上抗原不同导致死亡的案例。

一、抗原的概念、特性和分类

（一）抗原的概念

抗原（Ag）是指一类能刺激机体免疫系统发生免疫应答，并能与相应免疫应答产物（抗体和致敏淋巴细胞）在体内外发生特异性结合的物质。

（二）抗原的特性

抗原具有两种基本特性（图2-1）：①免疫原性（或抗原性），刺激机体产生免疫

应答,产生抗体或效应 T 淋巴细胞的特性;②免疫反应性,与相应抗体和（或）效应
淋巴细胞发生特异性结合的特性。

凡具有免疫原性和免疫反应性的物质称
为完全抗原。只有免疫反应性而不具有免疫
原性的物质称为半抗原。半抗原与蛋白质结
合,可以获得免疫原性,成为完全抗原。赋
予半抗原以免疫原性的蛋白质称为载体。

（三）抗原的特异性

抗原的特异性是指刺激机体产生免疫应
答及其与应答产物发生反应所显示的专一性,
由抗原分子中的抗原决定簇决定。

1. 抗原决定簇　抗原分子中与抗体特异

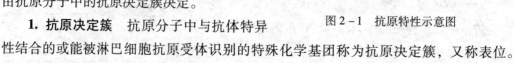

图 2 - 1　抗原特性示意图

性结合的或能被淋巴细胞抗原受体识别的特殊化学基团称为抗原决定簇,又称表位。
它们是抗原特异性的基础。抗原结合价指抗原分子中能与抗体结合的抗原表位的总数。

2. 共同抗原和交叉反应　天然抗原分子结构复杂,具有多种抗原决定簇。带有共
同抗原决定簇的不同抗原称为共同抗原。一种抗原诱生的抗体对另一种具有相同或相
似抗原决定簇的抗原的反应,称为交叉反应（图 2-2）。

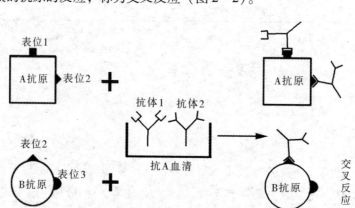

图 2 - 2　共同抗原和交叉反应示意图

二、构成抗原免疫原性的条件

（一）异物性

异物性是决定抗原免疫原性的首要条件。所谓异物是指在胚胎期未与免疫细胞接
触过的物质,包括以下几类。

1. 异种物质　种系关系越远,组织结构差异越大,免疫原性就越强,如马血清蛋
白、各种微生物及其代谢产物对人体而言都是异种物质,具有强的免疫原性。

2. 同种异体物质　同种不同个体之间，由于基因不同其组织成分也存在差异，如 ABO 血型抗原、人类主要组织相容性抗原等。

3. 自身抗原物质　在外伤、感染、电离辐射、药物等影响下，自身组织成分发生改变或一些与免疫活性细胞隔绝的隐蔽成分进入血流，均具有免疫原性。

（二）理化性质

1. 分子大小　抗原的分子量一般在 10000 以上，且分子量越大，免疫原性越强。明胶例外，明胶分子量高，但无免疫原性。

2. 化学组成和结构

（1）化学组成　大分子蛋白质，可含有大量不同的抗原决定簇，是最强的免疫原，如异种血清蛋白、酶蛋白及细菌外毒素等。多糖是重要的天然抗原，许多微生物有富含多糖的荚膜或胞壁。核酸的免疫原性很弱，脂类一般无免疫原性。

（2）结构　结构越复杂抗原免疫原性越强。在蛋白质分子中，凡含有大量芳香族氨基酸（尤其是酪氨酸）的蛋白质，其免疫原性较强；而以非芳香族氨基酸为主的蛋白质，其免疫原性较弱。

3. 物理性状　通常聚合状态较单体状态的蛋白质免疫原性强，颗粒性抗原强于可溶性抗原。

（三）机体因素

1. 遗传因素　抗原的免疫原性也与机体的免疫应答能力有关，不同个体对同一种抗原的免疫应答存在明显的差异，这种差异受遗传因素控制。

2. 年龄、性别与健康状态　一般而言，青壮年个体比幼年和老年免疫的应答能力强。雌性动物较雄性动物抗体生成多，但妊娠期免疫应答能力受到显著抑制。

此外，抗原进入机体的剂量、途径、次数以及免疫佐剂的选择都明显影响机体对抗原的免疫应答。若想获得较强的免疫应答，一般抗原剂量要适中，免疫途径以皮内和皮下免疫最佳，腹腔注射次之，静脉注射和口服易诱导免疫耐受，注射间隔要适当，次数不能太频，要选择适当的免疫佐剂。

三、医学上重要的抗原物质

（一）微生物及其代谢产物

细菌、病毒等病原微生物都是由多种抗原组成的复合体，如细菌有菌体抗原、荚膜抗原、鞭毛抗原、菌毛抗原等；病毒有包膜糖蛋白抗原、核蛋白抗原等。临床上可从患者体内分离出病原微生物或测定患者血清中的抗体，以辅助诊断疾病；亦可将病原微生物制成疫苗，用于预防疾病。细菌代谢产物如外毒素具有很强的免疫原性，可刺激机体产生相应的抗体即抗毒素。外毒素经甲醛处理后失去毒性但仍保留抗原性，称为类毒素，同样也可刺激机体产生抗毒素。抗毒素能中和外毒素的毒性，可用于预防疾病。

（二）动物免疫血清

用微生物的外毒素或用类毒素对动物进行免疫后，动物血清中可含大量相应的抗毒素抗体即为动物免疫血清。临床上常用抗毒素对相应疾病进行特异性治疗及紧急预防，如破伤风抗毒素。但动物免疫血清对人来说具有两重性：既含特异性抗体，可中和患者体内相应外毒素；但本身又是异种蛋白，可作为抗原引起机体的超敏反应。因此，临床上使用动物血清时，一定要做试验。

（三）同种异型抗原

指来源于同一种属不同个体的特异性抗原，人类的同种异型抗原主要有以下几种。

1. 红细胞抗原

（1）ABO 血型抗原　该系统是 A、B 和 O 三个等位基因控制的，其中 A 和 B 是显性基因。ABO 血型不符的输血，会引起严重的输血反应（图 2-3）。

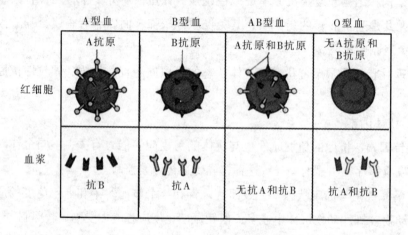

图 2-3　ABO 血型示意

（2）Rh 血型抗原　编码 Rh 抗原的基因最重要的是 D 基因。人类红细胞上有 D 抗原者称为 Rh 阳性，反之为 Rh 阴性。

知识链接

什么是"熊猫血"

1940 年兰德斯坦纳和威纳证明了白种人红细胞与恒河猴红细胞上有共同的抗原，因而取恒河猴的英文字头"Rh"作为这种血型的名称。Rh 阴性血因极其罕见，被称为"熊猫血"。在中国人群中，汉族人 Rh 阴性比例极少，仅占千分之三，如果同时考虑 ABO 和 Rh 血型系统，在汉族人群中寻找 AB 型 Rh 阴性同型人的机会不到万分之三。Rh 血型不合的输血可危及患者的生命；母子 Rh 血型不合的妊娠，有可能发生死胎、早产和新生儿溶血症。

2. 人类白细胞抗原（HLA）　　HLA 是人类主要组织相容性抗原，广泛存在于人体细胞表面并代表个体特异性的抗原，具有高度多态性。异体器官移植时引起排斥反应。

（四）异嗜性抗原

指一类与种属特异性无关的，存在于人、动物、植物或微生物之间的共同抗原。异嗜性抗原和某些疾病的发生有关，如溶血性链球菌表面成分与人肾小球基底膜及心肌组织具有共同抗原，故在链球菌感染后可导致肾小球肾炎或心肌炎。异嗜性抗原可用于辅助诊断疾病，如引起斑疹伤寒的立克次体与变形杆菌 OX19、OX2、OXk 间等异嗜性抗原，可利用变形杆菌 OX19、OX2、OXk 检测患者血清中有无立克次体抗体，辅助诊断立克次体病。

（五）自身抗原

1. 修饰的自身抗原　　由于微生物感染、外伤、药物、电离辐射等作用，使正常组织细胞发生构象改变，形成新的抗原决定簇；自身成分合成上的缺陷或溶酶体酶异常的破坏作用，暴露出新的抗原决定簇，成为"异己"物质，显示出免疫原性，刺激自身免疫系统，发生免疫应答，可引起自身免疫病。

2. 隐蔽的自身抗原　　是指正常情况下与免疫系统相对隔绝的组织成分，如脑组织、眼晶状体蛋白、甲状腺球蛋白、精子等，在胚胎期没有与免疫系统接触，不能建立先天性自身免疫耐受。因此，一旦由于外伤、手术或感染等原因使这些物质进入血流与免疫系统接触，就被机体视为异物，引起自身免疫应答。如甲状腺球蛋白抗原释放，引起变态反应性甲状腺炎（即桥本甲状腺炎）；晶状体蛋白和眼葡萄膜色素蛋白，可引起晶状体过敏性眼内炎和交感性眼炎；精子抗原可引起男性不育等。

（六）肿瘤抗原

指细胞癌变过程中出现的新抗原或高表达抗原，分为两大类。

考点提示
> 抗原、完全抗原、半抗原、共同抗原、交叉反应的定义，医学上重要的抗原。

1. 肿瘤特异性抗原　　指只存在于肿瘤细胞表面而不存在于相应组织正常细胞表面的新抗原，如人黑色素瘤抗原、结肠癌抗原等。

2. 肿瘤相关抗原　　指非肿瘤细胞所特有，正常细胞上也可存在的抗原，只是在细胞癌变时其含量明显增加，此类抗原只表现出量的变化而无严格的肿瘤特异性。如肝细胞癌变时，患者血清中甲胎蛋白（AFP）含量显著增高。

第二节 免疫球蛋白

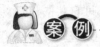 **案 例**

圣诞夜大拯救

1891 年 12 月 25 日，德国柏林大学附属诊疗所儿科病房里，一名女孩因为患有一种当时致死率惊人的传染病——白喉而气息奄奄。病原生物学家贝林征得家属同意后，为其注射一种新的、未经应用于人体的药物，奇迹出现了，小女孩病情迅速好转，没过几天就康复出院了。这种药物就是免疫血清——含有抗白喉毒素抗体的血清。

一、概念

1. 抗体（Ab） B 细胞受抗原刺激后活化、增殖分化成浆细胞所产生的、能与相应抗原特异性结合的球蛋白。抗体是生物功能概念，指具有免疫功能的球蛋白，主要存在于血清中，也见于其他体液及分泌液中，将含有抗体的血清称为免疫血清。

2. 免疫球蛋白（Ig） 具有抗体活性或化学结构与抗体相似的球蛋白。免疫球蛋白为化学结构概念，可分为分泌型和膜型两种，前者即为 Ab，后者是 B 细胞膜上的抗原受体。

抗体是免疫球蛋白，并非所有的免疫球蛋白都具有抗体活性。如多发性骨髓瘤患者血清中出现的尚未证明有抗体活性的异常球蛋白，只能称为免疫球蛋白，不能称为抗体。

二、免疫球蛋白的结构与功能

（一）免疫球蛋白的结构

1. 基本结构 免疫球蛋白分子是由两条相同的重链（H 链）和两条相同的轻链（L 链），通过二硫键相连的四肽链结构。重链由 450～550 个氨基酸残基组成，根据免疫球蛋白重链构成的不同可分为五类，即 IgM、IgG、IgA、IgD 及 IgE（图 2-4）。轻链约由 214 个氨基酸残基组成。四条肽链两端游离的氨基或羧基的方向是一致的，分别命名为氨基端（N 端）和羧基端（C 端）。

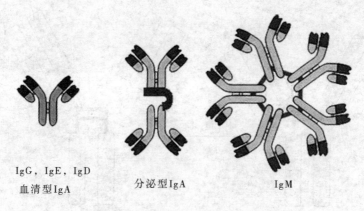

IgG，IgE，IgD
血清型IgA

分泌型IgA

IgM

图2-4 五类免疫球蛋白示意图

2. 功能区 Ig的重链和轻链每隔约110个氨基酸残基即由链内二硫键连接，形成一个能行使特定功能的球形单位，称为Ig的功能区。按其结构特点可分为可变区、恒定区和铰链区。

（1）可变区（V区） Ig近N端轻链的1/2和重链的1/4或1/5范围内，因氨基酸组成及序列在不同Ig之间变化较大故称可变区。重链和轻链的V区分别以V_H、V_L表示。V区的变化是Ig能与不同抗原特异结合的分子基础。

（2）恒定区（C区） Ig近C端在L链的1/2及H链的3/4（或4/5）区域内，氨基酸组成在同一物种的同一类Ig中相对稳定，称为恒定区。重链和轻链的C区分别称C_H和C_L。

（3）铰链区 位于C_H1和C_H2之间，富含脯氨酸，使Ig伸屈自如，便于抗体分子与抗原表位结合。铰链区容易被木瓜蛋白酶、胃蛋白酶等水解（图2-5，以IgG为例）。

3. 其他结构

（1）J链 称连接链，由浆细胞合成的一条多肽链，主要作用是将Ig单体连接成为双体或五聚体，存在于分泌型IgA和IgM五聚体中。

（2）分泌片 是分泌型IgA（SIgA）的结构成分，由黏膜上皮细胞合成，可保护SIgA抵抗外分泌液中蛋白酶的降解作用。

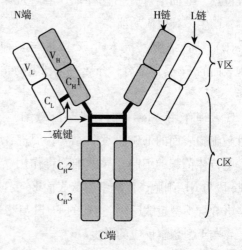

图2-5 免疫球蛋白的基本结构示意图

4. 水解片段 木瓜蛋白酶水解IgG，可在铰链区二硫键的近N端切断重链，水解为3个片段：两个相同的单价抗原结合片段，简称Fab段；一个可结晶的片段，简称Fc段（图2-6）。Fab段可特异结合抗原，Fc段可结合补体和Fc受体。

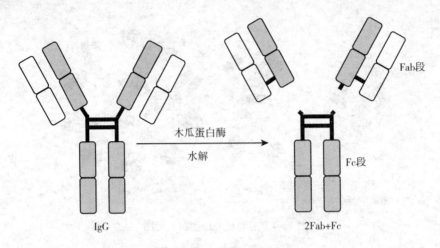

图 2-6 免疫球蛋白水解片段

（二）免疫球蛋白的生物学功能

1. Fab 段的生物学功能 通过 Fab 段可变区可特异结合抗原，为抗体的首要生物学作用（图 2-7）。在体内具有中和毒素、阻断病原体的入侵等免疫防御功能，在体外可发生多种抗原、抗体结合反应，有利于抗原、抗体的检测和疾病的诊断。

2. Fc 段的生物学功能

（1）激活补体 抗体与相应抗原特异性结合后，抗体分子发生构型变化，暴露补体结合位点，继而结合并活化补体，溶解抗原细胞，产生多种效应功能。

（2）结合细胞 抗体的 Fc 段可与多种细胞表面的 Fc 受体结合，介导一系列生物学功能。

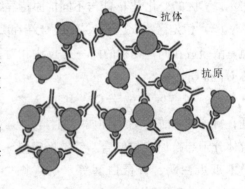

图 2-7 抗体 Fab 段功能

①调理作用 IgG 的 Fc 段与巨噬细胞、中性粒细胞表面的 IgG Fc 受体结合，促进吞噬细胞对抗原的吞噬作用。

②抗体依赖的细胞介导的细胞毒作用（ADCC） 针对靶细胞的抗原特异性，IgG 的 Fc 段与 NK 细胞、巨噬细胞等表面 Fc 受体结合，从而引发对靶细胞的细胞毒作用。

③介导 I 型超敏反应 IgE 的 Fc 段与嗜碱性粒细胞、肥大细胞表面 IgE Fc 受体结合，参与 I 型超敏反应的发生。

（3）穿过胎盘或黏膜 在人类，IgG 是惟一能通过胎盘到达胎儿体内的免疫球蛋白，通过与胎盘滋养层细胞 Fc 受体结合转移到胎儿血液中，保证胎儿的发育和赋予新生儿约 6 个月的抗感染免疫力；分泌型 IgA 与黏膜上皮细胞 Fc 受体结合转运至泪水、乳汁以及呼吸道、消化道等腔道黏膜表面，对防止微生物感染和发挥局部免疫具有重要意义（图 2-8）。

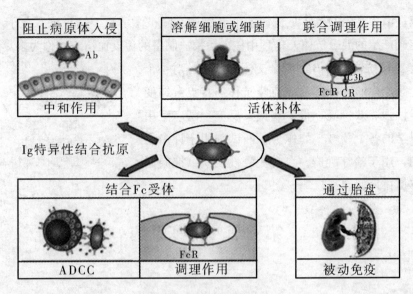

图 2 - 8 免疫球蛋白功能

三、五类免疫球蛋白的特性

1. IgG 半衰期最长（约23d），血清中含量最高（占 Ig 总量的75%～80%），组织中分布最广，出生 3 个月后合成，5 岁达成人水平。是惟一能通过胎盘的 Ig，在新生儿被动免疫中起着重要作用。能激活补体，是主要的抗菌、抗病毒、中和毒素的抗体。

2. IgM 分子量最大，为五聚体，又称巨球蛋白。占血清总 Ig 的5%～10%。是个体发育中最先出现的 Ig，胚胎晚期即可合成。特异性免疫应答时最早出现，半衰期短，可用于传染病的早期诊断。杀菌作用最强，激活补体的能力比 IgG 强。人体天然存在的 ABO 血型抗体是 IgM。存在于 B 淋巴细胞膜表面的单体 IgM，称为膜型免疫球蛋白，是 B 细胞抗原受体（BCR）。

3. IgA IgA 分为血清型和分泌型两种。血清型 IgA 主要为单体，存在于血清中。分泌型 IgA（SIgA）为二聚体，广泛存在于唾液、呼吸道黏膜、胃肠道及泌尿生殖道分泌液中，特别是初乳中含量很高。皮肤和黏膜表面的 SIgA 具有局部抗感染作用，新生儿可从初乳中获得 SIgA，对新生儿早期抗感染十分重要，故提倡母乳喂养。

4. IgE 血清中含量最少，Fc 段与肥大细胞、嗜碱性粒细胞表面的 Fc 受体高亲和性结合，介导 I 型超敏反应。此外，IgE 还有抗寄生虫感染的作用。

5. IgD IgD 的血清含量低，其确切功能尚不清楚，但 IgD 是 B 细胞的重要表面标志。

四、人工制备的抗体

1. 多克隆抗体 用传统的抗体制备方法，将抗原物质注入动物体内获得免疫血清，这种免疫血清中产生的抗体是机体多个 B 细胞克隆被激活后，针对抗原分子上的不同抗原决定簇产生的混合抗体，这种用体内免疫法制备的免疫血清抗体称为多克隆抗体。

2. 单克隆抗体 由 B 细胞杂交瘤细胞株针对一个抗原决定簇产生的纯抗体称单克隆抗体。特点：纯度高、特异性强、效价高、很少有交叉反应。已广泛用于生命科学的各个领域。如作为诊断试剂用于许多血清学检测，用于治疗肿瘤、自身免疫性疾病，抑制同种异体移植排斥反应。

> **考点提示**
>
> 抗体、免疫球蛋白的定义，IgG基本结构，各种免疫球蛋白的具体特点。

第三节 免疫系统

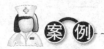

休学捐骨髓救父

2012 年 11 月，江苏南通 14 岁初二学生王某的父亲确诊为骨髓增生异常综合征（一种造血干细胞异常增生性疾病，主要特征是无效造血和高危演变为急性髓系白血病，死亡原因多为感染、出血等）。经多次配型，只有王某适合捐献骨髓，为了挽救父亲生命，他义无反顾地休学捐骨髓救父，2013 年他的最大心愿就是留住父亲，让父亲健康地回到全家人身边。

免疫系统是机体免疫应答发生的物质基础。该系统是由免疫器官、免疫细胞和免疫分子（抗体、补体等）组成。

一、免疫器官

免疫器官可分为中枢免疫器官和外周免疫器官。

（一）中枢免疫器官

中枢免疫器官是免疫细胞发生、分化、成熟的场所，人类中枢免疫器官包括骨髓和胸腺。

1. 骨髓 是人类 B 淋巴细胞分化发育成熟的场所，也是各类血细胞和免疫细胞的发源地。骨髓内有大量的造血干细胞，可分化为髓样干细胞和淋巴干细胞，故被称为多能造血干细胞。髓样干细胞发育为红细胞系、粒细胞系、单核细胞系等，淋巴干细胞发育为淋巴细胞系。其中一部分淋巴干细胞在骨髓发育成熟为 B 淋巴细胞，离开骨髓后进入外周免疫器官定居，发挥体液免疫功能。另外一部分淋巴干细胞离开骨髓，进入胸腺继续发育。

2. 胸腺 胸腺是 T 淋巴细胞分化、发育、成熟的场所。进入胸腺的淋巴干细胞在胸腺微环境的影响下，95% 的细胞凋亡，只有 5% 的细胞发育为成熟的 T 淋巴细胞。成熟 T 淋巴细胞进入血液，定位于外周免疫器官，发挥细胞免疫功能。

（二）外周免疫器官

外周免疫器官是免疫细胞定居、增殖和发生免疫应答的场所，包括淋巴结、脾和黏膜相关淋巴组织。

1. 淋巴结 人体有 500 ~ 600 个淋巴结，广泛分布于全身非黏膜部位的淋巴通道上，浅表的淋巴结可触及。淋巴结内有 T 淋巴细胞、B 淋巴细胞以及巨噬细胞等。淋巴结是免疫应答的重要场所，T、B 淋巴细胞接受抗原刺激后能活化、增殖、分化，发生免疫应答；淋巴结可以通过巨噬细胞和抗体等免疫分子杀伤、清除病原微生物及肿瘤细胞等，起到滤过和净化淋巴液作用；淋巴结中 T、B 淋巴细胞能随淋巴液进入血液，透过毛细血管进入组织，然后随淋巴液再回到淋巴结，进行淋巴细胞再循环，通过淋巴细胞再循环可补充新的淋巴细胞，及时接触抗原，介导免疫应答、增强机体免疫功能。

2. 脾 是人体的最大的免疫器官。脾中 B 淋巴细胞约占 60%，T 淋巴细胞约占 40%。脾主要清除血液中的抗原物质以及自身衰老死亡细胞，此外尚有储存血液等作用。

3. 黏膜相关淋巴组织 是指分布于呼吸道、泌尿道及消化道等黏膜组织中的弥散性淋巴组织和淋巴小结（如扁桃体、肠集合淋巴结和阑尾），为人体重要的防御屏障，也是发生局部特异性免疫应答的主要部位（图 2 - 9）。

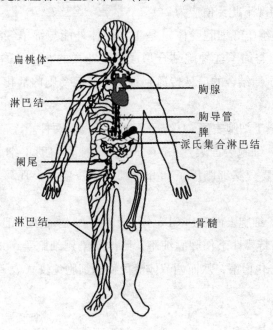

图 2 - 9 免疫器官和组织

二、免疫细胞

免疫细胞泛指所有参与免疫应答或与免疫应答有关的细胞，包括淋巴细胞（T、B细胞和NK细胞）、抗原提呈细胞、单核－吞噬细胞等。其中T、B淋巴细胞在抗原刺激下能够活化、增殖、分化，发生免疫应答，产生效应淋巴细胞和抗体，又称为免疫活性细胞。

（一）淋巴细胞

淋巴细胞表面存在着不同种类的蛋白质分子，称为表面标志。T细胞和B细胞的表面标志包括表面受体和表面抗原两类，可用于鉴别T细胞和B细胞及其亚群。表面受体是指淋巴细胞表面上能与相应配体发生特异性结合的分子结构。表面抗原是指在淋巴细胞分化过程中产生的分子，故又称为分化抗原（CD抗原）。

1. T淋巴细胞 在胸腺中成熟的淋巴细胞，故称胸腺依赖性淋巴细胞，简称为T细胞，主要功能是介导细胞免疫应答和免疫调节。

（1）主要表面标志

①T细胞抗原受体（TCR） 指T细胞表面具有识别和结合特异性抗原的分子结构。T细胞通过TCR与抗原物质特异性结合，构成启动免疫应答的信号。

②CD4和CD8 CD4分子和CD8分子为T细胞的辅助受体，主要功能是辅助TCR识别抗原，参与T细胞的活化。CD4分子还是艾滋病病毒外壳蛋白gp120受体，是HIV感染CD4$^+$T细胞的机制之一。CD4$^+$与CD8$^+$T细胞的比值是一个重要评估机体免疫状态的依据，在正常情况下此比值应为2:1。

③其他 CD2（绵羊红细胞受体）是T细胞体外能与绵羊红细胞结合的分子。在一定条件下，CD2能与绵羊红细胞结合形成玫瑰花样的花环，称为E玫瑰花环实验。CD3可以把TCR与抗原结合的信息传递到细胞内，启动胞内活化。此外，还有丝裂原受体、Fc受体等。

（2）分类 按照T细胞表面CD分子不同分为以下两种。

①CD4$^+$T细胞 细胞表面表达CD4分子，又称为辅助T细胞（Th），Th又分为Th1和Th2，Th1主要分泌细胞因子和介导细胞免疫应答，Th2主要是促进体液免疫应答。

②CD8$^+$T细胞 细胞表面表达CD8分子，包括细胞毒性T细胞（Tc）和抑制性T细胞（Ts），Tc可以特异性杀伤肿瘤细胞、胞内感染靶细胞等，Ts能抑制B细胞产生抗体和其他T细胞分化增殖，从而调节体液免疫和细胞免疫（表2－2）。

表 2 - 2　T 淋巴细胞分类及功能

分　类	名　称	功　能
CD4⁺	辅助性 T 细胞 1（Th1）	介导细胞免疫应答
	辅助性 T 细胞 2（Th2）	促进体液免疫应答
CD8⁺	细胞毒性 T 细胞（Tc）	特异性杀伤靶细胞
	抑制性 T 细胞（Ts）	调节免疫应答

2. B 淋巴细胞　在骨髓中分化和成熟，称为骨髓依赖性淋巴细胞，简称为 B 细胞。主要功能是介导体液免疫应答；加工、提呈抗原；具有免疫调节功能。

（1）主要表面标志

①B 细胞抗原受体（BCR）　BCR 是细胞表面的免疫球蛋白，主要是单体的 IgM 和 IgD，其 Fc 段镶嵌在细胞膜中，Fab 段向细胞外侧，以便与抗原结合。

②Fc 受体（FcR）　此受体能与免疫球蛋白的 Fc 片段结合，从而与抗原 - 抗体复合物结合，有利于 B 细胞对抗原的捕获和结合、B 细胞的活化和抗体的产生。

③其他　补体受体（CR）、丝裂原受体、CD79、CD19、CD20 等。

（2）分类　按照 B 细胞是否表达 CD5 分子，分为 B_1 和 B_2 两个亚群。B_1 细胞主要定居于腹腔、胸腔以及肠壁固有层，产生低亲和力抗体，参与黏膜免疫应答。B_2 细胞即通常所指的 B 细胞，受抗原刺激后可产生高亲和性的各类抗体，具有免疫记忆力，是体液免疫的重要细胞。

3. NK 细胞　即自然杀伤细胞，来源于骨髓，主要存在于血液和淋巴样组织中，特别是脾中。其杀伤作用无需抗体参与、无需抗原刺激、活化就能直接杀伤抗原靶细胞，具有早期、直接、广泛等特点。当 IgG 与靶细胞结合，并与 NK 细胞膜上 IgG Fc 受体结合时，即可引起 NK 细胞对靶细胞的杀伤作用，这种作用称为抗体依赖的细胞介导的细胞毒性作用（ADCC）。

（二）抗原提呈细胞

抗原提呈细胞（APC）是指能够摄取、加工处理抗原，并将获得的抗原肽提呈给 T 淋巴细胞的一类免疫细胞，包括单核 - 巨噬细胞（Mφ）、树突状细胞（DC）和 B 细胞等。APC 通过吞噬、胞饮和受体介导方式摄取抗原，在细胞内加工处理为抗原肽，然后转运到细胞表面，供 T 细胞识别结合，从而引发免疫应答。

此外，尚有其他参与免疫的细胞，如粒细胞、红细胞、血小板、肥大细胞等。

三、补体系统

补体（C）是存在于人和脊椎动物血清及组织液中一组具有酶活性的蛋白质。补体由 30 余种蛋白质组成，故也称为补体系统。

（一）补体的组成和性质

1. 组成　按其性质和功能可以分为三大类。

（1）固有成分 存在于体液中，是构成补体系统的基本成分，包括经典途径中C1q、C1r、C1s、C4、C2；甘露聚糖结合凝集素途径中甘露聚糖结合凝集素（MBL）、MBL相关的丝氨酸蛋白酶（MASP）；旁路途径的B因子、D因子；末端成分：C3、C5、C6、C7、C8、C9。

（2）补体调节蛋白 以可溶性或膜结合形式存在，参与调节补体活化和效应的发挥，包括备解素（P因子）、C1抑制物、I因子、H因子、C4结合蛋白等。

（3）补体受体（CR） 存在于细胞膜表面，通过与补体活性片段结合而介导多种生物学效应。

2. 性质 补体的大多数组分都是糖蛋白，主要是肝细胞合成，少数为巨噬细胞合成。正常血清中各组成分的含量相差较大，C3含量最多，D因子含量最少。分子量C1q最大，D因子最小。补体性质不稳定，对热敏感，56℃ 30min可使大多数补体成分失去活性，称为灭活（灭能），多种理化因素均可使其失去活性，冷冻干燥可长期保存。

知识链接

血清补体水平与临床疾病

正常血清含量：50～100U/ml。高补体血症主要见于肿瘤患者；低补体血症原因有：①大量消耗，多见于自身免疫性疾病；②大量丢失，多见于外伤、手术和大失血的患者；③合成不足，主要见于肝硬化或者肝癌患者。

（二）补体的激活（以经典途径为例）

1. 参与成分 依次为C1、C4、C2、C3、C5、C6、C7、C8、C9，其中C1通常以C1q（C1r）$_2$（C1s）$_2$复合大分子形式存在。

2. 激活物质 主要是IgG或IgM与抗原结合形成的免疫复合物（IC）。

3. 活化过程 经典激活途径的激活过程分为三个阶段：识别阶段、活化阶段和膜攻击阶段（三条途径相同）。

（1）识别阶段 C1（C1q）与IC中Ig补体结合位点结合，C1脂酶形成。

（2）活化阶段 C1s作用于后续成分，至形成C3转化酶和C5转化酶。

（3）膜攻击阶段 ①膜攻击复合物（MAC）的组装：C5转化酶作用于C5，产生C5b和C5a，C5b结合在细胞表面，依次与C6、C7结合形成C5b67复合物，插入细胞膜中，再与C8结合形成C5b678，后者可牢固附着于细胞表面。C5b678再与多分子C9结合C5b6789n，即MAC，导致细胞裂解死亡。②MAC的效应机制：MAC在细胞膜上形成通道，水、离子自由出入，细胞裂解死亡（图2-10）。

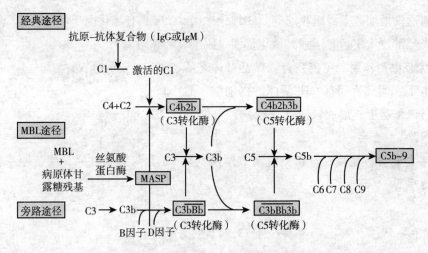

图 2 – 10 补体三条激活途径示意图

三条途径产生的 C5 转化酶，均可裂解 C5，引发共同末端效应。三条补体激活途径的主要异同点如下（表 2 – 3）。

表 2 – 3 三条补体激活途径主要异同点

	经典途径	MBL 途径	旁路途径
激活物	IgG 或 IgM 与抗原形成的免疫复合物	MBL 与病原体结合	脂多糖、肽聚糖、酵母多糖等
参与补体成分和激活顺序	C1、C4、C2、C3、C5 ~ C9	C4、C2、C3、C5 ~ C9	C3、B 因子、D 因子、P 因子、C5 ~ C9
所需离子	Ca^{2+}、Mg^{2+}	Ca^{2+}、Mg^{2+}	Mg^{2+}
C3 转化酶	C4b2b	C4b2b	C3bBb
C5 转化酶	C4b2b3b	C4b2b3b	C3bnBb
作用	参与特异性免疫，在感染晚期发挥作用	参与非特异性免疫，在感染早期发挥作用	参与非特异性免疫，在感染早期发挥作用

（三）补体的生物学功能

补体具有多种生物学作用，包括 MAC 介导的细胞裂解和补体水解片段介导的多种生物学作用。

1. 溶菌和溶细胞作用 补体系统激活后，可在靶细胞表面形成 MAC，从而导致靶细胞溶解。

2. 调理作用 吞噬细胞表面具有 CR1、CR3、CR4 等，通过识别微生物结合的 C3b、C4b 和 C3b 裂解片段 iC3b、C3d、C3dg 等介导调理作用。

3. 炎症介质作用 ①激肽样作用：C2a 能增加血管通透性，引起炎症性充血，具有激肽样作用，故称其为补体激肽。②过敏毒性作用：C3a、C5a、C4a 作为过敏毒素，能使肥大细胞和嗜碱性粒细胞脱颗粒，释放组胺等血管活性物质，引起血管扩张、毛细血管通透性增加，平滑肌收缩等。③趋化作用：C5a 具有趋化因子活性，能吸引吞噬细胞向炎灶部位聚集，并增强其氧化代谢、脱颗粒和黏附能力。

4. 免疫黏附作用 免疫复合物激活补体之后，可通过 C3b 而黏附到表面有 C3b 受体的白细胞、血小板及某些淋巴细胞上，形成较大的聚合物，可能有助于被吞噬清除。

考点提示

补体的定义，补体的生物学作用。

5. 参与特异性免疫应答和免疫调节作用 如 C3 参与捕获抗原，使抗原易被 APC加工、提呈等。

第四节 免疫应答

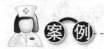

"泡泡男孩"大卫从 1971 年 9 月 21 日出生的这一刻起，就生活在一个无菌透明的"塑料泡泡"中，因为他患有一种基因缺陷疾病——"重症联合免疫缺陷病"，即他的身体没有任何免疫功能，没有抵御任何细菌、病毒的能力，"泡泡"外面的世界充满着致命的威胁，甚至是母亲的吻或者拥抱，而惟一治疗方法就是进行骨髓移植手术。1983 年底，大卫移植了姐姐骨髓干细胞，而姐姐骨髓内潜伏的致命病毒就侵入了他脆弱的身体，并肆意地大量繁殖。1984 年 2 月 22 日，与病魔斗争了 12 年半的"泡泡男孩"离开了人世。

一、概述

人体内有两种免疫应答类型：①固有免疫应答或天然免疫应答（非特异性免疫应答）；②适应性免疫应答（特异性免疫应答）。本节免疫应答特指后者。

（一）免疫应答的概念、类型及发生部位

1. 概念 免疫应答指机体受到抗原刺激后，免疫活性细胞对抗原物质的识别、自身活化、增殖、分化，产生效应物质发挥特异性免疫效应的全过程。

2. 类型 根据参与的免疫活性细胞种类的不同，免疫应答可分为 T 细胞介导为主的细胞免疫应答和 B 细胞介导为主的体液免疫应答两类。按应答效果分类，一般情况下免疫应答的结果是产生免疫分子或效应细胞，具有抗感染、抗肿瘤等对机体有利的效果，称为免疫保护；但在另一些条件下，过度或不适宜的免疫应答也可导致病理损伤，如超敏反应及其他对自身抗原应答产生的自身免疫病；与此相反，特定条件下的免疫应答可不表现出任何明显效应，称为免疫耐受。

3. 发生部位 免疫应答在外周淋巴器官中进行。摄取了抗原的 APC 引流入淋巴器官内和淋巴细胞再循环这两种机制，为特异性淋巴细胞接触和识别抗原提供了保障。

（二）免疫应答的基本过程

免疫应答是一个复杂、但又有规律的生理过程，可人为地分成三个阶段。

1. 感应阶段（抗原提呈、识别阶段） 该阶段包括抗原提呈细胞（APC）提呈抗原和 T、B 细胞表面受体识别抗原。

（1）APC 提呈抗原 APC 摄取抗原，在细胞内将抗原加工处理成抗原 - 肽，抗原 - 肽被细胞呈现到 APC 细胞表面，供 T 细胞识别。

（2）T、B 细胞表面受体识别抗原 T 细胞通过 T 细胞表面受体（TCR）和协同受体 CD4 和 CD8 分子识别抗原 - 肽复合物，T 细胞识别的抗原包括各种细胞内感染微生物，如病毒、某些细菌和原虫以及同种异体移植物等。B 细胞通过 B 细胞表面受体（BCR）特异识别并结合抗原。B 细胞识别的抗原存在于体液中或细胞表面，如细菌表面蛋白质和细菌外毒素等。

2. 反应阶段（T、B 淋巴细胞活化，增殖阶段） 指 T、B 淋巴细胞接受抗原刺激后活化、增殖、分化的阶段。T 细胞接受抗原刺激后，最终形成效应 T 细胞，包括 $CD4^+$ 的效应 Th1、Th2 细胞和 $CD8^+$ 的效应 Tc 细胞。B 细胞接受抗原刺激后，最终形成能合成并分泌抗体的浆细胞。此阶段，部分 T、B 细胞中途停止增殖分化，转化成记忆性 T、B 细胞，长期生存。当记忆性 T、B 细胞再次遇到相同抗原时，可迅速增殖分化为效应 T 细胞或浆细胞，发挥免疫效应。

3. 效应阶段（效应 T 细胞和抗体等发挥免疫作用的阶段） 指浆细胞合成分泌的抗体发挥体液免疫效应和效应 T 细胞及其释放的细胞因子发挥细胞免疫效应的阶段。这些效应细胞和效应分子共同作用清除抗原物质。

（三）免疫应答的特点

1. 特异性 即 T、B 淋巴细胞仅能针对相应抗原表位发生免疫应答。

2. 获得性 指个体出生后受特定抗原刺激而获得的免疫。

3. 记忆性 即再次遇到相同抗原刺激时，仍存在于体内的记忆细胞产生免疫效应，出现迅速而增强的应答。

4. 可传递性 特异性免疫应答产物（抗体、致敏 T 细胞）可直接输注，使受者获得相应的特异免疫力。

5. 自限性 可通过免疫调节，使免疫应答控制在适度水平或自限终止。

6. 放大性 指在一定条件下，少量抗原的刺激即可引起全身性的免疫应答。

二、体液免疫应答

（一）体液免疫应答的概念

由 B 细胞介导的免疫应答称为体液免疫应答。体液免疫效应是由 B 细胞通过对抗原的识别、活化、增殖，最后分化成浆细胞并分泌抗体来实现的，因此抗体是介导体液免疫效应的免疫分子。体液免疫主要针对体液中的细胞外抗原物质发挥免疫效应。

（二）体液免疫应答的一般规律

1. 初次应答 初次接触抗原产生的应答。特点为潜伏期长，抗体水平低，抗体升高所需时间长，抗体主要为IgM。

2. 再次应答 再次接触相同抗原产生的应答。特点为潜伏期短，抗体水平升高快，持续时间长，亲和力高，主要产生IgG类抗体（表2－4）。

表2－4 初次应答和再次应答的比较

	初次应答	再次应答
抗原提呈细胞	非B细胞	B细胞
抗原浓度	高	低
潜伏期	长（4~7d）	短（1~3d）
抗体高峰浓度	较低	较高
抗体维持时间	短	长
抗体亲和力	低	高
抗体类型	早期IgM为主	IgG, IgA, IgE

抗体产生规律的意义：①指导预防接种，制订最佳计划免疫方案；②血液中的IgM升高可作为传染病早期诊断依据之一；③检测抗体含量的变化，可了解病程并评估疾病的转归。

（三）体液免疫的生物学效应

抗体通过与相应抗原的特异性结合发挥生物学效应，其作用机制可归纳为以下几方面。

1. 中和作用 由于抗体分子有特异识别作用，它可与侵入机体的病毒或外毒素分子结合，从而阻断了病毒进入细胞的能力或中和外毒素分子的毒性作用，从而发挥抗体分子的保护作用。

2. 抑制细菌吸附作用 细菌感染首先必须吸附到黏膜上才能定居，继而增殖，分布于黏膜表面的SIgA与细菌特异性结合，可以阻止细菌与黏膜细胞的结合，阻断了细菌定居，发挥抗感染作用。

3. 调理作用 单核－吞噬细胞系统以及中性粒细胞的表面，都带有IgG或IgM分子的Fc受体或补体分子受体。因此，由抗体与抗原形成的免疫复合物极易被这种具有吞噬功能的免疫细胞所吞噬杀伤或降解并被排除。

4. 补体介导的细胞溶解作用 IgG和IgM类抗体与靶细胞结合后，可激活补体，从而裂解靶细胞，被溶解的细胞再经吞噬细胞系统加以排除。

5. 抗体依赖细胞介导的细胞毒性作用 凡是具有IgG Fc受体的吞噬细胞或具有杀伤活性的细胞都参与这种作用，因此参与抗体依赖细胞介导的细胞毒性作用（ADCC）的细胞有巨噬细胞、中性粒细胞和自然杀伤细胞（NK细胞）等。

三、细胞免疫应答

（一）细胞免疫应答的概念

由 T 细胞介导的免疫应答称为细胞免疫应答。T 细胞接受抗原刺激后活化增殖为效应 T 细胞，通过效应 Tc 细胞的细胞毒作用和 Th1 细胞分泌细胞因子发挥细胞免疫效应。细胞免疫主要针对细胞内的抗原物质发挥免疫作用。

（二）效应 T 细胞的机制

1. Th 细胞的效应机制

（1）Th1 细胞的生物学活性　效应 Th1 细胞主要通过释放以下细胞因子发挥作用。①干扰素 γ（IFN－γ）：活化单核－巨噬细胞，增强其吞噬能力；活化 NK 细胞的活性。②白细胞介素 2：促进 T 细胞增殖分化为效应 Tc 细胞；刺激 Th 细胞增殖分化，分泌 IL－2、IFN－γ 和 TNF－β；增强 NK 细胞和巨噬细胞的杀伤活性。③肿瘤坏死因子 β（TNF－β）：产生炎症作用和杀伤靶细胞；抗病毒作用；激活中性粒细胞。

（2）Th2 细胞的生物学活性　辅助体液免疫应答，促进 B 细胞产生抗体。

2. Tc 细胞（CTL）的效应机制　Tc 细胞主要杀伤病毒感染细胞和肿瘤细胞，效应机制如下。

（1）穿孔素/颗粒酶途径　效应 Tc 细胞分泌穿孔素和颗粒酶，穿孔素在靶细胞膜上形成孔道，使细胞裂解；颗粒酶通过孔道进入细胞，水解蛋白质和 DNA，致使靶细胞死亡。

（2）Fas/FasL 途径　效应 Tc 细胞通过表达 FasL 与靶细胞膜上 Fas 分子结合以及分泌 TNF，诱导靶细胞凋亡（图 2－11）。

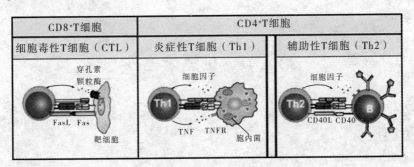

图 2－11　三种效应 T 细胞作用机制示意

（三）细胞免疫的生物学效应

1. 抗感染　细胞免疫在病毒、真菌和胞内寄生性细菌入侵时，起着重要的抗感染作用。上述病原微生物感染的特点是在宿主细胞内寄生，抗体或其他机制不易发挥作用；而细胞免疫可以通过杀伤被感染细胞或引起迟发性炎症等方式，将病原微生物消灭。

2. 抗肿瘤 效应 Tc 细胞可直接杀伤带有相应抗原的肿瘤细胞，效应 Th 细胞分泌的细胞因子可直接或间接杀伤肿瘤细胞，同时增强巨噬细胞和 NK 细胞的杀肿瘤效应，所以细胞免疫在抗肿瘤中起着极为重要的作用。

3. 免疫损伤 T 细胞在器官移植时可引起排斥反应的发生。Ⅳ型超敏反应也是病理性的细胞免疫引起的。

四、免疫耐受与免疫调节

1. 免疫耐受 指免疫活性细胞接触抗原性物质时所表现的一种无应答状态。免疫耐受与免疫抑制截然不同，前者是指机体对某种抗原的特异性免疫无应答状态，而后者是指机体对任何抗原均不反应或反应减弱的非特异性免疫无应答或应答减弱状态。

免疫耐受既可天然获得，亦可人工诱导。前者称天然耐受，后者称获得耐受。在自身免疫病、超敏反应和同种异型器官或异种器官移植等需建立耐受；在感染病原体和肿瘤时需打破耐受。

2. 免疫调节 指机体本身对免疫应答过程作出的生理性反馈，以保持机体内环境的稳定。如果免疫调节功能异常，对自身成分产生强烈的免疫攻击，造成细胞破坏，功能丧失，就会发生自身免疫病。如果对外界病原微生物感染不能产生适度的反应（反应过低可造严重感染，反应过强则发生过敏反应），也可造成对机体的有害作用。

因此，免疫调节机制不仅决定了免疫应答的发生，而且也决定了反应的强弱。这一调节作用是精细的、复杂的。调节功能是通过作用于免疫应答过程中的多个环节实现的。

> **考点提示**
>
> 免疫应答、体液免疫、细胞免疫、免疫耐受的概念，免疫应答的基本过程，抗体产生的一般规律，体液免疫、细胞免疫生物学效应。

第五节 抗感染免疫

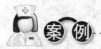

王小姐前段时间嘴角边长了一小疖，红肿间可见一小脓点，自觉不好看，就对着镜子将小脓疖挤了。可第 2 天起来，发觉面部红肿，并恶寒、发热、头疼、全身不适，到医院后出现意识模糊，经医生检查，诊断为颅内化脓性感染。为什么面部疖肿会导致颅内化脓性感染？机体通过怎样的机制抵抗病原微生物感染？

机体在生活过程中，每时每刻都可能接触到病原微生物，在长期的进化过程中建立了一套完善的抗感染机制，包括非特异性免疫和特异性免疫，二者相互配合，共同发挥抗感染作用。

一、非特异性免疫

（一）非特异性免疫的概念与特点

非特异性免疫是机体在长期的种系发育及进化过程中逐步建立和完善起来的抵抗病原微生物感染的天然防御功能，又称先天性免疫。其特点是：生来就有，受遗传基因控制；无特异性，对各种病原微生物均有一定的防御能力；无个体差异性。非特异性免疫在机体早期抗感染免疫过程中及启动特异性免疫应答等方面发挥重要的作用。

（二）非特异性免疫的组成

构成非特异性免疫的因素主要有屏障结构、免疫细胞、体液中的免疫分子等。

1. 屏障结构

（1）皮肤和黏膜屏障

①物理屏障　健康完整的皮肤和黏膜是阻挡病原微生物入侵的第一道防线。在正常情况下对病原微生物具有机械阻挡作用。此外，黏膜上皮细胞的迅速更新、呼吸道黏膜上皮细胞纤毛的摆动及黏膜表面分泌物的冲洗作用，均有利于清除黏膜表面的病原体。

②化学屏障　皮肤和黏膜可分泌多种杀菌、抑菌物质，如汗腺分泌的乳酸，皮脂腺分泌的不饱和脂肪酸，胃液中的胃酸以及唾液、泪液和呼吸道、消化道和泌尿生殖道腺体分泌的溶菌酶、乳铁蛋白等均有杀菌作用。

③生物屏障　寄居在皮肤黏膜表面的正常菌群对病原微生物也具有生物拮抗作用。如口腔唾液中的变形链球菌能产生 H_2O_2，对白喉棒状杆菌和脑膜炎奈瑟菌具有杀伤作用。

（2）血－脑屏障　主要由软脑膜、脑毛细血管壁和包在壁外的星状胶质细胞形成的胶质膜构成。其结构致密，能阻止病原微生物及其有害代谢产物从血液进入脑组织，对中枢神经系统有保护作用。婴幼儿血－脑屏障发育尚不完善，易发生脑膜炎、脑炎等中枢神经系统感染。

（3）胎盘屏障　由母体子宫内膜的基蜕膜和胎儿绒毛膜滋养层细胞共同构成。它不妨碍母胎之间的物质交换，但能阻止母体内的病原微生物和有害物质进入胎儿体内，从而保护胎儿免遭感染。妊娠前 3 个月胎盘屏障发育尚不完善，此时孕妇若受到某些病原微生物感染（如风疹病毒、巨细胞病毒），可导致胎儿畸形、流产或死胎等。

2. 免疫细胞　当病原微生物突破体表防御屏障进入组织后，机体的免疫细胞通过发挥吞噬、杀伤作用，及时清除进入体内的病原微生物。

知识链接

> 　　俄国生物学家梅契尼柯夫于 19 世纪 80 年代在观察海星消化食物的时候，意外地发现这种动物体内有一种像变形虫一样的游走细胞，能迅速地游向食物，将食物包裹起来吞下去。后来他将几根玫瑰刺戳进透明的海星体内进行试验，结果发现在玫瑰刺的周围很快出现有吞噬能力的游走细胞，后来命名为吞噬细胞。梅契尼柯夫关于巨噬细胞的研究于 1908 年获得了诺贝尔奖。

　　（1）吞噬细胞　　人体内的专职吞噬细胞有大、小两类，前者即单核 – 巨噬细胞系统，包括外周血中的单核细胞和淋巴结、肝、肺、脾及浆膜腔内的巨噬细胞；后者通常指外周血中的中性粒细胞。

　　吞噬细胞吞噬杀菌过程大致分为三个阶段。

　　①吞噬细胞和病原体接触　　这种接触可以是两者随机相遇，也可以通过趋化因子的吸引。如补体裂解产物 C3a、C5a、C567 或细胞因子 IL – 8 等，使吞噬细胞向感染部位移动聚集，称之为趋化作用。

　　②吞入病原体　　有两种方式：一是吞噬作用，即对较大的颗粒物质如细菌等，吞噬细胞膜向前伸出伪足将细菌包绕并将其摄入细胞内，形成吞噬体；另一种是吞饮作用，即对病毒等小分子物质，吞噬细胞膜向内凹陷直接将其吞入细胞中，形成吞饮体。

　　③杀死、破坏病原体　　吞噬细胞内的溶酶体移向吞噬体，融合形成吞噬溶酶体，在溶酶体中的乳酸、溶菌酶、蛋白酶、核酸酶、脂酶等杀菌物质的作用下杀死、溶解病原体，不能消化的残渣排出细胞外。

　　吞噬细胞吞噬病原体后，由于病原体的种类、毒力和机体的免疫状况不同，可出现不同的吞噬结果。

　　完全吞噬：病原体被吞噬后可完全被杀死、消化，如化脓性球菌被吞噬后，5 ~ 10min 被杀死，30 ~ 60min 被消化。

　　不完全吞噬：某些胞内寄生菌，如结核分枝杆菌、伤寒沙门菌、布鲁菌、军团菌等，虽然被吞噬但不能被杀死，反而在吞噬细胞内生长繁殖，引起吞噬细胞死亡破裂；或以吞噬细胞作为保护体，避免药物及血清中抗菌物质的杀伤作用；还可随游走的吞噬细胞经淋巴液和血液进行扩散，造成机体多部位病变。

　　损伤组织：吞噬细胞在吞噬过程中向胞外释放溶酶体酶能破坏周围正常组织细胞，造成组织损伤。

　　（2）自然杀伤细胞（NK 细胞）　　NK 细胞是人体内另一类具有细胞毒作用的非特异性免疫细胞，它们可以直接杀伤某些肿瘤细胞、病毒或胞内寄生菌感染的靶细胞，具有早期、直接、广泛等特点；也可以在特异性抗体产生后，通过 ADCC 作用定向杀伤 IgG 抗体特异性结合的靶细胞。其杀伤靶细胞的作用机制是通过释放穿孔素和颗粒酶使靶细胞溶解破坏并发生凋亡。自然杀伤细胞在机体抗肿瘤和早期抗病毒感染或胞内寄生菌感染的免疫过程中起重要作用。

3. 体液中的免疫分子 正常人体的体液中天然存在着许多种非特异性免疫分子，如补体、溶菌酶、干扰素等，对某些微生物具有溶解或破坏作用

（1）补体（C） 补体是存在于正常人和脊椎动物血清中一组经活化后具有酶活性的球蛋白，包括30多种可溶性蛋白与膜结合蛋白，故又称补体系统。补体系统的激活过程主要有三条途径：经典途径、MBL途径和旁路途经。三条途径的激活物质、激活顺序、参与成分、发生免疫作用的特点都有差异，但无论通过哪条途径激活，最后均能在靶细胞膜上形成膜攻击复合体（MAC），使靶细胞膜穿孔，导致细胞溶解、死亡。

补体系统激活后可发挥多种生物学作用：①在感染早期抗体尚未产生时，通过旁路途经、MBL途径激活补体系统；抗体产生后，通过抗原－抗体复合物激活经典途径，形成膜攻击复合体，产生溶细胞作用。因此，补体系统在感染早期的非特异性免疫中和后期的特异性体液免疫中均发挥重要作用。②补体活化后的裂解产物C3a、C5a具有趋化因子作用，吸引吞噬细胞到达感染部位发挥吞噬杀菌作用。③C3b、C4b具有免疫调理和免疫黏附作用，可促进吞噬细胞对病原体的吞噬清除。

（2）溶菌酶 溶菌酶是一种低分子碱性蛋白质，主要来源于吞噬细胞，广泛存在于血清、乳汁、唾液、泪液等多种分泌液中。溶菌酶能裂解革兰阳性菌细胞壁的肽聚糖，使细胞壁受损，导致细菌溶解。革兰阴性菌对溶菌酶不敏感，但在特异性抗体参与下，溶菌酶也能破坏某些革兰阴性菌。

（3）干扰素（IFN） 干扰素是由病毒或干扰素诱生剂诱导人或动物细胞产生的一类糖蛋白。根据免疫原性的不同可分为α、β、γ三种，具有抗病毒、抗肿瘤、免疫调节等生物学作用。IFN－α、IFN－β统称Ⅰ型干扰素，抗病毒作用较强；IFN－γ又称Ⅱ型干扰素，免疫调节作用较强。干扰素与具有相应受体的细胞结合后能诱导细胞产生抗病毒蛋白，抑制病毒的复制，限制病毒的扩散。干扰素几乎能抑制所有病毒增殖，有广谱抗病毒作用，但具有种属特异性，即只在产生干扰素的同一种属动物中才能发挥作用。干扰素还能增强NK细胞、Tc细胞和单核－吞噬细胞活性，调节癌基因的表达，发挥免疫调节和抗肿瘤作用。

二、特异性免疫

1. 特异性免疫的概念与特点 特异性免疫是机体在生活过程中受到病原微生物等抗原物质刺激后产生的免疫力，又称获得性免疫。其特点是后天获得，不能遗传；有明显的针对性和记忆性，再次接触相同抗原刺激，免疫效应可增强；有个体差异。特异性免疫包括体液免疫和细胞免疫。

2. 体液免疫的抗感染特点

（1）通过抗体来发挥作用，在抗感染免疫中起主要作用的是IgG。

（2）既可以通过中和作用发挥直接抗感染作用（中和细菌外毒素、中和病毒），也可以通过抗体、补体的调理作用发挥间接抗感染作用。

（3）主要对细胞外生长的病原微生物起作用。

3. 细胞免疫的抗感染特点

（1）通过效应细胞发挥作用。$CD8^+Tc$ 能直接杀伤靶细胞；$CD4^+Th1$ 能释放细胞因子，通过激活吞噬细胞和 NK 细胞，增强其吞噬能力和杀伤活性，杀伤受感染的靶细胞。

（2）产生免疫效应缓慢，需 48～72h 发挥作用。

（3）主要针对细胞内寄居的病原微生物发挥作用，如病毒、结核分枝杆菌、沙门菌等。

第六节　超敏反应

知识链接

　　1902 年，法国生理学家里谢（Charles Richet）在印度洋旅行时接触到一种海葵后，发生了全身荨麻疹。此后，里谢提取这种海葵体内的物质注入狗体内，在首次注射后狗并未出现任何不良反应，但再次注射 0.1ml 上述提取物，数秒后狗便出现喘息、烦躁不安、腹泻，继而昏迷、死亡。里谢认为这种现象是一种"失保护"状态，即机体被抗原免疫后，不一定总是产生有利于机体的保护性免疫应答，还有可能导致造成机体损伤的免疫病理反应，他把这一现象命名为 anaphylaxis（超敏反应），因此荣获了 1913 年诺贝尔医学及生理学奖。

　　超敏反应又称变态反应，指机体对某些抗原初次应答后，再次受到相同抗原刺激时所发生的一种以生理功能紊乱或组织细胞损伤为主的异常特异性免疫应答。

　　引起超敏反应的抗原称为变应原，可以是完全抗原，也可以是半抗原。根据超敏反应的发生机制和临床特点不同，将超敏反应分为四型：即 Ⅰ 型、Ⅱ 型、Ⅲ 型和 Ⅳ 型超敏反应。其中 Ⅰ 型、Ⅱ 型、Ⅲ 型均由 B 细胞介导，Ⅳ 型由效应 T 细胞介导。

　　超敏反应具有特异性和记忆性的特点。其发生原因非常复杂，主要取决于以下两方面因素：一是抗原的刺激；二是机体的反应性。在接触变应原的人群中只有少数人发生超敏反应，即与机体的反应性有关。

一、Ⅰ 型超敏反应

　　Ⅰ 型超敏反应是临床上最常见的一类超敏反应，可以发生于局部或全身。因其发生迅速，故又称速发型超敏反应。其特点是：①反应发生快，消退也快；②主要由 IgE

抗体介导；③具有明显的个体差异和遗传倾向；④以生理功能紊乱为主，极少引起组织细胞损伤。

（一）发生机制

1. 参与反应的成分

（1）变应原　引起Ⅰ型超敏反应的变应原主要有：①吸入性变应原，如花粉、真菌孢子、尘螨或其排泄物、动物皮毛等；②食物变应原，如牛奶、鸡蛋、鱼、虾、蟹、贝等；③某些药物或化学物质，多为半抗原，进入体内后与载体蛋白结合后成为完全抗原，如青霉素、链霉素、普鲁卡因等。

（2）抗体　正常人血清中IgE含量极低，过敏患者或寄生虫病患者体内IgE含量显著增高。IgE具有亲细胞性，可与肥大细胞、嗜碱性粒细胞表面IgE的Fc受体结合。

（3）细胞　参与Ⅰ型超敏反应的细胞主要有：①肥大细胞和嗜碱性粒细胞，其表面均具有高亲和力的IgE的Fc受体，细胞质的嗜碱性颗粒中含有多种生物活性物质，如组胺、激肽原酶等；②嗜酸性粒细胞，活化后可以释放白三烯（LTs）、血小板活化因子（PAF）等生物活性介质，参与Ⅰ型超敏反应的发生；还可以释放蛋白酶类物质，参与Ⅰ型超敏反应的调节。

2. 发生过程　Ⅰ型超敏反应的发生过程可分为三个阶段：致敏阶段、发敏阶段和效应阶段（图2-12）。

（1）致敏阶段　变应原通过呼吸道、消化道或皮肤进入机体后，刺激机体产生特异性IgE抗体。IgE通过Fc段与肥大细胞、嗜碱性粒细胞表面的Fc受体结合，使机体处于致敏状态。致敏状态可维持数月或更长时间，如长期不接触相同变应原，致敏状态将逐渐消失。

（2）发敏阶段　当相同变应原再次进入处于致敏状态的机体时，即与结合在肥大细胞和嗜碱性粒细胞表面的IgE抗体特异性结合。一般引起Ⅰ型超敏反应的变应原是多价的，可与致敏细胞上两个或两个以上相邻的IgE分子结合，使IgE分子发生"桥联"而导致细胞活化、脱颗粒，释放出组胺、激肽原酶等生物活性介质，同时新合成白三烯、前列腺素等生物活性介质。

（3）效应阶段　生物活性介质作用于靶器官，引起平滑肌收缩、腺体分泌增加、小血管及毛细血管扩张、通透性增加，从而出现临床症状。如呼吸道平滑肌收缩和腺体分泌增加，引起呼吸困难、流涕、痰多；胃肠道平滑肌收缩和腺体分泌增加，引起腹痛、腹泻、恶心、呕吐；毛细血管扩张和通透性增加引起组织水肿，血压下降甚至休克。

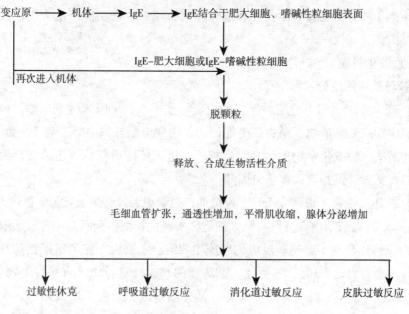

图 2－12　Ⅰ型超敏反应的发生机制

（二）常见的疾病

1. 过敏性休克　是最严重的Ⅰ型超敏反应性疾病。患者常在接触变应原后数分钟内出现胸闷、气急、呼吸困难、面色苍白、四肢冰冷、脉搏微弱及血压下降等临床表现，如抢救不及时可导致死亡。常见的过敏性休克有两类。

（1）药物过敏性休克　以青霉素过敏性休克最常见，此外头孢菌素、链霉素、有机碘、普鲁卡因等药物也可引起。青霉素在弱碱性（pH 7.2～7.6）环境下能迅速降解产生青霉烯酸和青霉噻唑醛酸等半抗原物质，与机体组织蛋白结合成为完全抗原，从而刺激机体产生 IgE 抗体，使机体处于致敏状态。当再次接触青霉素时，即可诱发过敏反应。故临床上使用青霉素应现配现用。临床发现少数人在初次注射青霉素时也发生过敏性休克，这可能与其曾经使用过被青霉素污染的注射器等医疗器械或吸入空气中的青霉菌孢子使机体处于致敏状态有关。

（2）血清过敏性休克　是临床上再次给患者使用含抗毒素（如破伤风抗毒素、白喉抗毒素）的动物免疫血清进行治疗或紧急预防时所引起的过敏性休克。

2. 呼吸道过敏反应　常因吸入花粉、尘螨、真菌孢子等变应原引起。常见疾病有过敏性鼻炎和过敏性哮喘。过敏性鼻炎患者常表现为黏膜分泌物增多，流涕、打喷嚏等，过敏性哮喘患者常表现为胸闷、哮喘、呼吸困难等症状。

3. 消化道过敏反应　少数人食入鱼、虾、蛋、奶等食物及服用某些药物后，可出现恶心、呕吐、腹痛、腹泻等症状，可能与胃肠道蛋白水解酶缺乏有关。

4. 皮肤过敏反应　以皮肤丘疹、荨麻疹、血管神经性水肿为主要表现，常伴剧烈瘙痒。可由药物、花粉、食物、肠道寄生虫及寒冷刺激等引起。

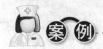

患者，男，30岁，近两年来复发阵发性呼气性呼吸困难，春季发作较多，且对花粉过敏，严重时不能平卧呼吸。听诊双肺有干性啰音，发作停止后啰音完全消失。注射肾上腺素可缓解症状。发作期间查血清IgE水平升高，分析最可能的原因是什么？

（三）防治原则

超敏反应的防治应遵循两条基本原则：一是尽可能查明变应原，避免再接触；二是根据超敏反应发生发展的不同环节，有针对性地采取阻断或干扰措施，从而达到防治目的。

1. 寻找变应原，避免再接触

（1）询问病史 可通过询问患者及家庭成员有无过敏史，如已明确对某种物质过敏，则应避免再接触。

（2）皮肤试验 是临床上检测变应原最常见的方法，以皮内试验应用最广泛。具体方法是：将可疑变应原稀释后取0.1ml，在受试者前臂掌侧作皮内注射，15～20min后观察结果，若注射局部皮肤出现红晕、硬结，且直径＞1cm，则为阳性。

2. 脱敏治疗或减敏治疗 是将特异性变应原制成不同浓度的浸出液，给患者反复多次注射，剂量由小到大，浓度由稀到浓，以提高患者对该变应原的耐受能力。

（1）脱敏治疗 适用于必须注射抗毒素血清进行治疗、但皮肤试验又呈阳性的患者。方法是小剂量、短间隔（20～30min）、多次皮下注射，可以避免超敏反应的发生，但这种脱敏是暂时的，经过一段时间后机体可重新恢复致敏状态。

（2）减敏治疗 对于已查明变应原、但又难以避免再接触的个体，如对花粉、尘螨等过敏者，可采用小剂量变应原、间隔时间逐渐延长（每周1次至2周1次）、多次皮下注射达到减敏的目的。

3. 药物治疗 根据超敏反应的发生机制，用药物阻断或干扰其发生的某个环节，可防止或减轻超敏反应的发生。

（1）抑制生物活性介质释放的药物 色甘酸钠、阿司匹林、肾上腺素、异丙肾上腺素等均可抑制或阻止生物活性介质的释放。

（2）生物活性介质拮抗药 抗组胺药（苯海拉明、氯雷他定、马来酸氯苯那敏、阿司咪唑等）可与组胺竞争结合效应器官细胞膜上的组胺受体，抑制组胺活性；孟鲁司特钠可拮抗白三烯的作用，减轻平滑肌痉挛等反应。

（3）改善效应器官反应性的药物 肾上腺素不仅可解除支气管痉挛，还可使外周毛细血管收缩，升高血压，是抢救过敏性休克的首选药。葡萄糖酸钙、氯化钙、维生素C可降低毛细血管通透性，减轻皮肤黏膜充血和渗出等炎症反应。

二、Ⅱ型超敏反应

Ⅱ型超敏反应是靶细胞表面的抗原与相应抗体（IgG、IgM）结合后，在补体、巨噬细胞及 NK 细胞参与下，引起细胞溶解或组织损伤为主的病理性免疫应答，故又称细胞溶解型或细胞毒型超敏反应。

（一）发生机制

1. 靶细胞表面抗原 ①靶细胞膜固有抗原，如血型抗原；②吸附于组织细胞上的外来抗原或半抗原，如药物、细菌成分、病毒蛋白等；③改变的自身抗原，由于微生物感染或理化因素的作用，导致自身成分的结构发生改变形成的自身抗原；④异嗜性抗原，如链球菌细胞壁的成分与心脏瓣膜、关节组织之间的共同抗原。

2. 组织或细胞损伤的机制 参与Ⅱ型超敏反应的抗体主要是 IgG 和 IgM，当抗体与细胞表面相应抗原结合后，可通过三条途径溶解破坏靶细胞：①激活补体，导致靶细胞溶解；②激活吞噬细胞，通过调理作用，导致靶细胞损伤；③激活 NK 细胞，通过 ADCC 作用，杀伤靶细胞。

（二）常见的疾病

1. 输血反应 多发生于 ABO 血型不符的输血。输入的异型红细胞迅速与受血者血清中天然血型抗体（IgM）结合，激活补体而引起溶血反应。常出现高热、寒战、胸闷、头痛、血红蛋白尿等症状，如不及时停止输血可导致死亡。

2. 新生儿溶血症 常因母子间 Rh 血型不符引起。Rh^- 的母亲由于输血、妊娠后流产或分娩，胎儿 Rh^+ 红细胞进入母体而刺激产生抗 Rh 抗体（IgG 类抗体）。当母亲再次妊娠时，若胎儿又为 Rh^+，母亲体内的抗 Rh 抗体可通过胎盘进入胎儿体内，与胎儿 Rh^+ 红细胞结合，激活补体，导致胎儿红细胞溶解，引起流产、死胎或新生儿溶血症。为防止新生儿溶血症发生，可在产后 72h 内给母体注射抗 Rh 抗体，以阻断 Rh^+ 红细胞对母体的致敏。母子间 ABO 血型不符也可引起新生儿溶血症，但症状较轻。

3. 自身免疫性溶血性贫血 某些药物、感染及辐射可使红细胞膜抗原发生改变，成为自身抗原，刺激机体产生抗自身红细胞的抗体，与红细胞结合后可导致红细胞溶解。

4. 药物过敏性血细胞减少症 一些药物如青霉素、磺胺等为半抗原，能吸附于血细胞表面成为完全抗原，刺激机体产生相应抗体，与血细胞表面的抗原结合后可导致血细胞破坏，引起药物性溶血性贫血、粒细胞减少症、血小板减少性紫癜。

三、Ⅲ型超敏反应

Ⅲ型超敏反应是抗原与相应抗体（IgG 和 IgM）结合形成中等大小的可溶性免疫复合物，沉积于毛细血管壁基底膜或组织间隙，激活补体，吸引中性粒细胞和其他细胞，引起血管及其周围组织出现炎症反应和组织损伤，故又称免疫复合物型或血管炎型超敏反应。

（一）发生机制

1. 中等大小可溶性免疫复合物的形成和沉积 抗原、抗体形成的免疫复合物的大小与抗原的性质，抗原、抗体的相对比例密切相关：①若颗粒性抗原与其相应抗体比例合适时则形成大分子免疫复合物，可被吞噬细胞吞噬清除；②若是可溶性抗原，并且比例大大超过相应抗体时，形成小分子免疫复合物，通过肾脏时可被滤过清除；③当可溶性抗原量稍多于抗体时，形成中等大小免疫复合物，可长期在血流中循环。在某些情况下，如体内存在大量血管活性介质，使血管内皮细胞间隙增大，有利于免疫复合物的沉积和嵌入，或者因血流动力学因素的作用，沉积于血压较高的毛细血管迂曲处，如肾小球、关节滑膜、皮下等处的毛细血管基底膜，引起Ⅲ型超敏反应。

2. 组织损伤的机制 免疫复合物并不直接损伤组织，而是激活补体后产生 C3a、C5a 等过敏毒素和趋化因子，通过以下方式引起免疫损伤：①吸引中性粒细胞在局部浸润并释放出溶酶体酶，造成血管基底膜和周围组织损伤；②引起肥大细胞和嗜碱性粒细胞脱颗粒，释放组胺等活性介质，造成毛细血管通透性增加，导致局部充血水肿；③促使血小板在局部聚集并活化凝血系统导致微血栓形成，造成局部缺血，进而出血、坏死。（图 2 - 13）

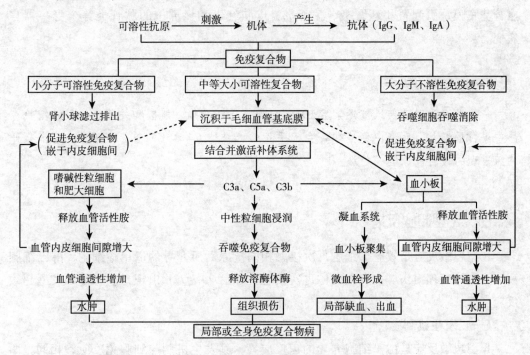

图 2 - 13　Ⅲ型超敏反应的发生机制

（二）常见的疾病

1. 局部免疫复合物病 如 1 型糖尿病患者，局部反复注射胰岛素后可刺激机体产生相应 IgG 类抗体，再次注射胰岛素时，注射局部可出现红肿、出血和坏死。这是抗原在局部与相应抗体结合形成免疫复合物沉积于血管基底膜所致。

2. 全身免疫复合物病

（1）血清病　一次大剂量注射异种动物免疫血清（马血清）1～2周后，出现局部红肿、皮疹、淋巴结肿大、关节肿痛、发热、蛋白尿等症状，称为血清病。原因是患者体内产生的抗异种动物血清抗体与残余的动物血清结合形成免疫复合物所致。临床上长期使用青霉素、磺胺等药物，也可以通过类似机制出现血清病样反应，称为药物热。

（2）免疫复合物型肾小球型肾炎　多发生于链球菌感染后2～3周。这是由于链球菌抗原与相应抗体结合形成免疫复合物后沉积于肾小球基底膜所致。其他病原体，如葡萄球菌、肺炎链球菌、乙型肝炎病毒等感染后也可引发类似的肾小球肾炎。

（3）类风湿关节炎　发病机制可能与病毒或支原体持续性感染有关。此类病原体感染机体后，可使患者体内 IgG 分子发生变性成为自身抗原，刺激机体产生抗变性 IgG 的自身抗体（IgM 为主），临床上称为类风湿因子（RF）。患者自身变性 IgG 与类风湿因子结合形成免疫复合物，反复沉积于小关节滑膜，引起关节损伤。

（4）系统性红斑狼疮　患者体内出现多种自身抗体，如抗核抗体、抗线粒体抗体等，自身抗体与相应抗原结合形成免疫复合物，反复沉积在肾小球、关节、皮肤等处血管基底膜，引起肾小球肾炎、关节炎、皮肤红斑和多部位的脉管炎等全身多器官病变。

一位患者注射破伤风抗毒素后10d，出现疲乏、头痛、肌肉和关节痛，实验室检查尿中蛋白量增加，血清中免疫球蛋白水平正常，补体 C4 和 C3 含量较低。讨论产生此临床表现的最可能原因是什么？

四、Ⅳ型超敏反应

Ⅳ型超敏反应是效应 T 细胞再次接触相同抗原后所介导的以单核细胞、淋巴细胞浸润为主的病理损伤。一般在机体再次接触抗原后 24～72h 出现，故又称迟发型超敏反应。

（一）发生机制

Ⅳ型超敏反应是由 T 细胞介导的免疫应答，其发生机制与细胞免疫应答相同，两者可以同时存在。一般来说，细胞免疫应答越强烈，炎症损伤越严重。参与反应的 T 细胞主要是效应的 CD4$^+$Th1 细胞和效应的 CD8$^+$Tc 细胞。

1. 效应的 Th1 细胞介导的炎症反应和组织损伤　效应 Th1 细胞再次接触相同抗原后可释放 TNF、IL-2、IFN-γ 等多种细胞因子，使抗原存在部位出现以单核细胞、淋巴细胞浸润为主的炎症反应。

2. 效应的 Tc 细胞介导的细胞毒作用　效应的 Tc 细胞与靶细胞上相应抗原结合后，通过释放穿孔素和颗粒酶导致靶细胞溶解或凋亡。

（二）常见的疾病

1. 传染性超敏反应　某些胞内寄生菌（如结核分枝杆菌）、病毒或真菌感染后，机体主要通过细胞免疫清除病原体，同时伴随着Ⅳ型超敏反应，这种超敏反应是在传染过程中出现，故称传染性超敏反应。

2. 接触性皮炎　是指机体再次接触药物、化妆品、农药、油漆、染料等变应原后所引起的以皮肤损伤为主要特征的迟发型超敏反应。一般在接触24h 后可发生湿疹样皮炎，48～72h 达高峰，表现为局部红斑、丘疹、水疱，严重者可出现剥脱性皮炎。

3. 移植排斥反应　在进行组织器官移植时，由于供体和受体之间的组织相容性抗原不同，供体移植物进入受体后，可刺激受体产生效应 T 细胞，引起Ⅳ型超敏反应，常于数周后移植物坏死、脱落。

上述四型超敏反应各具特征，在临床实际中情况非常复杂：①一种变应原在不同条件下可引起不同类型的超敏反应，如青霉素在不同情况下可引起Ⅰ型、Ⅱ型、Ⅲ型和Ⅳ型超敏反应；②临床上的超敏反应性疾病可为混合型。如链球菌感染后引起的肾小球肾炎可由Ⅱ型超敏反应引起，也可由Ⅲ型超敏反应引起，或者是两者共同参与的结果。

> **考点提示**
>
> 以青霉素过敏性休克为例，说明Ⅰ型超敏反应的发生机制及防治原则，Ⅰ型、Ⅱ型、Ⅲ型和Ⅳ型超敏反应常见的疾病。

第七节　免疫学应用

免疫学理论和技术与临床实践紧密结合是现代免疫学发展的重要特征之一。免疫学在临床上的应用主要包括两个方面：一是应用免疫学理论阐明免疫相关疾病的发病机制和发展规律；二是应用免疫学原理和技术来诊断和防治疾病。本节主要介绍免疫学在疾病诊断和防治方面的应用。

一、免疫学诊断应用

免疫学诊断是用免疫学方法检测抗原、抗体、免疫细胞数量及其功能，协助诊断免疫相关疾病。免疫学检测包括抗原、抗体的检测和免疫细胞的检测。

（一）抗原、抗体的检测

1. 抗原、抗体检测的原理　抗原、抗体检测的原理是根据抗原与相应抗体能发生特异性结合，在体外一定条件下（适宜的温度、电解质、酸碱度等）可出现肉眼可见的凝集、沉淀、细胞溶解等现象。因此，临床上可用已知的抗原检测未知的抗体，也可用已知的抗体检测未知的抗原，协助诊断某些疾病。

2. 检测抗原、抗体常用的方法

（1）凝集反应　颗粒性抗原（如细菌、红细胞等）与相应抗体结合，在一定条件下出现肉眼可见的凝集现象，称为凝集反应。凝集反应主要分为直接凝集反应和间接凝集反应。

①直接凝集反应　颗粒性抗原与相应抗体直接结合出现的凝集现象，包括玻片法和试管法。

玻片法：为定性试验，常用已知抗体检测未知抗原，多用于细菌的鉴定和 ABO 血型鉴定。

试管法：为定量试验，是用已知的抗原检测待检血清中有无相应抗体及其含量，以协助疾病的诊断，如诊断伤寒、副伤寒的肥达反应。

②间接凝集反应　是将可溶性抗原或抗体吸附于一种与免疫无关的载体颗粒表面，再与相应抗体或抗原进行反应产生的凝集现象。常用的载体颗粒有红细胞、聚苯乙烯胶乳颗粒等。根据载体不同，分别称为间接血凝、间接胶乳凝集试验等。间接凝集反应临床上可用于抗原的检测，如甲胎蛋白、乙肝表面抗原；也可用于抗体的检测，如类风湿因子、抗链"O"抗体。

（2）沉淀反应　可溶性抗原与相应抗体在一定条件下出现肉眼可见的沉淀现象，称为沉淀反应。沉淀反应大多用半固体琼脂凝胶作为介质进行，故又称琼脂扩散试验。抗原、抗体在琼脂凝胶中扩散，在比例合适处可形成白色沉淀。琼脂扩散试验通常分为单向琼脂扩散试验和双向琼脂扩散试验。

①单向琼脂扩散试验　将一定量已知抗体混合于琼脂凝胶中制成琼脂板，在板上打孔并加入待测抗原，使抗原向孔周围扩散，在一定位置与琼脂中的抗体相遇形成白色沉淀环，环的直径与抗原量呈正相关。该法可用于测定血清中免疫球蛋白或补体 C3 等的含量。

②双向琼脂扩散试验　将抗原和抗体分别加入琼脂凝胶的不同小孔中，使两者同时在琼脂中扩散，若二者对应，则在比例合适处形成白色沉淀线。该法常用于抗原或抗体的定性检测和两种抗原相关性分析。

（3）免疫标记技术　是用酶、荧光素、放射性核素、胶体金等标记抗原或抗体，对抗原或抗体进行测定的一类方法，是目前应用最广泛的免疫学检测技术，具有灵敏度高、快速，可定性、定量、定位等优点。常用的方法有酶免疫技术、荧光免疫技术、放射免疫技术、金标免疫技术等。目前临床应用较为广泛的是酶免疫技术中的酶联免疫吸附试验（ELISA）和金标免疫技术中的斑点金免疫层析试验（DICA）。

①酶联免疫吸附试验　是将已知的抗原或抗体吸附于固相载体（聚苯乙烯微量反应板）表面，使抗原-抗体反应在固相表面进行，通过洗涤将液相中的游离成分去除，最后加入酶的相应底物，使之发生酶促反应而显色。常用的方法有双抗体夹心法和间

接法，前者用于检测大分子抗原，后者用于检测特异性抗体。

②斑点金免疫层析试验 是以硝酸纤维素膜作为载体，利用微孔滤膜的毛细管作用，使加入膜条一端的液体标本向另一端渗移，如层析一般。胶体金标记物与标本中的抗原（或抗体）及固相抗原（或抗体）结合形成红色线条。目前临床上用于妊娠早期诊断的尿中绒毛膜促性腺激素（HCG）的检测即用此原理。

（二）免疫细胞的检测

检测免疫细胞的数量与功能是判断机体免疫功能状态的重要指标，有助于某些疾病的诊断、疗效的观察及预后分析。免疫细胞数量和功能测定包括 T 淋巴细胞、B 淋巴细胞、吞噬细胞等多种免疫细胞，其中以 T 淋巴细胞测定最为重要，可根据其特有的表面标志加以鉴定。

1. T 淋巴细胞数量检测

（1）免疫荧光法 常用间接免疫荧光法，于荧光显微镜下观察荧光阳性细胞，计数 200 个淋巴细胞，根据阳性细胞确定 T 细胞及其亚群的百分率。

（2）酶免疫组织化学法 使用酶标记抗体与细胞涂片反应，通过酶对相应底物的催化显色来检测细胞的特异性表面标志，从而鉴定 T 细胞及其亚群。

（3）E 玫瑰花环试验 T 细胞表面有绵羊红细胞受体（又称 E 受体），能与绵羊红细胞结合形成花环，镜检计数花环细胞可得 T 细胞的百分率。正常人外周血淋巴细胞中 T 细胞占 60% ~ 80%。该试验影响因素较多，现逐渐被其他方法取代。

2. T 淋巴细胞功能测定

T 细胞功能测定常用 T 细胞增殖试验，又称淋巴细胞转化试验。基本原理是：T 细胞在体外受到特异性抗原或植物血凝素（PHA）、刀豆蛋白 A（ConA）等丝裂原刺激，可发生增殖，转化为体积较大的淋巴母细胞，通过计算 T 细胞转化为淋巴母细胞的转化率，可间接反映 T 细胞的功能。正常人 T 细胞的转化率为 60% ~ 80%。

二、免疫学防治

免疫学防治是指利用免疫学原理对疾病进行预防和治疗，包括免疫预防和免疫治疗。这里主要介绍免疫预防。

免疫预防是根据特异性免疫的原理，用人为方式给机体输入抗原或免疫效应物质，使机体获得某种特异性免疫力的方法，包括人工主动免疫和人工被动免疫。

（一）人工主动免疫及其生物制品

人工主动免疫又称人工自动免疫，是用人工方法给机体输入疫苗或类毒素等抗原物质，刺激机体产生特异性免疫力的方法。

人工主动免疫常用的生物制品如下。

1. 灭活疫苗 又称死疫苗，是选用免疫原性强的病原微生物标准株经人工培养后，用理化方法灭活而制成的生物制品。死疫苗在体内不能增殖，对机体的免疫作用弱，故需多次接种。但死疫苗具有安全、稳定、易保存等优点。常用的死疫苗有伤寒、副伤寒、百日咳、霍乱、流行性乙型脑炎、狂犬病疫苗等。

2. 减毒活疫苗 是用减毒或无毒的活病原微生物制成的生物制品。活疫苗进入体内能生长繁殖，类似隐性感染，一般只需接种一次。但活疫苗稳定性差，不易保存，且在体内存在回复突变的危险。免疫缺陷病患者和孕妇一般不易接种活疫苗。常用的活疫苗有卡介苗、麻疹、风疹、脊髓灰质炎疫苗等。灭活疫苗与活疫苗的比较见表2-5。

表2-5 灭活疫苗与活疫苗的比较

	灭活疫苗	活疫苗
制剂特点	死，强毒株	活，无毒或弱毒株
接种次数	2~3次	1次
疫苗保存	易保存，约1年左右	不易保存，4℃保存数周
免疫效果	较差，维持数月至数年	较好，维持3~5年或更长

3. 类毒素 是将细菌的外毒素经0.3%~0.4%的甲醛处理，使其失去毒性但保留免疫原性而制成的生物制品。类毒素接种机体后可诱导机体产生抗毒素。常用的类毒素有白喉类毒素和破伤风类毒素。

4. 新型疫苗 近30年来，随着免疫学、生物化学、分子生物学技术的发展，研制出了许多高效、安全的新型疫苗。

（1）亚单位疫苗 是只提取病原体中对激发保护性免疫有效的成分所制成的疫苗。如提取乙肝病毒表面抗原制成乙肝亚单位疫苗，提取百日咳杆菌的丝状血凝素（FHA）等保护性抗原成分，可制成百日咳亚单位疫苗。

（2）结合疫苗 是用化学方法将细菌荚膜多糖成分连接于白喉类毒素制成的疫苗，能引起T、B细胞联合识别，可获得良好的免疫效果。如b型流感杆菌疫苗、肺炎链球菌疫苗。

（3）合成肽疫苗 是根据有效免疫原的氨基酸序列，用人工方法合成能诱导保护性免疫的特异性多肽抗原，连接适当载体，加佐剂制成的疫苗。目前研究较多的是抗病毒感染和抗肿瘤的合成肽疫苗。

（4）基因工程疫苗　目前有重组抗原疫苗、DNA 疫苗、转基因植物疫苗等。如 DNA 疫苗，是将编码病原体有效免疫原的基因与细菌质粒构建成重组体，直接免疫机体，通过其在体内的表达诱导机体产生特异性免疫。

（二）人工被动免疫及其生物制品

人工被动免疫是用人工方法给机体输入抗体等制剂，使机体获得特异性免疫力的方法。

人工被动免疫常用的生物制品如下。

1. 抗毒素　是用类毒素免疫动物制备的免疫血清，具有中和外毒素毒性的作用，主要用于治疗或紧急预防外毒素所致的疾病。抗毒素对人来说是异种蛋白，可能诱发超敏反应，故使用前应作皮试。常用的抗毒素有破伤风抗毒素、白喉抗毒素。

2. 人免疫球蛋白制剂　是从正常人血浆或健康产妇胎盘血中分离制成的免疫球蛋白浓缩剂，分别称为人血浆丙种球蛋白和胎盘丙种球蛋白。由于不同地区及人群的免疫状况不同，免疫球蛋白制剂所含抗体的种类和效价也有所差异。主要用于麻疹、甲型肝炎、脊髓灰质炎等病毒性疾病的预防，也可用于丙种球蛋白缺乏症的治疗。

（三）人工主动免疫与人工被动免疫的比较

人工主动免疫输入的物质是抗原，进入机体后需要一定时间才能刺激机体产生抗体或效应 T 细胞，产生免疫力较慢，一般需要 1～4 周才能产生；但抗原能较长时间刺激机体产生免疫力，故免疫效果维持时间较长，可维持数月至数年，主要用于传染病的特异性预防。

人工被动免疫输入的是具有免疫效应的抗体等物质，进入机体后立即产生免疫效果，故主要用于传染病的治疗和紧急预防，但由于输入的抗体在体内存留时间短，免疫效果维持时间不长，一般 2～3 周。人工主动免疫与人工被动免疫的比较见表 2－6。

考点提示

人工主动免疫和人工被动免疫的特点、常用制剂、实际应用。

表 2-6　人工主动免疫与人工被动免疫的比较

	人工主动免疫	人工被动免疫
免疫物质	抗原	抗体
生效时间	慢，1～4 周	快，立即发挥作用
维持时间	数月至数年	2～3 周
主要用途	传染病的预防	传染病的治疗或紧急预防
常用制剂	死疫苗、活疫苗、类毒素	抗毒素、人血浆丙种球蛋白、胎盘丙种球蛋白

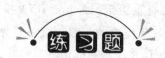

一、名词解释

免疫 免疫防御 抗原 半抗原 抗原决定簇（表位） 交叉反应 补体系统
免疫应答 体液免疫 细胞免疫 免疫耐受 特异性免疫 完全吞噬 不完
全吞噬 人工自动免疫 人工被动免疫 类毒素 超敏反应

二、填空题

1. 免疫的功能包括_____、_____、_____。

2. 免疫防御功能反应过高表现为_____，过低则表现为_____。

3. 完全抗原指既有_____又有_____的物质，半抗原仅具备_____而没
有_____。

4. 抗原的特异性是由_____决定的。

5. 用木瓜蛋白酶水解 IgG 得到两个相同的_____片段和一个_____片段。

6. 在五类 Ig 中，血清中含量最高和最低的 Ig 分别是_____和_____，分子
量最大的是_____。

7. 初次感染微生物，血中最先增高的免疫球蛋白是_____；胎儿在子宫腔内感
染，脐带血或新生儿外周血中水平升高的 Ig 是_____。

8. 新生儿通过自然被动免疫从母体获得的主要 Ig 是_____和_____。

9. 在局部黏膜抗感染中发挥重要作用的 Ig 是_____。

10. 发挥调理作用和 ADCC 作用的 Ig 是_____，介导 I 型超敏反应的 Ig
是_____。

11. B 细胞和 T 细胞分化成熟的场所分别是_____和_____。

12. 补体的激活过程有_____、_____和_____三条途径。

13. 免疫应答的基本过程分为_____、_____、_____三个阶段。

14. 体液免疫是_____在抗原的刺激下，增殖分化为_____细胞，产生
_____发挥免疫效应。

15. 细胞免疫指_____介导的免疫应答过程，其效应阶段包括_____的细胞
毒作用和_____释放细胞因子产生的炎症反应。

16. 机体的非特异性免疫由_____、_____、_____三部分组成。

17. 屏障结构包括_____、_____、_____三个屏障。

18. 根据发生机制和临床特点不同，超敏反应分为四型：_____、_____、
_____、_____。

19. 临床上错输异型血，可发生_____，发生机制为_____型超敏反应。

20. 人工主动免疫是指给机体输入_____类物质，常用的制剂有_____、_____、_____。

21. 人工被动免疫是指给机体输入_____类物质，常用的制剂有_____、_____。

三、选择题

A 型题

1. 免疫对机体
   - A. 有益
   - B. 有害
   - C. 无益也无害
   - D. 有害无益
   - E. 正常情况下有益，异常情况下有害

2. 免疫防御功能低下的机体易发生
   - A. 肿瘤
   - B. 超敏反应
   - C. 移植排斥反应
   - D. 反复感染
   - E. 自身免疫性疾病

3. 免疫监视功能低下的后果是
   - A. 易发生肿瘤
   - B. 易发生超敏反应
   - C. 易发生感染
   - D. 易发生自身免疫病
   - E. 易发生免疫耐受

4. 免疫稳定功能失调
   - A. 容易发生肿瘤
   - B. 容易发生免疫缺陷病
   - C. 容易发生超敏反应
   - D. 易发生感染
   - E. 容易发生自身免疫病

5. 仅有抗原性而无免疫反应性的物质是
   - A. 超抗原
   - B. 半抗原
   - C. 完全抗原
   - D. 异嗜性抗原
   - E. 类属抗原

6. 抗原的特异性取决于
   - A. 抗原的大小
   - B. 抗原的物理性状
   - C. 抗原结构的复杂性
   - D. 抗原的种类
   - E. 抗原表面的特殊化学基团

7. 属于同种异型抗原的是
   - A. ABO 血型抗原
   - B. 肺炎球菌荚膜多糖
   - C. 类脂
   - D. 眼晶体蛋白
   - E. 破伤风类毒素

8. 属于自身抗原的是
   - A. ABO 血型抗原
   - B. 肺炎球菌荚膜多糖
   - C. 类脂
   - D. 眼晶体蛋白
   - E. 破伤风类毒素

9. 肿瘤相关抗原是
   - A. 某一肿瘤细胞特有的抗原
   - B. 肿瘤发生时不表达的抗原
   - C. 正常时不表达的抗原

　　D. 肿瘤发生时和正常时都高表达的抗原

　　E. 肿瘤发生时高表达，而正常时可低表达的抗原

10. 关于抗体，下列哪项是错误的

　　A. 抗体是指具有免疫功能的球蛋白

　　B. 抗体主要存在于血液、体液、黏膜表面及其分泌液中

　　C. 抗体是能和相应抗原特异性结合的球蛋白

　　D. 抗体都是免疫球蛋白

　　E. 抗体都是体内产生的

11. 下列五类 Ig 的特性哪项是错误的

　　A. IgG 是惟一通过胎盘的免疫球蛋白

　　B. SIgA 多为双聚体

　　C. IgM 分子量最大

　　D. 免疫应答过程中产生最早的是 IgG

　　E. 正常血清中 IgE 含量最少

12. 3~6 个月婴儿易患呼吸道感染主要是因为哪类 Ig 不足

　　A. IgM　　　　　　B. IgG　　　　　　C. IgE

　　D. SIgA　　　　　E. IgD

13. 免疫系统的组成是

　　A. 中枢免疫器官和外周免疫器官

　　B. 中枢免疫器官、免疫细胞和黏膜免疫系统

　　C. T 淋巴细胞和 B 淋巴细胞

　　D. 免疫器官、免疫细胞和免疫分子

　　E. 胸腺和骨髓

14. 人类最大的和最多的免疫器官分别是

　　A. 骨髓和淋巴结　　　B. 骨髓和胸腺　　　　C. 脾和淋巴结

　　D. 脾和胸腺　　　　　E. 骨髓和脾

15. 中枢免疫器官与外周免疫器官的区别是

　　A. 中枢免疫器官是 T 细胞分化成熟的部位

　　B. 外周免疫器官是 B 细胞分化成熟的场所

　　C. 中枢免疫器官是免疫细胞分化成熟的部位，而外周免疫器官是免疫细胞分布、定居及发生免疫应答的场所

　　D. 外周免疫器官是 T 细胞分化成熟的场所

　　E. 中枢免疫器官是 B 细胞分化成熟的场所

16. 三条补体激活途径的共同点是

　　A. 参与的补体成分相同　　　　　　　　B. 所需离子相同

　　C. C3 转化酶的组成相同　　　　　　　　D. 激活物质相同

E. 膜攻击复合物的形成及其溶解细胞效应相同

17. 能产生抗体的细胞是

    A. NK 细胞　　　　　B. 巨噬细胞　　　　　C. T 细胞

    D. 浆细胞　　　　　E. B 细胞

18. 再次免疫应答的特点是

    A. 抗原提呈细胞是巨噬细胞　　　　　B. 抗体产生快，维持时间短

    C. 抗体主要是 IgM 和 IgG　　　　　D. 抗体为高亲和性抗体

    E. 抗体维持时间短

19. 对非特异性免疫的描述错误的是

    A. 生来就有

    B. 经遗传获得

    C. 无特异性

    D. 对入侵的病原菌最先发挥作用

    E. 是针对某种细菌的抗感染免疫

20. 妊娠初期母体被病毒感染后胎儿易发生畸形的原因是

    A. 胸腺发育未成熟　　　　　B. 胎盘屏障发育未成熟

    C. 皮肤屏障未发育成熟　　　　　D. 外周免疫器官发育未成熟

    E、血－脑脊液屏障发育未成熟

21. 关于Ⅰ型超敏反应的描述错误的是

    A. 发生快，消退也快　　　　　B. 反应于 48～72h 达高峰

    C. IgE 抗体参与　　　　　D. 肥大细胞参与

    E. 有明显的个体差异

22. 有 T 细胞介导的超敏反应是

    A. Ⅰ型　　　　　B. Ⅱ型　　　　　C. Ⅲ型

    D. Ⅳ型　　　　　E. 以上均正确

23. Ⅰ型超敏反应不出现的生理功能紊乱是

    A. 平滑肌收缩　　　　　B. 腺体分泌增加

    C. 毛细血管收缩　　　　　D. 毛细血管通透性增加

    E. 毛细血管扩张

24. 活疫苗的特点不包括

    A. 弱毒株或无毒株制成　　　　　B. 安全性好

    C. 接种次数少，剂量小　　　　　D. 免疫效果好，维持时间长

    E. 不易保存

25. 注射哪种物质属于人工主动免疫

    A. 破伤风抗毒素　　　　　B. 青霉素　　　　　C. 卡介苗

    D. 白喉抗毒素　　　　　E. 人免疫球蛋白

B 型题

    A. 初次大量注射抗毒素引起的血清病   B. 药物过敏性休克

    C. 药物过敏性血细胞减少症   D. 接触性皮炎

    E. 支气管肺炎

1. 属于 I 型超敏反应的是

2. 属于 II 型超敏反应的是

3. 属于 III 型超敏反应的是

4. 属于 IV 型超敏反应的是

    A. 直接凝集反应   B. 间接凝集反应

    C. 单向琼脂扩散试验   D. 酶联免疫吸附试验

    E. 淋巴细胞转化试验

5. 检测 T 细胞功能的试验是

6. 鉴定血型常用的方法是

    A. 破伤风外毒素   B. 破伤风类毒素

    C. 破伤风抗毒素   D. 伤寒疫苗

    E. 青霉素

7. 特异性预防破伤风的制剂是

8. 紧急预防或治疗破伤风的制剂是

X 型题

1. 免疫防御功能是指

    A. 阻止病原微生物侵入机体

    B. 抑制病原微生物在体内繁殖、扩散

    C. 清除体内变性、损伤及衰老的细胞

    D. 从体内清除病原微生物及其产物

    E. 识别、杀伤与清除体内突变细胞，防止肿瘤的发生

2. 属于同种异型抗原的是

    A. ABO 系统   B. HLA

    C. Rh 系统   D. 补体系统

    E. AFP

3. Ig 的生物学功能包括

    A. 与相应抗原特异性结合

    B. IgE 介导 I 型超敏反应

    C. IgG、IgE 能与细胞膜上 FcR 结合

    D. IgG、IgM 可激活补体

    E. IgG 能通过胎盘

4. IgE 对哪些细胞具有亲和性

A. 嗜酸性粒细胞   B. 嗜碱性粒细胞

C. 肥大细胞   D. B 细胞

E. 红细胞

5. 人的外周免疫器官有

    A. 脾   B. 胸腺

    C. 骨髓   D. 淋巴结

    E. 黏膜相关淋巴组织

6. 补体的生物学作用包括

    A. 溶细胞效应   B. 调理作用

    C. 引起炎症作用   D. 免疫黏附作用

    E. ADCC

7. 体液免疫的初次应答与再次应答的描述对的是

    A. 初次应答产生的抗体主要是 IgM，再次应答的抗体主要是 IgG

    B. 再次应答产生的抗体较少

    C. 再次应答产生 IgG 的潜伏期明显缩短

    D. 初次应答的抗原提呈细胞是巨噬细胞

    E. 再次应答的抗原提呈细胞是记忆 B 细胞

8. 体液免疫的效应作用包括

    A. 中和作用   B. ADCC

    C. 调理作用   D. 补体介导的细胞毒作用

    E. 迟发型超敏反应

9. 抗体的中和作用是指

    A. 抗体能中和抗原

    B. 抗体中和外毒素的毒性作用

    C. 抗体阻止病毒吸附和穿入易感细胞

    D. 抗体中和病毒的毒素

    E. 抗体对免疫应答的抑制作用

10. 病原菌被吞噬细胞吞噬后，可能有

    A. 被吞噬细胞杀死   B. 不被吞噬细胞杀死

    C. 细菌在体内扩散   D. 起到调理作用

    E. 引起结核感染

11. 下列疾病属于 Ⅱ 型超敏反应的有

    A. 血清病   B. 输血反应

    C. 新生儿溶血症   D. 花粉症

    E. 药物过敏性血细胞减少症

12. 属于人工主动免疫制剂的有

A. 死疫苗   B. 活疫苗

C. 类毒素   D. 抗毒素

E. 胎盘丙种球蛋白

四、简答题

1. 为什么血清中检出病原体特异性 IgM 类抗体，可用于感染的早期诊断？

2. 免疫系统的组成及各成分的主要作用。

3. 体液免疫应答的一般规律包括哪两个方面，各有何特点？

4. 简述吞噬细胞的吞噬过程和结果。

5. 简述非特异性免疫和特异性免疫的特点。

6. 注射青霉素引起的过敏性休克属于哪一型超敏反应？简述其发生机制。

7. 简述超敏反应的防治原则。

8. 比较人工主动免疫和人工被动免疫的区别。

（李晓栋　王美兰）

要点导航

掌握细菌的形态结构，细菌生长繁殖的条件及细菌的生长现象，正常菌群概念、生理意义及转化为条件致病菌的条件，消毒、灭菌、无菌操作的概念，临床上常用的物理消毒灭菌法及适用范围，细菌的致病因素，细菌内、外毒素的区别。

熟悉细菌的人工培养、常见培养基和细菌的变异现象及其在医药学上的应用，常用化学消毒剂种类及使用方法，常见的感染类型。

了解细菌的形态学检查方法，细菌的代谢产物、细菌的繁殖方式和速度、细菌的遗传和变异的物质基础，医院感染的特点及危险因素，感染的来源和类型。

【护理应用】

通过学习细菌的有关知识，在护理技能操作中严格无菌原则，规范护理操作中对医疗器械、器具等的消毒流程，严格检查制度，防止医院内感染及医疗事故的发生，并做到在护理工作中准确及时处理局部感染，预防细菌或毒素进入血流而发展为全身感染。

第一节 细菌的形态、结构与生理

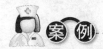 案例

小王护士在给患者进行静脉输液时，检查液体发现：瓶内液体有浑浊现象。抽瓶内液体进行微生物学检查，普通培养基培养可见圆形、中等大小、金黄色菌落，染色镜下见革兰阳性球菌，葡萄串状排列。你认为是什么原因？

细菌是一类原核细胞型微生物，必须借助光学显微镜或电子显微镜放大数百倍、数千倍乃至数万倍才能够观察与识别。了解细菌的形态、结构和生理，对研究细菌的

致病性与免疫性以及细菌鉴别、疾病诊断和防治具有重要的意义。

一、细菌的大小与形态

（一）细菌的大小

细菌个体微小，通常以微米（μm）作为测量单位。不同种类的细菌大小不一，多数球菌的直径在1μm左右，中等大小杆菌长2~3μm，宽0.5~0.7μm。同种细菌在不同环境和不同菌龄大小也存在差异。

（二）细菌的形态

根据形态可以将细菌分为球菌、杆菌和螺形菌三大类（图3-1）。

1. 球菌　菌体呈球形或近似球形。根据球菌繁殖时分裂平面不同和分裂后菌体间相互黏附程度及排列方式的不同可分为以下几种。

（1）双球菌　在一个平面上分裂，分裂后两个菌体呈双排列，如脑膜炎奈瑟菌。

（2）链球菌　在一个平面上分裂，分裂后多个菌体粘连成链状，如溶血性链球菌。

（3）葡萄球菌　在多个不规则的平面上分裂，分裂后菌体粘连在一起似葡萄串状，如金黄色葡萄球菌。

此外，还有在2个相互垂直的平面上分裂为四个菌体，排列成正方形的四联球菌；在三个相互垂直的平面上分裂为八个菌体，排列在一起的八叠球菌。

2. 杆菌　种类很多，长短粗细随菌种而定。根据其形态上的差异，可分为球杆菌（如布鲁菌）、中等大小杆菌（如大肠埃希菌）、粗大杆菌（如炭疽芽孢杆菌）、棒状杆菌（如白喉棒状杆菌）、分枝杆菌（如结核分枝杆菌）、芽孢梭菌（如破伤风芽孢梭菌）等。

3. 螺形菌　菌体弯曲，根据弯曲的数量可分两类。

（1）弧菌　菌体长2~3μm，只有一个弯曲，呈弧形或逗点状，如霍乱弧菌。

（2）螺菌　菌体长3~6μm，有数个弯曲，如鼠咬热螺菌。有的菌体细长弯曲呈弧形或螺旋形，称为螺杆菌，如幽门螺杆菌。

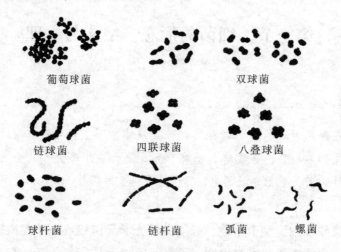

图3-1　细菌的基本形态

二、细菌的结构

细菌的结构分为基本结构和特殊结构。基本结构是所有细菌都具有的，由外向内依次为细胞壁、细胞膜、细胞质和核质；特殊结构是某些细菌所具有的，包括荚膜、鞭毛、菌毛和芽孢。

（一）细菌的基本结构

1. 细胞壁 细胞壁位于细菌细胞最外层，是一种无色透明、坚韧而富有弹性的膜状结构。

（1）细胞壁的功能 细胞壁的主要功能有：①维持细菌的固有形态；②保护细菌抵抗低渗的外环境；③参与细菌细胞内外的物质交换；④决定菌体的免疫原性。

（2）主要成分 细胞壁的化学组成比较复杂。用革兰染色法可将细菌分为革兰阳性菌（G^+菌）和革兰阴性菌（G^-菌）两大类，其细胞壁的组成有较大差异（图3-2），导致这两类细菌在染色性、致病性、药物敏感性等方面存在很大差异。革兰阳性菌主要成分是肽聚糖（又称黏肽）。

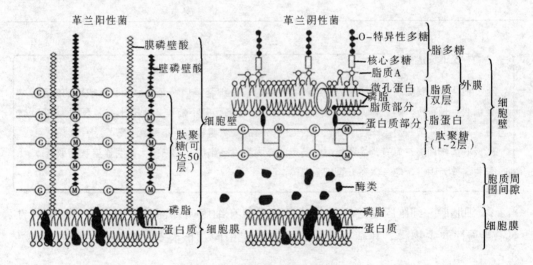

图 3-2　细菌细胞壁结构模式

革兰阳性菌细胞壁较厚，肽聚糖层数多（15~50层），含量高（占细胞壁干重的50%~80%）；肽聚糖由聚糖骨架（由 N-乙酰葡糖胺和 N-乙酰胞壁酸交替间隔排列组成）、四肽侧链（4个氨基酸组成）、五肽交联桥（5个氨基酸组成）构成机械强度十分坚韧的三维立体框架结构，凡能破坏肽聚糖结构或抑制其合成的物质，均能通过损伤细胞壁而杀伤细菌，如溶菌酶能切断聚糖链引起细菌裂解，青霉素通过干扰四肽侧链与五肽交联桥之间的连接使细菌不能合成完整的肽聚糖，故对革兰阳性菌有杀伤作用。除肽聚糖成分外，还含有大量磷壁酸，磷壁酸是革兰阳性菌细胞壁特有成分，是革兰阳性菌重要的表面抗原，并与细菌的致病性有关。某些革兰阳性菌细胞壁表面还有一些特殊的表面蛋白，如A群链球菌的M蛋白、金黄色葡萄球菌的A蛋白等，与致病性和免疫原性有关。

革兰阴性菌细胞壁较薄,但结构复杂。肽聚糖层数少(1~2层),含量低(占细胞壁干重的10%~20%);肽聚糖仅由聚糖骨架和四肽侧链两部分组成,没有五肽交联桥连接,因而只形成二维单层平面较疏松的网络结构,在肽聚糖层外还有较厚的外膜结构,外膜是革兰阴性菌细胞壁特有成分(占细胞壁干重的80%),位于细胞壁肽聚糖层的外侧,由内向外依次为脂蛋白、脂质双层和脂多糖三层组成,脂多糖(LPS)是革兰阴性菌内毒素的主要成分,与细菌的致病性有关。

由于革兰阳性菌和革兰阴性菌细胞壁结构不同(表3-1),因此两类细菌在染色性、免疫原性、致病性以及对药物的敏感性等方面均有很大差异。

表3-1 革兰阳性菌和革兰阴性菌细胞壁结构

细胞壁	革兰阳性菌	革兰阴性菌
坚韧度	较坚韧	较疏松
厚度	厚(20~80nm)	薄(10~15nm)
肽聚糖层	多(可达50层)	少(1~2层)
肽聚糖含量(占细胞壁干重)	高(50%~80%)	低(10%~20%)
特殊成分	磷壁酸	外膜

知识链接

细菌细胞壁受到某种理化因素或药物作用时,使细胞壁损伤而成为细胞壁缺陷的细菌,但仍能生长繁殖,则称为L型细菌。细菌由于缺乏细胞壁不能维持固有形态,表现为多形性。临床上,常在使用作用于细胞壁的抗菌药物(如青霉素、头孢菌素类等)治疗疾病时可形成L型细菌。在患有肾盂肾炎、骨髓炎、心内膜炎等疾病时,临床上有明显症状而取标本细菌培养为阴性,应考虑为L型细菌感染。

2. 细胞膜 细胞膜是位于细胞壁内侧紧包在细胞质外面的一层柔软、富有弹性、具有半透性的生物膜。其基本结构是脂质双层中间镶嵌着具有特殊作用的酶和载体蛋白。

细胞膜的主要功能:①参与菌体内外物质交换;②参与细菌的生物合成;③参与细胞的呼吸过程;④形成中介体(类似真核细胞的线粒体)。

3. 细胞质 细胞质由细胞膜包裹,为无色透明的胶状物,基本成分是水、蛋白质、脂类、无机盐、核酸及少量的糖。细胞质中的核酸主要是RNA,易被碱性染料着色。细胞质内含有多种酶系统,是细菌新陈代谢的主要场所。细胞质中尚有质粒、核糖体、胞质颗粒等重要结构。

(1)**质粒** 是细菌染色体外的遗传物质,为闭合环状的双链DNA分子。质粒并非细菌生长所必需,但与细菌的遗传变异有关,其主要特性有:①携带遗传信息;②能自我复制;③能传给子代;④可丢失以及在细菌之间转移。医学上重要的质粒有F质粒(致育性质粒),决定细菌性菌毛生成;R质粒(耐药性质粒)决定耐药性形成。

（2）**核糖体** 又称核蛋白体，是游离于细胞质中的微小颗粒，数量可达数万个。化学成分为 RNA 和蛋白质，由大小两个亚基组成。当 mRNA 将其串联成多聚核糖体时，即成为细菌合成蛋白质的场所。链霉素能与细菌核糖体上的小亚基结合，红霉素能与大亚基结合，从而干扰细菌蛋白质的合成，导致细菌的死亡。该类抗生素对人体细胞无影响。

（3）**胞质颗粒** 细菌细胞质中含有多种颗粒，多数是细菌储存的营养物质，包括多糖、脂类和磷酸盐等。胞质颗粒并不是细菌恒定结构，常随菌种、菌龄及环境的不同而变化。较重要的是异染颗粒，主要成分为 RNA 和多偏磷酸盐，嗜碱性强，用亚甲蓝染色时着色较深，用特殊染色法染成与菌体的颜色明显不同。常见于白喉棒状杆菌，可帮助鉴别细菌。

4. 核质 是细菌的遗传物质，但没有核膜、核仁和有丝分裂器，故称核质或拟核。核质是由一条双链环状的 DNA 分子反复盘绕卷曲而成的松散的网状结构。每个菌体中有 1~2 个核质结构，与细胞质界限不明显，多位于菌体中央。核质具有细胞核的功能，控制细菌的生命活动，是细菌遗传变异的物质基础。

（二）细菌的特殊结构

特殊结构是某些细菌特有的结构，包括荚膜、鞭毛、菌毛和芽孢。

1. 荚膜 是某些细菌分泌并包绕在细胞壁外的一层较厚（>0.2μm）的黏液性物质。用一般染色法不易着色，在光学显微镜下仅能看到菌体周围有一未着色的透明圈（图 3-3），用特殊染色法可将荚膜染成与菌体不同的颜色；当黏液性物质的厚度 < 0.2μm，光学显微镜下不能直接看到，称为微荚膜，其作用与荚膜相似。荚膜的形成受遗传控制和生长环境的影响，一般是在机体内或营养丰富的环境中容易形成，在普通培养基上则易消失。荚膜的化学成分随种而异，多数细菌的荚膜为多糖，少数细菌的荚膜为多肽，个别细菌的荚膜为透明质酸。

荚膜的意义：①具有抵抗吞噬细胞的吞噬及消化作用，并能抵抗溶菌酶、补体、抗体及抗菌药物等对菌体的损伤，增强细菌的侵袭力，是构成细菌致病性的重要因素；②具有免疫原性，可作为细菌鉴别和分型的依据；③有荚膜菌株可在各种医疗导管中黏附定植，是造成医院感染的重要因素。

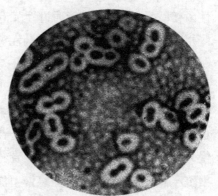

图 3-3 细菌的荚膜

2. 鞭毛 是某些细菌菌体表面附着的细长呈波状弯曲的丝状物。鞭毛需经特殊染色法增粗并着色后才能在光学显微镜下观察到。

根据鞭毛的数目和位置，可将鞭毛菌分为 4 类（图 3-4）：①单毛菌（菌体一端有 1 根鞭毛）；②双毛菌（菌体两端各有 1 根鞭毛）；③丛毛菌（菌体一端或两端有多根鞭毛）；④周毛菌（菌体周身有许多鞭毛）。

鞭毛的意义：①是细菌的运动器官，有鞭毛的细菌能定向运动，鞭毛可作为鉴定细菌的依据；②化学成分主要是蛋白质，具有免疫原性，通常称为 H 抗原，可用于细菌的分类和鉴别；③有些细菌的鞭毛与细菌的黏附有关，是细菌致病的重要因素，如霍乱弧菌借助鞭毛的运动穿过小肠黏膜表面的黏液层，使菌体黏附于肠黏膜上皮细胞上而致病。

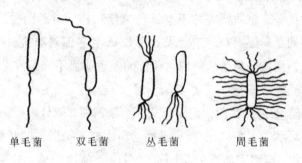

单毛菌   双毛菌   丛毛菌   周毛菌

图 3 - 4　细菌鞭毛模式

3. 菌毛　菌毛是某些细菌菌体表面遍布着的比鞭毛细、短而直的丝状物。菌毛只能在电子显微镜下观察到，与细菌运动无关。化学成分主要是蛋白质，称为菌毛素，具有免疫原性。菌毛根据功能不同可分为两种。

（1）普通菌毛　数目可达数百根，遍布于菌体表面，短而直；具有黏附作用，细菌借此可黏附于呼吸道、消化道、泌尿生殖道黏膜上皮细胞表面，进而侵入细胞内引起感染，而无菌毛的细菌则易随黏膜的纤毛运动、肠蠕动或尿液冲洗被排出体外，故普通菌毛与细菌的致病性有关。

（2）性菌毛　只有 1～4 根，比普通菌毛长而粗，中空呈管状，仅见于少数革兰阴性菌。带有性菌毛的细菌具有致育性，称为雄性菌（F⁺菌），无性菌毛的细菌称为雌性菌（F⁻菌）。雄性菌能通过性菌毛将质粒传递给雌性菌，使雌性菌获得雄性菌的某些相应的性状（如致育性、耐药性等）。

4. 芽孢　芽孢是某些细菌在一定环境条件下，细胞质脱水浓缩，在菌体内形成的一个多层膜状结构的圆形或椭圆形小体。芽孢折光性强、壁厚、通透性低，普通染色法不易着色，在光学显微镜下只能观察到菌体内有一个无色透明的芽孢体，用特殊染色法可被染成与菌体不同的颜色。芽孢是细菌抵抗不利环境而形成的，其代谢过程减慢，分裂停止。当环境适宜时，芽孢可吸水膨大，通过发芽形成新的菌体，又可分裂繁殖。未形成芽孢而具有分裂繁殖能力的菌体称为繁殖体。一个繁殖体只能形成一个芽孢，一个芽孢发芽也只能形成一个繁殖体，所以芽孢不是细菌的繁殖方式，一般认为芽孢是细菌的休眠状态。

芽孢对热、干燥、化学消毒剂以及辐射等均有很强的抵抗力，在自然界中芽孢可存活几年甚至几十年。芽孢抵抗力强的原因是：①具有多层致密的膜结构；②含水量低（约是其他细胞含水量的40%）；③含有耐热性强的酶类；④含有大量耐热的吡啶二羧酸。

芽孢的意义：①芽孢的大小、形态和位置随菌种而异，有助于鉴别细菌（图3-5）；②芽孢对理化因素具有很强的抵抗力，故在医院内对手术器械、敷料等进行灭菌时，应以杀灭芽孢作为灭菌的标准。

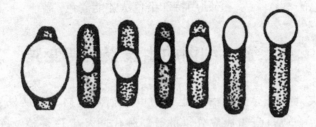

图3-5 细菌芽孢模式图

三、细菌形态学检查

（一）不染色标本检查法

细菌标本不经染色直接镜检可观察细菌的形态及其动力。常用悬滴法或压滴法，置普通光学显微镜或暗视野显微镜下观察。

（二）染色标本检查法

细菌的等电点在 pH 2~5 之间，在近于中性（pH 7.2~7.6）的环境中细菌多带负电荷，易与带正电荷的碱性染料结合，故多用碱性染料染色，如亚甲蓝、碱性复红和结晶紫等。

常用的细菌染色法有以下两种。

1. 单染法 只用一种染料染色，如亚甲蓝。可观察细菌的大小、形态和排列，但不能鉴别细菌。

2. 复染法 用两种以上的染料染色，可将细菌染成不同颜色，除可观察细菌形态外，还能鉴别细菌，故也称鉴别染色法。最常用、最重要的有革兰染色法和抗酸染色法两种。

（1）革兰染色法 方法是标本固定后，先用结晶紫初染，再加碘液媒染，使之形成结晶紫-碘复合物；然后用95%乙醇脱色，有些细菌被脱色，有些细菌不脱色；最后用稀释复红或沙黄复染。结果是将细菌分成两大类：不被乙醇脱色仍保留紫色者为革兰阳性菌（G⁺），被乙醇脱色后复染成红色者为革兰阴性菌（G⁻）。临床意义有：①鉴别细菌，通过染色可将所有的细菌分成两大类；②选择抗菌药物，大多数革兰阳性菌对青霉素、红霉素和头孢菌素等敏感，而革兰阴性菌对链霉素和卡那霉素等敏感；③与细菌致病性有关，大多数革兰阳性菌以外毒素致病，而革兰阴性菌则以内毒素为主要致病物质。革兰染色法的原理尚未完全阐明，但与细胞壁结构密切相关。

（2）抗酸染色法　可鉴别抗酸性杆菌和非抗酸性杆菌。方法是将固定的标本先经石炭酸复红加温染色，再用盐酸乙醇脱色，最后用亚甲蓝复染。结果是结核分枝杆菌和麻风分枝杆菌等抗酸性杆菌被染成红色，其他杆菌经脱色被复染成蓝色，为非抗酸性杆菌。

（3）特殊染色法　细菌结构（如荚膜、芽孢、鞭毛以及细胞壁、异染颗粒等）的染色，用上述染色法不易着色，必须用特殊染色法才能着色。

第二节　细菌的生长繁殖与变异

细菌是一大类具有独立生命活动能力的单细胞微生物，能从外界环境摄取营养物质，获得能量，合成自身组成成分，进行新陈代谢及生长繁殖。细菌的个体微小，但表面积大，摄取营养快，代谢旺盛，生长繁殖迅速，并且代谢类型多样化，可产生各种代谢产物。细菌的生长繁殖与环境条件密切相关，当环境条件适宜时，细菌代谢旺盛，生长繁殖迅速；当环境条件不利时，细菌生命活动受到抑制或发生变异甚至死亡。

一、细菌的生长繁殖

（一）细菌生长繁殖的条件

1. 营养物质　细菌生长繁殖所需要的营养物质随细菌种类不同而有较大差异，主要有水、碳源、氮源、无机盐和生长因子等。

（1）水　是各种生物细胞不可缺少的主要成分，细菌代谢过程中的所有生化反应都必须在有水的条件下才能进行。

（2）碳源　碳源是指各种含碳的无机或有机化合物（如 CO_2、碳酸盐、糖、脂肪等），能被细菌吸收利用，作为合成菌体的必需原料，也是细菌代谢的主要能量来源。病原菌的碳源主要是糖类。

（3）氮源　病原菌主要是利用有机含氮化合物（如蛋白胨、氨基酸等）作为氮源，用于合成菌体的结构蛋白、功能蛋白和核酸等。

（4）无机盐　细菌在生长代谢中需要含钾、钠、氯、钙、镁、磷、硫、铁、锌、铜、钼等离子的无机盐成分，其作用除构成菌体成分外，更重要的是调节菌体内外渗透压，激活酶的活性或作为某些辅酶的成分，某些元素与细菌的生长繁殖及致病性关系密切。

（5）生长因子　是指某些细菌在生长过程中还必需一些自身不能合成的物质，必须从外界得以补充，主要是一些维生素、某些氨基酸、脂类、嘌呤、嘧啶等。还有少数细菌（如流感嗜血杆菌）生长时需要血液中的X、V因子。

2. 酸碱度　大多数病原菌最适宜的酸碱度为 pH 7.2～7.6。个别细菌除外，如霍乱弧菌在 pH 8.4～9.2 时生长最好，结核分枝杆菌在 pH 6.5～6.8 时生长最好。

3. 温度 一般病原菌生长的最适宜温度为 37℃，与人体的体温相同。有些病原菌在低温下也可生长繁殖，如金黄色葡萄球菌在 5℃ 冰箱内缓慢生长释放毒素，可致食物中毒。

4. 气体 细菌生长繁殖时需要的气体主要是氧气和二氧化碳。通常根据细菌对氧的需求不同而分为 4 类：①专性需氧菌，具有完善的呼吸酶系统，必须在有氧的环境中才能生长繁殖，如结核分枝杆菌；②微需氧菌，在低氧压（5%～6%）的环境中生长最好，若氧压 >10% 时对其生长有抑制作用，如幽门螺杆菌、空肠弯曲菌；③专性厌氧菌，缺乏完整的呼吸酶系统，必须在无氧的环境中才能生长繁殖，如破伤风梭菌、脆弱类杆菌；④兼性厌氧菌，在有氧或无氧环境中均能生长繁殖，但在有氧时生长的更好，大多数病原菌属这一类，如葡萄球菌、伤寒沙门菌、痢疾志贺菌。一般细菌在代谢过程中自身产生的二氧化碳即可满足自身需要，但有些细菌如脑膜炎奈瑟菌、淋病奈瑟菌，在初次分离培养时需提供 5%～10% 的二氧化碳，才能较好地生长。

（二）细菌繁殖的方式与速度

细菌的生长繁殖包括菌体体积的增长及菌体数量的增加。

1. 繁殖方式 细菌一般以二分裂方式进行无性繁殖，个别细菌如结核分枝杆菌偶有分枝繁殖现象。球菌可从不同平面分裂，杆菌则沿横轴分裂。

2. 繁殖速度 在适宜条件下，细菌繁殖速度极快。大多数细菌 20～30min 繁殖一代，个别细菌较慢，如结核分枝杆菌繁殖一代需 18～20h。

3. 细菌繁殖的规律 细菌繁殖速度虽然极快，但实际上，由于细菌大量堆积，营养物质不断消耗，代谢产物逐渐聚积，细菌繁殖速度逐渐减慢以至停止。将一定数量的细菌接种于适当培养基中进行培养，以培养时间为横坐标，培养物中细菌数的对数为纵坐标，可得出一条能反映细菌繁殖规律的曲线，称为生长曲线（图3-6）。细菌的生长过程可分为 4 期：①迟缓期，此期是细菌适应新环境的过程，菌体增大，代谢活跃，但分裂迟缓，一般为 1～4h；②对数生长期，细菌以几何级数迅速增长，活菌数目呈对数直线上升，一般可持续 8～10h，此期细菌形态与生理活性比较典型，对外界环境因素的作用较为敏感；③稳定期，由于培养基中的营养物质消耗将尽，毒性代谢产物的蓄积和 pH 下降，使细菌繁殖速度渐趋减慢，死亡菌数逐渐增加，细菌繁殖数和死亡数几乎相等，细菌可出现形态与生理活性的改变，并可产生外毒素、内毒素等合成代谢产物以及形成芽孢；④衰退期，细菌的繁殖速度越来越慢，以至停止，死菌数迅速超过活菌数，菌体变长、肿胀或畸形衰变，甚至菌体自溶，难以辨认。

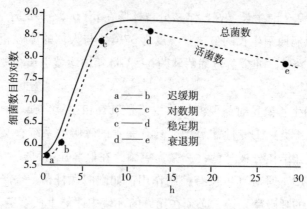

图 3 - 6   细菌生长曲线

（三）细菌的人工培养

根据细菌生长繁殖的条件和繁殖规律，用人工方法提供细菌生长繁殖必需的营养物质和适宜的生长环境来培养细菌，对研究细菌生物性状、生物制品的制备以及细菌感染性疾病的诊断与治疗等具有重要的实际意义。

1. 培养基　用人工方法配制的适合于细菌生长繁殖所需要的营养物质，称为培养基。根据培养基的物理性状，分为液体培养基、半固体培养基、固体培养基；按其用途可分为以下几种。

（1）基础培养基　含有细菌生长繁殖所需要的最基本营养成分。最常用的是肉汤培养基和普通琼脂培养基。

（2）营养培养基　在基础培养基中加入一些葡萄糖、血液、血清、酵母浸膏等营养物质，可供营养要求较高的细菌生长，如血琼脂平板。

（3）鉴别培养基　利用各种细菌对糖和蛋白质的分解能力及其代谢产物的不同，用含有特定的作用底物和指示剂的培养基来培养细菌，根据细菌生长后对底物的分解情况，鉴别细菌，如各种单糖发酵管等。

（4）选择培养基　利用细菌对各种化学物质的敏感性不同，在培养基中加入某些化学物质，抑制其他杂菌生长，促进所需要分离的细菌生长，有选择地将目的菌分离出来。如 SS 培养基（含有胆盐、煌绿、枸橼酸盐）可抑制革兰阳性菌和部分革兰阴性菌生长繁殖，而对沙门菌和志贺菌的生长没有影响，常用于肠道致病菌的分离与培养。

（5）厌氧培养基　专供厌氧菌的分离、培养和鉴别的培养基。在培养基中加入肉渣或还原性化学物质（如硫乙醇酸盐、半胱氨酸等），并在培养基表面用凡士林或石蜡封住，造成培养基内部无氧环境，常用的有肉渣（庖肉）培养基、硫乙醇酸盐肉汤培养基等。

2. 细菌在培养基中的生长现象　将细菌接种到培养基中，在 37℃恒温培养箱培养18～24h 后，即可观察到生长现象。

（1）液体培养基中的生长现象　细菌在液体培养基中可呈现 3 种生长现象：①浑

浊生长，多数细菌呈此现象，多为兼性厌氧菌，如葡萄球菌；②沉淀生长，少数呈链状生长的细菌沉积于管底，如链球菌；③菌膜生长，专性需氧菌可浮在液体表面生长，形成菌膜，如枯草芽孢杆菌。在临床实践中应仔细观察注射用制剂的物理性状，严禁将细菌污染的制剂注入机体。

（2）半固体培养基中的生长现象　用穿刺针将细菌接种于半固体培养基中检查细菌的动力。有鞭毛的细菌可沿穿刺线向周围扩散生长，穿刺线模糊不清，周围培养基呈羽毛状或云雾状浑浊；无鞭毛的细菌不能运动，只能沿穿刺线生长而周围培养基清澈透明。

（3）固体培养基中的生长现象　细菌在固体培养基上划线分离，经18～24h培养后，由单个细菌生长繁殖所形成的肉眼可见的细菌集团，称为菌落。一个菌落是由一个细菌生长繁殖后堆积而成，故可将含有多种细菌的标本划线接种于固体培养基上，以分离出纯种进行纯培养。不同细菌形成的菌落其大小、形状、颜色、透明度、表面光滑度、湿润度以及在血琼脂平板上的溶血情况等都有所不同（图3-7），根据菌落特征可以初步鉴别细菌。当细菌生长密集，多个菌落融合在一起，称为菌苔。

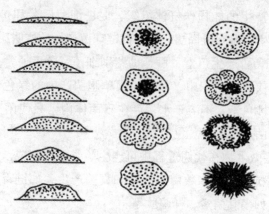

图3-7　细菌菌落形态

3. 人工培养细菌的用途及意义

（1）传染性疾病的病原学诊断与治疗　从患者标本中分离培养、鉴定出病原菌，才能作出确切的病原学诊断，并通过药物敏感试验来选择有效的抗菌药物进行治疗。

（2）生物制品的制备　利用分离培养出来的细菌纯种，制成诊断菌液、疫苗、类毒素、抗毒素等生物制品，用于传染病的诊断、预防和治疗。

（3）细菌的鉴定与研究　鉴定细菌以及研究细菌的生理、遗传变异、致病性与免疫性、耐药性等，都需要人工培养细菌。

（4）卫生指标的检测　通过人工定量培养计数等方法，对生活饮用水、食品等的微生物学卫生指标进行检测。

（5）基因工程中的应用　因细菌具有繁殖快、易培养的特点，故大多数基因工程的实验和生产，首选在细菌中进行。

二、细菌的代谢产物

细菌的新陈代谢包括一系列复杂的生物化学反应，分为合成代谢和分解代谢两个过程。两种代谢过程中均能产生多种代谢产物，在医学上具有重要意义。

（一）合成代谢产物及其意义

细菌在合成代谢过程中除合成菌体自身成分外，还能合成一些在医学上具有重要意义的代谢产物。

1. 热原 是许多革兰阴性菌和少数革兰阳性菌在代谢过程中合成的一种多糖，注入人体或动物体内能引起发热反应，故名热原。热原耐热，高压蒸汽灭菌不被破坏，蒸馏是除去热原最好的方法。因此制备注射药剂或生物制品时应严格无菌操作，防止细菌污染，必须用无热原的水配制。

2. 毒素和侵袭性酶 毒素是病原菌在代谢过程中产生的对机体有毒害作用的物质，有内毒素和外毒素两种，分别如伤寒沙门菌内毒素和破伤风痉挛毒素。侵袭性酶是某些细菌在代谢过程中产生的能损伤机体组织、促进细菌侵袭和扩散的有毒性蛋白质，如金黄色葡萄球菌产生的血浆凝固酶、化脓性链球菌产生的透明质酸酶等。

3. 色素 某些细菌可产生色素，可帮助鉴别细菌。色素通常分两类：①水溶性色素，能扩散到培养基或周围组织中，如铜绿假单胞菌产生的绿色色素，可使培养基和脓汁呈绿色；②脂溶性色素，不溶于水，存在于菌体内，只使菌落显色而培养基不变色，如金黄色葡萄球菌产生的金黄色色素。

4. 抗生素 某些微生物在代谢过程中可产生一类能抑制或杀死某些其他微生物或肿瘤细胞的物质，称抗生素。多数由放线菌和真菌产生，如链霉素、青霉素等；细菌产生的抗生素较少，如多黏菌素、杆菌肽等。

5. 细菌素 某些细菌在代谢过程中产生的一种仅作用于亲缘关系细菌的抗菌物质，称细菌素，如大肠菌素、铜绿假单胞菌素。因抗菌范围很窄且具有型特异性，主要用于细菌分型和流行病学调查。

6. 维生素 某些细菌可合成部分供自身需要的维生素，并能分泌到菌体外，供人体吸收利用，如人体肠道中的大肠埃希菌合成的 B 族维生素、维生素 K。

（二）分解代谢产物及其意义

细菌各种分解代谢产物可通过生化实验来检测，这些相关的实验称为细菌的生化反应。

1. 糖的分解代谢产物及其意义 各种细菌具有的酶不同，因此分解糖的能力和形成的产物也不同，可帮助鉴别细菌。如大肠埃希菌含有葡萄糖、乳糖分解酶和甲酸脱氢酶，可分解葡萄糖、乳糖产酸产气，以"⊕"表示；伤寒沙门菌只含有葡萄糖分解酶，而无乳糖分解酶和甲酸脱氢酶，故生化反应结果为分解葡萄糖产酸不产气，以

"＋"表示，不分解乳糖：以"－"表示。

2. 蛋白质的分解代谢产物及其意义 由于各种细菌分解蛋白质和氨基酸的能力不同，借此鉴别细菌。如大肠埃希菌、变形杆菌、霍乱弧菌等含有色氨酸酶，能分解蛋白胨水中的色氨酸生成无色的靛基质（吲哚），当培养基中加入对二甲基氨基苯甲醛试剂时，生成红色的玫瑰靛基质，为靛基质实验阳性，而产气肠杆菌无色氨酸酶，故靛基质实验阴性（无色）。

三、细菌的遗传与变异

所有生物都具有遗传和变异的生命特征。子代与亲代之间的生物学性状保持相似现象，且代代相传，称为遗传。在一定条件下，若子代与亲代之间的生物学性状出现差异，称为变异。

细菌的变异分为遗传性变异和非遗传性变异。遗传性变异是由基因结构发生改变而引起的，变异的新性状可以稳定地遗传给子代，而且是不可逆的，又称基因型变异。变异基础是 DNA，主要为细菌的染色体、质粒和噬菌体。非遗传性变异是由于环境条件变化引起的，而基因结构未发生改变，又称表型变异，当影响因素去除后，变异可恢复原状，是可逆的，不能遗传。

（一）常见的细菌变异现象

1. 形态结构的变异 细菌在生长过程中，受外界环境条件的影响，细菌的大小、形态和结构可发生变异。如细菌在青霉素、免疫血清等因素的影响下，导致细胞壁缺陷而发生形态的变异；肺炎链球菌在人工培养基中传代培养，可失去荚膜，同时毒力也随之下降。

2. 毒力变异 表现为毒力的增强和减弱两个方面。如将有毒力的牛型结核分枝杆菌在含有胆汁、甘油的马铃薯培养基中，经过 13 年连续转种培养 230 代后，获得了毒力减弱仍保持免疫原性的变异株，即卡介苗（BCG），用于预防结核病；无毒力的白喉棒状杆菌，当感染了 β 棒状杆菌噬菌体后，可产生白喉外毒素，致使毒力增强。

3. 耐药性变异 细菌对某种抗菌药物由敏感变为耐药的变异，称耐药性变异。自抗生素等抗菌药物广泛应用以来，由于滥用抗生素、不规范用药等多种因素的影响，耐药菌株逐年增多，给临床治疗带来很大困难。如耐青霉素的金黄色葡萄球菌菌株已经达到80％以上；耐青霉素的肺炎链球菌也上升至50％以上。

（二）细菌的遗传变异在医学中的应用

1. 病原学诊断 由于细菌的变异可出现不典型特征，给实验室诊断带来一定困难。因此在临床细菌学检查时，不仅要熟悉细菌的典型特征，而且还要了解细菌的变异规律，才能做出正确的诊断。

2. 临床治疗 由于抗生素的广泛应用，临床上耐药菌株日益增多，给感染性疾病的治疗造成很大困难。因此，对临床分离出来的致病菌在用药前做药物敏感实验，指导选择敏感药物，减少盲目用药。

3. 传染病预防 应用人工方法诱导细菌形成毒力减弱或消失而免疫原性不变的减毒株或无毒株，制备减毒活疫苗，来预防某些传染病。

4. 基因工程中的应用 将某种需要表达的基因通过噬菌体转移到受体菌内，随着受体菌的大量生长繁殖可获得所需要的基因产物，现已用此方法成功制备出胰岛素、干扰素、生长激素、IL－2、乙肝疫苗等多种生物制品。

> **考点提示**
>
> 细菌的基本形态、基本结构、特殊结构，细菌生长繁殖的条件，细菌的生长现象及意义，细菌繁殖方式与速度，细菌合成代谢产物及意义，细菌变异现象及意义。

第三节　细菌与外界环境

案例

某市妇幼医院爆发严重的医院传染事件。在该院手术的 292 例患者中，166 例术后伤口感染，切口感染率为 56.84%。追查原因是浸泡手术器械的戊二醛浓度只有 0.005%，并且灭菌办法的选择出现原则性错误。

一、细菌的分布

细菌种类多，繁殖快，适应环境的能力强，是自然界中分布最广泛的一群微小生物，细菌在自然界的分布可为"无孔不入、无处不有"，广泛分布于土壤、水、空气等中。在人体的体表及与外界相通的腔道中，也存在着不同种类和数量的细菌，其中可能存在少量的病原微生物或条件致病菌，在注射、输液、换药、插管手术等过程中，如不采取一定措施，微生物即可通过直接接触、飞沫和空气进入伤口，引起感染。了解细菌的分布，充分认识它们与人类的关系，对树立无菌观念、严格无菌操作、预防医院感染等有着重要意义。

（一）细菌在自然界的分布

1. 土壤中的细菌 土壤含有细菌生长繁殖必需的营养物质、水分、空气、适宜的酸碱度和温度。土壤中的细菌不仅数量大而且种类多，在距地面 10～20cm 耕作层的土壤中含菌量最多，1g 肥沃的土壤中细菌量可达 1 亿个以上。其中大多数对人有益，参与自然界的物质循环。但土壤中也有来自人和动物的排泄物以及尸体的病原菌，多数病原菌在土壤中很容易死亡，只有能形成芽孢的细菌，才可存活几年甚至几十年，如破伤风梭菌、产气荚膜梭菌等。因此，伤口被泥土污染时，应采取清创等必要的措施防止芽孢菌感染。

2. 水中的细菌 水也是细菌生存的天然环境，不同的水源，细菌的种类和数量不同。水中的致病菌主要来自土壤以及人和动物的排泄物等。若水中发现病原菌，则表明水源可能被粪便污染。水中常见的病原菌有伤寒沙门菌、痢疾志贺菌、霍乱弧菌等，也可含甲型肝炎病毒、钩端螺旋体等其他病原体，可引起消化道传染病。因此，加强粪便管理及搞好饮水卫生对防止消化道传染病具有重要意义。

3. 空气中的细菌 空气中缺乏营养物质，且受阳光照射，因此空气中细菌的种类和数量较少。空气中细菌主要来自土壤、尘埃以及人和动物的呼吸道飞沫。空气中常见的病原菌有金黄色葡萄球菌、结核分枝杆菌、脑膜炎奈瑟菌、乙型溶血性链球菌、肺炎链球菌等，可引起呼吸道或伤口感染。此外，空气中的非病原菌常可污染培养基、生物制品、医药制剂等。因此，手术室、病房、制剂室、细菌接种室等都应经常进行空气消毒，并注意无菌操作，以防止呼吸道及术后伤口感染或制剂的污染。

（二）细菌在正常人体的分布

 知识链接

　　一个健康人体内有 10^{13} 个细胞，但栖息的细菌则达 10^{14} 个。据英国《每日邮报》报道，美国一项研究发现，即使是身体健康的人，其体表和体内也寄生着 1 万多种细菌和微生物，重量可达到数公斤。当人体处于健康状态时，这些细菌能够共存，不会引发疾病。

1. 正常菌群 正常人体的体表以及与外界相通的腔道中存在着不同种类和数量的细菌，这些细菌通常对人体无害，故称为正常菌群。分布于人体各部位的正常菌群见表 3－2。

表 3－2　人体常见的正常菌群

部位	常见菌种
皮肤	葡萄球菌、类白喉棒状杆菌、铜绿假单胞菌、丙酸杆菌、白假丝酵母菌、非致病性分枝杆菌等
眼结膜	葡萄球菌、干燥棒状杆菌、非致病性奈瑟菌等
外耳道	葡萄球菌、类白喉棒状杆菌、铜绿假单胞菌、非致病性分枝杆菌等
口腔	葡萄球菌、链球菌（甲型或乙型）、肺炎链球菌、非致病性奈瑟菌、乳酸杆菌、类白喉棒状杆菌、螺旋体、梭形杆菌、白假丝酵母菌、放线菌、类杆菌等
鼻咽腔	葡萄球菌、甲型链球菌、肺炎链球菌、非病性奈瑟菌、流感杆菌、铜绿假单胞菌、大肠埃希菌、变形杆菌等
胃	正常一般无菌
肠道	大肠埃希菌、产气肠杆菌、变形杆菌、铜绿假单胞菌、葡萄球菌、肠球菌、类杆菌、破伤风梭菌、产气荚膜梭菌、双歧杆菌、乳酸杆菌、白假丝酵母菌、变形杆菌等
尿道	大肠埃希菌、乳酸杆菌、阴道棒状杆菌、白假丝酵母菌等
阴道	葡萄球菌、乳酸杆菌、白假丝酵母菌、类白喉杆菌、大肠埃希菌、非致病性分枝杆菌等

正常人体的血液、膀胱腔、子宫腔及其他组织器官内通常无菌。

2. 正常菌群的生理意义　正常条件下，正常菌群与人体之间以及正常菌群之间相互依存、相互制约，形成相对的生态平衡。通常情况下，正常菌群中的细菌对人体不致病，有些对人体还起着有益的生理作用：①营养作用，正常菌群参与物质代谢、营养转化与合成，如大肠埃希菌、乳链球菌能合成维生素 B、维生素 K、泛酸和叶酸等供机体利用；②免疫作用，正常菌群具有免疫原性，能促使免疫细胞分裂，促进免疫系统发育成熟，刺激机体产生抗体；③生物拮抗作用，正常菌群通过竞争营养或产生细菌素等方式拮抗病原菌，如大肠埃希菌产生的大肠菌素能抑制痢疾志贺菌生长，唾液链球菌产生的过氧化氢能抑制脑膜炎奈瑟菌的生长。此外，正常菌群还有一定的抗肿瘤及抗衰老作用等。

3. 条件致病菌　正常菌群与人体间的平衡状态在某些特定条件下可被打破，此时不致病的正常菌群也能引起疾病，因此把这些细菌称为条件致病菌。正常菌群转变为条件致病菌的特定条件有：①寄居部位的改变，如留置导管使大肠埃希菌进入泌尿道，可引起泌尿道感染；通过手术或外伤使大肠埃希菌从寄居的肠道进入腹腔而引起腹膜炎等；②机体免疫功能低下，如大面积烧伤、过度疲劳、慢性消耗性疾病、使用大量的皮质激素、抗肿瘤药物或放射治疗等，可导致机体免疫功能降低，正常菌群中的某些细菌可引起自身感染而出现各种疾病；③菌群失调，指由于某些因素的影响，正常菌群中各种细菌的种类和数量发生较大的变化。严重的菌群失调可使机体产生一系列临床症状称为菌群失调症。在临床上，菌群失调症多是在长期、滥用抗菌药物治疗原有感染性疾病的过程中所引发的一种新感染，故菌群失调症又称二重感染或重叠感染，如假膜性肠炎、鹅口疮、肺炎及败血症等。因此，在临床护理工作中，对长期使用抗生素、免疫抑制药、激素等的患者，应注意护理，密切观察病情，防止发生二重感染。

二、消毒与灭菌

（一）基本概念

1. 消毒　指杀死物体上的病原微生物。通常采用化学消毒法，如注射前用 2% 碘酒在局部皮肤涂擦；用 75% 酒精棉球擦拭体温表等。用于消毒的化学药品称为消毒剂。一般消毒剂在常用浓度下，只对细菌繁殖体有效，若要杀死芽孢则需要提高消毒剂浓度并延长作用时间。

2. 灭菌　指杀死物体上的所有微生物，包括杀灭细菌芽孢在内的全部病原微生物和非病原微生物。通常用物理方法灭菌，如高压蒸汽灭菌法用于外科手术的手术器械灭菌，经灭菌后物品将达到无菌状态。

3. 防腐　指防止或抑制体外微生物的生长繁殖，细菌一般不死亡。用于防腐的化学药品称为防腐剂，如在注射剂中加入 0.01% 硫柳汞防止杂菌生长。

4. 无菌及无菌操作　不含活的微生物称为无菌，多为灭菌的结果。防止微生物进入机体或物体的操作技术，称为无菌操作或无菌技术。外科手术时，医护工作者必须树立牢固的无菌观念，在进行外科手术及其他各种诊疗技术操作过程中，均需严格执行无菌操作，以防止微生物感染或污染。

（二）物理消毒灭菌法

1. 热力灭菌法 热力灭菌法分湿热灭菌和干热灭菌两类。在灭菌温度和时间相同的情况下，湿热灭菌效果要比干热好。

（1）湿热消毒灭菌法 是最常用的消毒灭菌方法。

①巴氏消毒法 由巴斯德创立而得名。是用较低温度杀灭液体中的病原微生物或特定微生物（如结核分枝杆菌等），而不影响被消毒物品的营养成分。加热温度为61.1℃~62.8℃经30min 或71.7℃经15~30s。常用于牛奶、酒类的消毒。

②煮沸法 水温100℃经5min，可杀死细菌的繁殖体，杀灭芽孢则需煮沸1~2h。此法主要用于食具、饮水、刀剪、注射器和一般外科器械的消毒。如在水中加入2%碳酸氢钠可提高沸点至105℃，既可提高杀菌力，又能防止金属器械生锈。

③流通蒸汽消毒法 利用普通蒸笼或阿诺蒸锅进行消毒。加热温度80℃~100℃蒸15~30min 可杀死细菌繁殖体，但不能杀死芽孢。如把流通蒸汽消毒的物品，当日消毒后放置37℃温箱过夜，使芽孢发育成繁殖体，次日再经流通蒸汽加热杀灭，如此重复3次以上，可达到灭菌目的。此法适用于不耐高温的含糖或牛奶等培养基的灭菌。

④高压蒸汽灭菌法 是一种最有效的灭菌方法。高压蒸汽灭菌器是一种密闭、耐高压的容器，器内蒸汽压力越大，则内部的温度越高，杀菌力也越强。通常压力在103.4kPa（1.05kg/cm^2）时，灭菌器内温度可达121.3℃，维持15~20min，即可杀灭包括芽孢在内的所有微生物。此法适用于耐高温、耐高压、耐潮湿的物品，如手术衣、敷料、手术器械、0.9%氯化钠溶液（生理盐水）及普通培养基等的灭菌。

（2）干热灭菌法 干热可使微生物脱水干燥和大分子变性，导致细菌死亡。干热灭菌需要更高的温度和较长的时间。

①焚烧 直接点燃或在焚烧炉内焚烧，是最彻底的灭菌方法，但只适用于废弃的污染物品或死于传染病的动物尸体等。

②烧灼 直接用火焰灭菌，适用于微生物学实验室的接种环、试管口、瓶口等的灭菌。在急用情况下，金属器械的灭菌可放在搪瓷或金属盘中，倒入少许95%乙醇，点燃燃烧后可达到目的。

③干烤 利用干热灭菌器（俗称干烤箱）灭菌，通常加热至160℃~170℃2~3h，可达到灭菌的目的。适用于耐高温物品如玻璃器皿、瓷器、金属物品、油剂和某些粉剂药物等的灭菌。

2. 辐射杀菌法 主要包括紫外线和电离辐射。

（1）日光与紫外线 日光消毒是最简便而经济的方法，其杀菌作用主要依靠其中的紫外线。患者的衣服、被褥、书报等经日光直接曝晒数小时，可杀死大部分细菌。

波长在200～300nm的紫外线具有杀菌作用，其中265～266nm的紫外线杀菌力最强。紫外线主要干扰DNA的复制，导致细菌变异或死亡。紫外线穿透力较弱，普通玻璃、纸张、尘埃等均能阻挡紫外线，故紫外线只能用于物体的表面及空气消毒，如手术室、婴儿室、烧伤病房、传染病房、无菌制剂室、微生物接种室等的空气消毒。紫外线用于室内空气消毒时，照射有效距离不超过2m，照射时间不少于30min。杀菌波长的紫外线对眼睛和皮肤有损伤作用，所以不要在紫外灯照射下工作。

（2）电离辐射 一切能引起物质电离的辐射总称，包括高速电子、X射线、γ射线等。电离辐射的杀菌机制是电离辐射具有较高的能量和穿透力，在瞬间产生大量的自由基，破坏细菌的DNA、损伤细胞结构而导致细菌死亡。电离辐射穿透力强，不升高温度，又称为"冷灭菌"。常用于一次性不耐热的医用塑料制品如注射器、导管等的消毒，亦可用于中药、食品等的消毒。

3. 滤过除菌法 滤过除菌是用滤菌器阻留液体或空气中的细菌，以达到无菌的目的。滤菌器的滤板或滤膜上含有微细小孔，只允许液体或空气中小于滤孔孔径的物质通过（图3-8）。常用滤菌器有赛氏滤菌器、玻璃滤菌器、薄膜滤菌器、素陶瓷滤菌器等。滤过除菌法主要用于不耐热的血清、抗生素、抗毒素、维生素、氨基酸以及空气等的除菌，但不能除去病毒、支原体和细菌毒素。

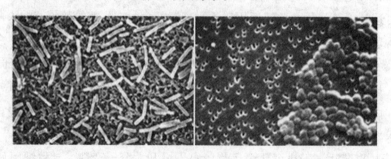

图3-8 滤膜上阻留的细菌

（三）化学消毒灭菌法

1. 消毒剂 消毒剂对细菌和人体细胞都有毒性作用，所以只能外用，主要用于体表、医疗器械、排泄物和周围环境的消毒。

（1）消毒剂的杀菌原理 ①使微生物蛋白质凝固与变性：致使细菌代谢发生障碍而死亡，如醇、酚、醛、酸碱及重金属等。②干扰微生物酶系统：影响细菌代谢而死亡，如氧化剂、表面活性剂及酚类等。③损伤细胞膜：使细胞膜渗透性改变，导致细菌死亡，如醇、酚及表面活性剂等。

（2）常用消毒剂的种类与用途 消毒剂的种类很多，其杀菌机制也各不同，在实际工作中可根据用途选择使用（表3-3）。

表3-3 常用消毒剂的种类与用途

类型	名称及使用浓度	应用范围	备注
重金属盐类	0.05%~0.1%升汞	非金属物品浸泡消毒	腐蚀金属，遇肥皂失效
	2%红汞（红药水）	皮肤黏膜小伤口消毒	作用小，但无刺激性
	0.1%硫柳汞	皮肤手术部位消毒	杀菌力弱，抑菌力强
	1%AgNO₃	滴新生儿眼睛	预防淋病奈瑟菌感染
酚类	3%~5%苯酚（石炭酸）	地面擦洗，器具浸泡消毒	有特殊气味
	2%甲酚皂（来苏儿）	地面擦洗，器具浸泡消毒	腐蚀性强
醇类	70%~75%乙醇	皮肤擦拭、体温计浸泡消毒	有刺激性、易燃易挥发
酸碱类	5~10ml/m³ 醋酸熏蒸	空气熏蒸消毒	有浓烈醋味
	石灰按1:4或1:8加水成糊状	排泄物及地面消毒	腐蚀性大，应新鲜配制
醛类	10%甲醛	标本浸泡，接种箱熏蒸消毒	挥发慢，刺激性强
	2%戊二醛	内镜、精密仪器消毒	挥发慢，刺激性小
烷化剂	50mg/L环氧乙烷	手术器械、手术用品消毒	有毒，易燃易爆
	0.02%~0.05%氯己定 0.01%~0.02%氯己定（洗必泰）	术前洗手，膀胱、阴道等冲洗	不能与红汞同用
氧化剂	0.1%高锰酸钾	皮肤、阴道、尿道及水果、蔬菜	久置失效，随用随配
	3%过氧化氢（双氧水）	皮肤黏膜、创口消毒	原液有腐蚀性
	0.2%~0.5%过氧乙酸	塑料、玻璃浸泡消毒，洗手	原液有腐蚀性
卤素及化合物	0.2~0.5mg/L氯气	饮水，游泳池水	刺激性强
	10%~20%漂白粉	地面、厕所与排泄物	有腐蚀及褪色作用
	2.5%碘酒	皮肤消毒、外科洗手	刺激皮肤，用后用乙醇擦净，不能与红汞同用
	0.5%碘伏	皮肤擦拭、术前洗手	稳定性差，现用现配
表面活性剂	0.05%~0.1%苯扎溴铵（新洁尔灭）	皮肤黏膜擦拭，手术器械浸泡及外科洗手	遇肥皂及其他合成洗涤剂作用减弱
	0.05%~0.1%度米芬	皮肤创伤，金属塑料浸泡	遇肥皂作用减弱
染料	2%~4%甲紫（龙胆紫、紫药水）	浅表创伤、鹅口疮（1%）	对葡萄球菌作用较好

（3）影响消毒剂作用的因素 ①消毒剂的性质、浓度与作用时间：各种消毒剂的理化性质不同，对微生物的作用效果也不同。如戊二醛对细菌繁殖体和芽孢都有作用，但表面活性剂只对繁殖体有效。一般消毒剂浓度越大，作用时间越长，消毒效果也越好。但乙醇消毒作用以70%~75%为最好，因高浓度乙醇可使菌体表面蛋白质迅速凝固，影响乙醇继续进入菌体内发挥作用。②微生物的种类、菌龄与数量：同一消毒剂对不同细菌的杀菌效果不同，例如一般消毒剂对结核分枝杆菌的作用要比对其他细菌繁殖体的作用差，70%乙醇可杀死一般细菌繁殖体，但不能杀灭芽孢。此外，微生物的数量越大，所需消毒剂的浓度越高，作用时间越长。③环境因素：环境中的有机物对细菌有保护作用，可降低消毒剂的杀菌效力，故在临床护理工作中消毒皮肤及器械

时，必须先清洁干净再消毒。对有机物含量较多的痰、粪便等消毒时，应选用受有机物影响小的消毒剂，如含氯石灰、生石灰、酚类化合物等。此外，消毒剂的消毒效果还受温度、酸碱度、穿透力等因素影响。

2. 防腐剂 防腐剂与消毒剂之间并无严格的区别，同一种化学药品在低浓度时是防腐剂，在高浓度时则为消毒剂，如 3% ~ 5% 的苯酚用于消毒，而 0.5% 的苯酚则用于防腐。防腐剂主要用于生物制品、注射剂以及口服制剂等的防腐。

考点提示

消毒灭菌的基本概念及常用的物理、化学消毒灭菌法。

三、医院感染

1. 医院感染的概念 医院感染又称医院内感染或医院内获得性感染，指住院患者在医院内获得的感染，包括在住院期间发生的感染和在医院内获得出院后的感染，但不包括入院前已开始或者入院时已处于潜伏期的感染。医院工作人员在医院内获得的感染也属医院感染。

知识链接

据世界卫生组织报道，全世界医院感染率 3% ~ 20%，平均为 9%。美国医院感染率为 5%，每年有 7 万 ~8 万人因医院感染死亡，由此而额外支出的医院费用约为 40 亿美元。据近年我国全国医院感染监控网监测统计报告，我的医院感染率约为 4.6%，每年发生的病例约为 500 万，医疗费用达 10 亿元人民币。由此可见，医院感染的发生既增加了患者和国家的经济负担，又加重了医疗护理任务。医院感染已成为当今世界医院面临的突出公共卫生问题，应当高度重视。

2. 医院内感染的特点

（1）感染对象为一切在医院内活动的人群，但主要是住院患者。

（2）感染发生地点必须在医院内。

（3）感染发生的时间界限指患者在住院期间和出院不久发生的感染。

（4）感染的病原体主要是条件致病菌，以内源性感染为主，传染性较弱。

（5）感染途径以接触为主，如侵入性治疗技术。

（6）病原体较难确定，且常发生耐药性，故治疗较为困难。

3. 医院感染的危险因素

（1）感染对象免疫功能低下，如老年人、婴幼儿及患有免疫基础缺陷或其他疾病者。

（2）各种诊疗技术，尤其是侵入性诊疗技术的使用。

（3）各种损伤机体免疫功能的治疗（如放疗、化疗）以及激素和抗生素的不恰当使用等。

4. 医院感染的预防和控制

（1）加强宣传工作，提高患者和医护人员对医院感染的认识。

（2）严格无菌操作，严格执行医疗器械、器具消毒的技术规范，并达到卫生部2006年颁布的《医院感染管理办法》要求：①进入人体组织、无菌器官的医疗器械、器具和物品必须达到无菌水平；②接触皮肤、黏膜的医疗器械、器具和物品必须达到消毒水平；③各种用于注射、穿刺、采血等有创操作的医疗器具必须一用一灭菌，一次性使用的医疗器械、器具不得重复使用。

（3）严格执行隔离技术规范，根据病原体传播途径，采取相应的隔离措施；同时要加强医务人员职业卫生防护工作。

（4）合理使用抗菌药物。

第四节　细菌的致病性与感染

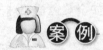

婴儿生后2周，近2天吃奶变差，精神不好，黄疸仍较明显而就诊。检查发现婴儿脐带刚脱，但脐轮有明显红肿，脐窝有脓性分泌物，腹部稍胀。血常规化验发现白细胞增多，诊断为新生儿脐炎、败血症。住院治疗，血培养2d后有金黄色葡萄球菌生长，经过抗生素治疗后康复出院。原因是脐部感染处理不当致脐炎，继而细菌侵入血流导致败血症。

一、细菌的致病因素

细菌的致病性是指细菌能引起机体疾病的性能。细菌的致病性是对特定的宿主而言的，有的细菌仅对人有致病性，有的则对某些动物有致病性，有的则对人和动物均有致病性。不同的病原菌对机体可引起不同的病理过程和不同的疾病，如伤寒沙门菌引起人类伤寒，结核分枝杆菌则引起结核病。细菌进入机体是否引起感染取决于两个方面：一是机体的免疫力；二是细菌的致病力。细菌的致病作用又与其毒力强弱、侵入机体的数量及是否经过适当的侵入门户有密切关系。

```
                              ┌─ 菌体表面结构：荚膜、微荚膜、黏附素
                    ┌─ 侵袭力 ┤
                    │         └─ 侵袭性酶类：血浆凝固酶、透明质酸酶等
           ┌─ 毒力 ─┤
           │        │         ┌─ 外毒素
           │        └─ 毒素 ─┤
细菌的致病因素 ┤                  └─ 内毒素
           │
           ├─ 侵入数量
           │
           └─ 侵入门户
```

（一）细菌的毒力

毒力是指病原菌致病能力的强弱程度。各种病原菌的毒力不同，即使同种细菌也因菌型或菌株的不同而有差异。细菌的毒力由侵袭力和毒素构成。

1. 侵袭力 病原菌突破机体的防御功能，侵入机体在体内生长繁殖、蔓延扩散的能力，称侵袭力，主要包括菌体表面结构和侵袭性酶类。

（1）菌体表面结构 主要包括荚膜和菌毛。

①荚膜 细菌的荚膜本身没有毒性，但它具有抗吞噬和抗杀菌物质的作用，导致细菌在体内繁殖和扩散。某些细菌表面有类似于荚膜功能的物质，如金黄色葡萄球菌的A蛋白、A群链球菌的M蛋白等，通称为微荚膜。

②黏附素 细菌黏附于宿主细胞是引起感染的首要条件。具有黏附作用的细菌结构或组分，称为黏附素，包括菌毛和非菌毛黏附素两类。非菌毛黏附素是细菌表面的蛋白质或其他物质，如A群链球菌的脂磷壁酸。

（2）侵袭性酶 某些病原菌在代谢过程中能产生胞外酶，一般不具有毒性，但能在感染过程中协助病原菌抗吞噬或扩散，这些胞外酶称为侵袭性酶。如金黄色葡萄球菌产生的血浆凝固酶；A群链球菌产生的透明质酸酶。

2. 毒素 细菌毒素是细菌在代谢过程中产生和释放的毒性成分，按其来源、性质和作用不同，分为外毒素和内毒素两类。

（1）外毒素 是某些细菌在代谢过程中产生并分泌到菌体外的毒性物质，主要由革兰阳性菌产生，如破伤风梭菌、肉毒梭菌、金黄色葡萄球菌等。某些革兰阴性菌也可产生外毒素，如痢疾志贺菌、霍乱弧菌、铜绿假单胞菌。

外毒素的特性有：①化学成分大多是蛋白质，性质不稳定，易被热、酸及蛋白酶破坏，如破伤风外毒素加热60℃经30min即破坏。②免疫原性强，可刺激机体产生抗体，称为抗毒素。外毒素经0.3%～0.4%甲醛处理后脱去毒性仍保留免疫原性，可制成无毒的生物制品，称为类毒素。类毒素和抗毒素在防治外毒素引起的疾病中有着重要作用。前者用于预防接种；后者用于治疗和紧急预防。③毒性很强，极少量即可使易感动物死亡，如1mg纯化的肉毒毒素能杀死2亿只小白鼠，是目前发现最剧毒的物质，比氰化钾毒性强1万倍。不同细菌产生的外毒素对机体的组织器官具有选择性的毒性作用，引起特殊的临床症状，如破伤风痉挛毒素作用于脊椎前角运动神经细胞，引起骨骼肌强直性痉挛，而肉毒毒素抑制胆碱能神经末梢释放乙酰胆碱，引起肌肉麻痹。

根据外毒素对靶细胞的亲和性及作用机制不同，可将其分为细胞毒素、神经毒素和肠毒素三大类。

（2）内毒素 是革兰阴性菌细胞壁中的脂多糖成分，只有当细菌死亡裂解后才能释放出来。

内毒素的特性有：①化学成分为脂多糖。耐热，需160℃加热2～4h才能被破坏或用强酸、强碱、强氧化剂煮沸30min才被破坏。②免疫原性弱，刺激机体产生的抗体中和作用弱，不能用甲醛脱毒制成类毒素。③毒性弱，作用于组织器官无选择性，引起的临床表现基本相似。可引起发热反应、白细胞反应、内毒素血症与休克、弥散性血管内凝血（DIC）。外毒素与内毒素的主要区别见表3-4。

表3-4　细菌外毒素与内毒素的主要区别

区别要点	外毒素	内毒素
产生菌	革兰阳性菌及部分革兰阴性菌	革兰阴性菌
存在部位	多数由活菌分泌出，少数由菌体裂解后释放出	细胞壁组分，由菌体裂解后释放出
化学成分	蛋白质	脂多糖
稳定性	不稳定、不耐热，60℃ 30min被破坏	稳定、耐热，160℃ 2~4h被破坏
毒性作用	强，各种细菌外毒素对组织器官有选择性毒害作用，引起特殊的临床症状	较弱，各种细菌内毒素的毒性作用相似，引起相似临床症状，如发热、白细胞增多、微循环障碍、休克及DIC等
免疫原性	强，刺激机体产生抗毒素。甲醛处理后脱毒成为类毒素	弱，甲醛液处理后不能脱毒成为类毒素

（二）细菌的侵入数量

病原菌入侵机体能否引起疾病，除具有一定的毒力外，还必须有足够的侵入数量。一般情况下，细菌致病的数量取决于细菌毒力强弱和机体免疫力高低，毒力愈强，致病所需的菌量愈少；反之则需菌量愈大。如毒力强的鼠疫耶尔森菌，在无特异性免疫力的机体中，几个即可引起鼠疫；而毒力弱的沙门菌，则需摄入数亿个细菌才能引起急性胃肠炎。

（三）细菌的侵入门户

病原菌除具有一定的毒力和足够的侵入数量外，还需经过适当的门户侵入机体才能引起疾病。不同细菌侵入机体的门户不同，一般一种致病菌只有一种侵入门户，如破伤风梭菌及其芽孢，必须侵入缺氧的深部创口才能生长繁殖而致病，痢疾志贺菌则需经口侵入肠道才能引起痢疾。有些病原菌可有多种侵入门户，如结核分枝杆菌可经呼吸道、消化道、皮肤创伤等多个门户侵入引起感染。

二、感染的发生与发展

（一）感染的感念

在一定条件下，病原菌突破机体防御功能，侵入机体，并生长繁殖、释放毒性物质等而引起的不同程度的病理过程称为感染。

知识链接

感染性疾病即感染病，是各种病原体侵入人体所引起的疾病。传染性疾病即传染病，是能够在人群中引起流行的感染性疾病，病原体常有较强的致病力和传播性。虽然它们都是由微生物或寄生虫引起的，但传染病具有特定的含义，是感染病的一部分，而感染不一定引起传染病。

（二）感染的来源和传播方式

1. 感染的来源 感染按其来源可分为外源性感染和内源性感染两种。

（1）外源性感染 病原体来自于宿主体外的称外源性感染，如患者、带菌者、患病或带菌动物等。

（2）内源性感染 病原体来自于患者自身，称为内源性感染。引起该类感染的病原菌多为体内正常菌群转变而来的条件致病菌。

2. 传播方式 根据病原菌侵入门户的不同，细菌的传播方式主要有以下几种。

（1）呼吸道感染 由患者或带菌者通过咳嗽、喷嚏或大声说话等，将含有病原菌的飞沫或呼吸道分泌物散布到空气中，被易感者吸入而感染，如肺结核、白喉、百日咳等。

（2）消化道感染 含有病原菌的排泄物污染食物、水源等，经口食入消化道而感染。苍蝇等昆虫是引起消化道感染的重要媒介，如伤寒、痢疾、霍乱及甲型肝炎等。

（3）皮肤黏膜创伤感染 病原菌侵入皮肤黏膜创伤处而引起感染，如金黄色葡萄球菌引起皮肤化脓感染、破伤风梭菌侵入伤口引起破伤风等。

（4）接触感染 病原菌可通过人与人、或人与带菌动物的密切接触而引起感染，如淋病、梅毒及布鲁菌病等。

（5）节肢动物媒介感染 病原菌通过节肢动物为传播媒介而感染。如鼠疫耶尔森菌可经鼠蚤叮咬传播鼠疫，流行性乙型脑炎病毒可经蚊叮咬而传播流行性乙型脑炎。

（三）感染的类型

感染的发生、发展和结局取决于机体免疫力和病原菌致病作用。根据两者力量对比，感染可出现隐性感染、显性感染和带菌状态三种类型。

1. 隐性感染 当机体的免疫力较强或侵入的病原菌数量少、毒力弱时，感染后对机体的损害较轻，不出现明显的临床症状，称为隐性感染或称亚临床感染。在感染过程中，机体可携带病原菌而成为重要的传染源。隐性感染后机体可获得特异性免疫，能抵御同种细菌的再感染。

2. 显性感染 当机体的免疫力较弱或侵入的病原菌数量较多、毒力较强时，感染后对机体产生不同程度的病理损害或生理功能改变，出现明显的临床症状，称为显性感染。

（1）根据病情缓急不同，显性感染可分为急性感染（如流行性乙型脑炎）和慢性感染（如结核）。

（2）根据感染部位不同，显性感染又可分为局部感染（如疖、痈）和全身感染。

全身感染指病原菌侵入机体，病原菌或其毒素进入血液向全身扩散所引起的全身症状。临床上常见的类型有：①菌血症，病原菌一时性或间断性侵入血流，但不在血中繁殖，到达体内适当组织器官再进行生长繁殖，称为菌血症，如伤寒早期出现的菌血症。②毒血症，病原菌在入侵的局部组织生长繁殖，不侵入血流，但其产生的外毒素进入血流，引起特殊的临床症状，称为毒血症，如白喉、破伤风等。③败血症，病原菌侵入血流，并在其中生长繁殖，产生毒素，引起严重的全身中毒症状，如高热、白细胞增多、皮肤和黏膜瘀斑、肝脾肿大等，称为败血症，如化脓性链球菌引起的败血症。④脓毒血症，指化脓性细菌引起败血症时，细菌随血流播散至全身多种器官，引起新的化脓病灶，称为脓毒血症。如金黄色葡萄球菌引起的脓毒血症，常导致多发性肝脓肿、肾脓肿等。

3. 带菌状态 机体在显性感染或隐性感染后，病原菌未立即消失，仍在体内继续存留一定时间，与机体免疫力处于相对平衡，称带菌状态。如伤寒等病后可出现带菌状态。处于带菌状态的人称为带菌者。带菌者没有临床症状，但会经常或间歇排出病原菌，成为重要传染源之一。因此，及时发现带菌者并进行隔离和治疗，对于控制传染病的流行具有重要意义。

考点提示

细菌的致病因素及全身感染的类型。

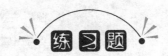

练习题

一、名词解释

正常菌群　消毒　灭菌　无菌操作　医院感染　外毒素　毒血症　败血症
内毒素

二、填空题

1. 正常菌群的生理意义有_____、_____和_____。

2. 紫外线杀菌的机制是干扰细菌_____复制，导致细菌_____或_____，其作用特点是穿透力_____，因此可适用于物体表面和_____的消毒。

3. 正常菌群转化为条件致病菌的条件有_____、_____和_____。

4. 类毒素是由_____经甲醛处理制备而成，可刺激机体产生_____。

5. 引起内源性感染的细菌，多数是_____，少数是_____。

三、选择题

A 型题

1. 细菌缺乏下列哪种结构在一定条件下仍可存活

    A. 细胞壁   B. 细胞膜

    C. 细胞质   D. 核质

    E. 以上均可

2. 与细菌黏附作用有关的是

    A. 细菌的鞭毛   B. 细菌的普通菌毛

    C. 细菌的性菌毛   D. 细菌的芽孢

    E. 细菌的毒素

3. G^+ 菌细胞壁内的特有成分是

    A. 肽聚糖   B. 脂多糖

    C. 外膜   D. 磷壁酸

    E. 脂蛋白

4. 繁殖最慢的细菌是

    A. 链球菌   B. 大肠埃希菌

    C. 破伤风杆菌   D. 葡萄球菌

    E. 结核杆菌

5. 判断消毒灭菌是否彻底的主要依据是

    A. 繁殖体被完全消灭   B. 芽孢被完全消灭

    C. 鞭毛蛋白变性   D. 菌体 DNA 变性

    E. 以上都不是

6. 长期使用大量广谱抗生素易引起

    A. 免疫力下降   B. 菌群失调症

    C. 自身免疫病   D. 药物中毒

    E. 免疫缺陷病

7. 杀灭物体上所有微生物的方法称为

    A. 消毒   B. 灭菌

    C. 无菌   D. 防腐

    E. 无菌操作

8. 高压蒸汽灭菌达到的温度和维持的时间是

    A. 100℃、10 ~ 20min   B. 121. 3℃、15 ~ 20min

    C. 80℃、5 ~ 10min   D. 62℃、30min

    E. 71. 7℃、15 ~ 30min

9. 紫外线杀菌的机制是

    A. 破坏细菌细胞壁   B. 损害细胞膜

    C. 干扰细菌 DNA 的复制   D. 破坏细菌核糖体

    E. 破坏细菌中介体

10. 用于耐高温、耐湿等物品灭菌的最佳办法是

A. 煮沸法   B. 巴氏消毒法

    C. 流通蒸汽法   D. 间歇蒸汽灭菌法

    E. 高压蒸汽灭菌法

11. 细菌的毒力取决于细菌的

    A. 基本结构   B. 特殊结构

    C. 侵袭力和毒素   D. 分解代谢产物

    E. 侵入机体的途径

12. 细菌内毒素不具有的毒性作用是

    A. 食物中毒   B. 发热

    C. 休克   D. DIC

    E. 白细胞反应

13. 关于细菌外毒素，下述错误的是

    A. 多由革兰阳性菌产生

    B. 化学成分是蛋白质

    C. 耐热，使用高压蒸汽灭菌法仍不能将其破坏

    D. 经甲醛处理可制备成类毒素

    E. 可刺激机体产生抗毒素

14. 类毒素是指

    A. 抗毒素经甲醛处理后的物质

    B. 内毒素经甲醛处理后脱毒而保持免疫原性的物质

    C. 外毒素经甲醛处理后脱毒而保持免疫原性的物质

    D. 细菌素经甲醛处理后的物质

    E. 外毒素经甲醛处理后脱毒并改变了免疫原性的物质

15. 带菌者是指

    A. 体内带有正常菌群者

    B. 病原菌潜伏在体内，不向体外排菌者

    C. 体内带有条件致病菌者

    D. 感染后，临床症状明显，并可传染他人者

    E. 感染后临床症状消失，但体内病原菌未被彻底消除，又不断向体外排菌者

16. 细菌由局部侵入血流，但不在血中繁殖，称为

    A. 毒血症   B. 脓毒血症

    C. 病毒血症   D. 菌血症

    E. 败血症

17. 化脓性球菌侵入血流后在其中大量繁殖，又到其他脏器引起化脓性病灶，称为

    A. 毒血症   B. 脓毒血症

    C. 病毒血症   D. 菌血症

    E. 败血症

B 型题

    A. 皮肤、体温计消毒   B. 新生儿滴眼预防淋球菌感染

    C. 仅用于皮肤消毒   D. 空气消毒

    E. 饮水消毒

1. 75% 乙醇可用于

2. 1% 硝酸银可用于

3. 0.5ppm 氯可用于

    A. 2% 甲酚皂   B. 0.05% 氯己定

    C. 75% 乙醇   D. 10% 甲醛

    E. 生石灰

4. 地面、桌面消毒采用

5. 皮肤消毒采用

6. 患者排泄物消毒采用

四、简答题

1. 列举热力消毒灭菌的方法及应用实例。

2. 简述与细菌致病性有关的因素。

3. 比较细菌内毒素与细菌外毒素的主要区别。

4. 简述致病菌引起人体全身性感染后，临床常见的几种情况。

（文宇祥　崔艳丽）

常见病原性细菌 /// 第四章

【护理应用】

　　通过常见病原性细菌的学习，了解其生物学特性、致病特性等内容，有利于在护理技能操作过程中严格掌握无菌原则，防止医院内交叉感染；学会结核病的特异性预防，能进行有效的预防、卫生咨询、宣传教育。

第一节　化脓性球菌

　　主要导致人类化脓性炎症的病原性球菌，称为化脓性球菌。根据革兰染色性的不同，分成革兰阳性和革兰阴性两类。前者有葡萄球菌、链球菌、肺炎链球菌等；后者有脑膜炎奈瑟菌、淋病奈瑟菌等。

一、葡萄球菌属

　　葡萄球菌属的细菌是一群革兰阳性球菌，常堆聚成葡萄串状，广泛分布于自然界和人、动物的皮肤及与外界相通的腔道中。医务人员的带菌率可高达 70% 左右，是医院内交叉感染的重要传染源。葡萄球菌是最常见的化脓性细菌。

 案例 --

　　2006 年 10 月 11 日，广东某小学在进食课间餐后，185 名学生出现恶心、呕吐、腹痛、腹泻，伴低热、白细胞升高。取呕吐物及剩余食物进行微生物学检查，镜下见革兰阳性球菌，葡萄串状排列，普通培养基培养可见圆形、中等大小、金黄色菌落。是什么细菌引起的？

（一）生物学特性

1. 形态与染色 葡萄球菌呈球形，直径 $0.8 \sim 1.0 \mu m$，葡萄串状排列，革兰染色阳性（图4-1）。但衰老、死亡或被中性粒细胞吞噬后的菌体常转为革兰阴性。

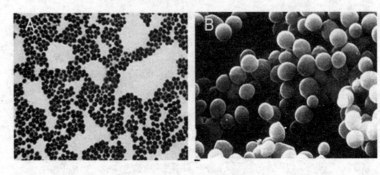

图4-1 葡萄球菌

2. 培养特性及生化反应 兼性厌氧或需氧，最适生长温度37℃，最适pH 7.4，能在含 $10\% \sim 15\% NaCl$ 培养基中生长。在普通基础培养基上生长良好。菌落因种不同而产生不同脂溶性色素，如金黄色、白色或柠檬色等。在血琼脂平板上，有的菌株菌落周围形成明显的完全透明溶血环（溶血）。多数菌株能分解葡萄糖、麦芽糖和蔗糖，产酸不产气。致病菌株能分解甘露醇产酸。

3. 抗原构造 已发现的抗原在30种以上，较重要者为葡萄球菌A蛋白（SPA）。SPA是存在于细胞壁的一种表面蛋白，90%以上金黄色葡萄球菌株有此抗原。其次，还有荚膜抗原、多糖抗原等。

4. 分类 根据色素、生化反应等不同表型，葡萄球菌可分为金黄色葡萄球菌、表皮葡萄球菌和腐生葡萄球菌3种。三种葡萄球菌的主要生物学性状见表4-1。

表4-1 三种葡萄球菌的主要性状

性 状	金黄色葡萄球菌	表皮葡萄球菌	腐生葡萄球菌
菌落色素	金黄色	白色	白色或柠檬色
凝固酶	+	-	-
葡萄糖	+	+	-
甘露醇发酵	+	-	-
α溶血素	+	-	-
耐热核酸酶	+	-	-
蛋白A（SPA）	+	-	-

续表

性 状	金黄色葡萄球菌	表皮葡萄球菌	腐生葡萄球菌
磷壁酸类型	核糖醇型	甘油型	两者兼有
噬菌体分型	多数能	不能	不能
致病性	强	弱	无

5. 抵抗力 对外界因素的抵抗力强于其他无芽孢菌。干燥脓汁、痰液中可存活2~3个月；加热60℃ 1h 或80℃ 30min 才能被杀死。对碱性染料敏感。近年来由于广泛应用抗生素，耐药菌株逐年增多，对青霉素 G 的耐药菌株已达90%以上，尤其是耐甲氧西林金黄色葡萄球菌已经成为医院内感染最常见的致病菌。

知识链接

金黄色葡萄球菌的感染多见于春夏季，中毒食品种类多，上呼吸道感染患者鼻腔带菌率83%。一般说，可通过以下途径污染食品：食品加工人员、炊事员或销售人员带菌；食品在加工前本身带菌或在加工过程中受到了污染；熟食制品包装不严，运输过程受到污染；奶牛患化脓性乳腺炎或禽畜局部化脓时，对肉体及其他部位的污染等。

（二）致病性

1. 致病物质 金黄色葡萄球菌产生的毒素及酶最多，故其毒力最强。表皮葡萄球菌则较少、较弱，一般不致病，在特殊情况下可成为条件致病菌。

（1）血浆凝固酶 是能使人或兔血浆发生凝固的酶类。血浆凝固酶有两种：一种是分泌至菌体外使纤维蛋白原变成纤维蛋白沉积在病灶周围的游离凝固酶；另一种是结合于菌体表面使血浆纤维蛋白沉积于菌体表面的结合凝固酶。两种都能阻止吞噬细胞对细菌的吞噬与杀灭，保护细菌免受体液中杀菌物质的破坏，并使感染局限化，脓汁黏稠。致病株大多数能产生，故凝固酶是鉴别葡萄球菌有无致病性的重要指标。

（2）葡萄球菌溶血素 分为 α、β、γ、δ 四种溶血素。对人有致病作用的主要是 α 溶血素，能溶解人及多种哺乳动物的红细胞，也能破坏粒细胞和血小板，还能使局部小血管收缩，导致局部组织缺血或坏死。

（3）杀白细胞素 是一种能破坏白细胞的蛋白质。其可抵抗宿主吞噬细胞吞噬，增强葡萄球菌侵袭力。

另外，肠毒素是金黄色葡萄球菌引起食物中毒的原因。表皮剥脱毒素可引起葡萄球菌烫伤样皮肤综合征。毒性休克综合征毒素－1（TSST－1）可引起机体多个器官系统的功能紊乱或毒性休克综合征（TSS）。

2. 所致疾病

（1）化脓性炎症

①皮肤软组织感染 如毛囊炎、疖、痈、麦粒肿、甲沟炎、伤口化脓等。其特点

是脓汁黄而黏稠，病灶多局限，与周围组织界限明显。

②内脏器官感染　金黄色葡萄球菌进入血流，并随血流播散，可引起肺炎、中耳炎、胸膜炎、心内膜炎等。

③全身感染　若外力挤压疖、痈或切开未成熟脓肿可导致细菌扩散，引起败血症、脓毒血症等。

（2）毒素性疾病　由葡萄球菌产生的有关外毒素引起。

①食物中毒　进食含葡萄球菌肠毒素食物后 1～6h 出现症状，先有恶心、呕吐、上腹痛，继而腹泻。呕吐最为突出。大多数患者于 1～2d 内恢复。

②假膜性肠炎　正常人肠道内有少数金黄色葡萄球菌寄居。当大肠埃希菌等优势菌被药物抑制或杀灭后，耐药的葡萄球菌趁机繁殖产生肠毒素，引起以腹泻为主的临床症状，即菌群失调性肠炎。病理特点是肠黏膜覆盖一层由炎症渗出物、肠黏膜坏死组织和细菌组成的炎性假膜。

③烫伤样皮肤综合征　由表皮剥脱毒素引起。开始皮肤有红斑，1～2d 表皮起皱继而出现大疱，最后表皮上层脱落。

④毒性休克综合征　主要由 TSST－1 引起。主要表现为急性高热、低血压、猩红热样皮疹伴脱屑，严重时出现休克，有些患者还出现呕吐、腹泻、肌痛等症状。

（三）免疫性

有一定的天然免疫力。患者病愈能获得一定的免疫力，但难以防止再感染。

（四）微生物学检查法

根据不同疾病采取不同标本，如脓汁、分泌液、脑脊液、血液、呕吐物、粪便。根据细菌形态、排列和染色性可作出初步诊断。

（五）防治原则

注意个人卫生，及时处理皮肤创伤。严格无菌操作，防止医院交叉感染。加强食品卫生管理。合理使用抗生素，根据药敏试验选择用药。对反复发作疖病的患者，可使用自身菌苗疗法，有一定疗效。

二、链球菌

链球菌广泛存在于自然界、人及动物粪便和健康人鼻咽部，多为人体正常菌群，并不致病，少数为致病性链球菌，引起猩红热、丹毒、新生儿败血症、脑膜炎、产褥热以及链球菌变态反应性疾病等。

（一）生物学特性

1. 形态与染色　直径 0.5～1.0μm，球形或卵圆形，呈链状排列，革兰染色阳性（图4－2）。幼龄菌大多可见到透明质酸形成的荚膜。

2. 培养特性　多为需氧或兼性厌氧菌，部分为厌氧菌。在含有血液、血清等成分的培养基生长良好。最适生长温度为 37℃，最适 pH 为 7.4～7.6。在血清肉汤中易形成长链，管底呈絮状沉淀。

3. 抗原构造 主要有多糖抗原或称 C 抗原、蛋白质抗原或称表面抗原、核蛋白抗原或称 P 抗原等。

4. 分类 链球菌的分类，常用下列两种方法。

（1）根据溶血现象分类 链球菌在血琼脂平板培养基上生长繁殖后，按产生溶血与否及其溶血现象分为 3 类（表 4 - 2）。

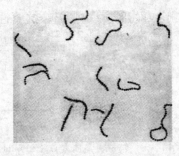

图 4 - 2 链球菌

表 4 - 2 三类链球菌的溶血现象及致病性

类 别	名 称	溶血现象	致 病 性
甲型溶血性链球菌	α 溶血	草绿色溶血环	条件致病菌
乙型溶血性链球菌	β 溶血	宽大透明溶血环	致病性强
丙型链球菌	γ 溶血	无溶血环	一般无致病性

（2）根据抗原结构的分类 按链球菌细胞壁中 C 抗原不同可分为 A ~ H、K ~ V 等 20 个血清群，对人致病的链球菌 90% 属 A 群。

5. 抵抗力 加热 60℃30min 可杀死。对常用消毒剂敏感。在干燥尘埃中生存数月。对青霉素、红霉素和磺胺药等药物敏感。

（二）致病性

1. 致病物质 A 群链球菌较强的侵袭力取决于其能产生多种胞外酶及毒素。

（1）与侵袭力有关的物质

①M 蛋白 具有抗吞噬及抗吞噬细胞内的杀菌作用；与人类心肌和肾小球基底膜有共同抗原，可刺激机体产生特异性抗体，诱发超敏反应，损害心脏、肾脏。

②脂磷壁酸（LTA）围绕在 M 蛋白外层，是该菌定居在机体皮肤和呼吸道黏膜等表面的主要侵袭因素。

③侵袭性酶

透明质酸酶：能分解细胞间质的透明质酸，有利于细菌在组织中的扩散，故又称为扩散因子。

链激酶：又称链球菌溶纤维蛋白酶，能使血液中溶纤维蛋白酶原变成溶纤维蛋白酶，因而能溶解血块或阻止血浆凝固，有利于细菌在组织中扩散。

链道酶：亦称为链球菌 DNA 酶，能降解脓汁中具有高度黏稠性的 DNA，使脓汁稀薄，促进细菌扩散。

（2）致热外毒素 又称红疹毒素或猩红热毒素，可引起猩红热。对机体具有致热作用和细胞毒作用，引起发热和皮疹。

（3）溶血素 按对氧的稳定性分为溶血素 O 和溶血素 S 两种。

①链球菌溶血素 O（SLO）有溶解红细胞、破坏血小板作用；对心肌有急性毒性作

用，可引起心跳骤停。抗原性强，能刺激机体产生抗体，85% ~90%链球菌感染者，于感染2~3周至病愈后1年内可检出SLO抗体。临床上以测定SLO抗体含量，作为链球菌新近感染指标之一或风湿热及其活动性的辅助诊断。

 知识链接

链球菌溶血素O（Streptolysin O）为含巯基（—SH）的蛋白质，对氧敏感，遇氧时—SH即被氧化为—S—S—，暂时失去溶血能力。若加入0.5%亚硫酸钠和半胱氨酸等还原剂，又可恢复溶血能力。链球菌溶血素O能破坏白细胞和血小板。动物试验又证实，对心脏有急性毒害作用，使心脏骤停。

②链球菌溶血素S（SLS）能溶解红细胞、白细胞、血小板等，细菌被吞噬后，毒素能刺激溶酶体酶释放，导致吞噬细胞死亡。

2. 所致疾病 A群链球菌所致疾病如下。

（1）化脓性炎症 感染易扩散，如痈、蜂窝织炎、淋巴管炎、扁桃体炎、咽峡炎等。

（2）中毒性疾病 猩红热是由产生致热外毒素的A群链球菌引起的呼吸道传染病。临床特征为发热、全身弥漫性鲜红色皮疹及皮疹退后明显的脱屑。

（3）链球菌感染后超敏反应性疾病

①急性肾小球肾炎 由Ⅱ型或Ⅲ型超敏反应所致。多见于儿童和少年，临床表现为蛋白尿、浮肿和高血压。

②风湿热 临床表现以关节炎、心肌炎为主。

（三）免疫性

A群链球菌感染后，数周至数月内可在患者血清中测出抗M蛋白抗体，一般存在1~2年，有的甚至长达10~30年。链球菌因其型别多，各型间无交叉免疫力，故常可反复感染。猩红热患者可产生同型的致热外毒素抗体，能建立牢固的同型抗毒素免疫。

（四）微生物学检查法

根据不同疾病，采取不同标本，如脓汁、鼻咽拭子、血液等。脓汁或棉拭子直接接种在血琼脂平板，37℃孵育24h后，根据菌落特点、溶血情况等，或进一步作涂片行革兰染色后镜检，发现有革兰染色阳性、呈链状排列的球菌时，可作出初步诊断。抗链球菌溶血素O试验（抗O试验）常用于风湿热辅助诊断。风湿热患者血清中抗O抗体比正常人显著增高，大多在250U左右；活动性风湿热患者一般超过400U。

（五）防治原则

通过飞沫传播。患者和带菌者要及时治疗，减少传染源，还应注意对空气、器械和敷料等消毒。急性咽峡炎和扁桃体炎患者，须早期治疗彻底，以防止急性肾小球肾炎、风湿热以及亚急性细菌性心内膜炎的发生。治疗首选青霉素。

三、肺炎链球菌

肺炎链球菌俗称肺炎球菌。经常寄居于正常人的鼻咽腔中，多数不致病或致病力弱，仅少数有致病力，是大叶性肺炎的病原菌。

（一）生物学特性

1. 形态与染色 革兰阳性球菌，菌体呈矛头状，多成双排列，宽端相对，尖端相背（图4-3）。在痰液、脓汁、肺组织病变中亦可呈单个或短链状。在机体内或含血液、血清的培养基中形成较厚的荚膜。

2. 培养特性 兼性厌氧，在含血液或血清的培养基中才能生长。最适生长温度为37℃，pH为7.4～7.8。在血平板上生长的菌落细小、圆形、光滑、扁平、透明或半透明，直径0.5～1.5mm，菌落周围有狭窄的草绿色溶血环。

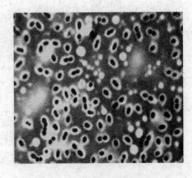

图4-3 肺炎链球菌

3. 抗原结构 荚膜多糖抗原和菌体抗原。

4. 抵抗力 较弱。56℃ 15～30min即被杀死。对一般消毒剂、肥皂等敏感，在3%石炭酸或0.1%升汞溶液中1～2min即死亡。有荚膜株，抗干燥力较强，在干痰中可存活1～2个月。对青霉素、红霉素、林可霉素等敏感。

知识链接

肺炎链球菌可以在5%～10%的健康成人及20%～40%孩童的鼻咽内发现。在某些环境，尤其是一些经常与人接触的地方（如医院），可以发现更多的数量。当细菌的生存环境发生改变或机体的免疫力低下，可以引起人类的感染。以下3类人员特别容易受到侵袭：65岁以上人士；5岁以下儿童，特别是2岁以下的幼童；高危人群，如长期病患者等。

（二）致病性

1. 致病物质 本菌的致病物质主要是荚膜。

2. 所致疾病 肺炎链球菌在正常人的口腔及鼻咽部经常存在，一般不致病，当机体免疫力下降时才致病，尤其在呼吸道病毒感染后或婴幼儿、老年体弱者易发生大叶性肺炎，主要临床表现为咳嗽、咳铁锈色痰、胸痛、发热等。可继发胸膜炎、脓胸、中耳炎、乳突炎、心内膜炎、脑膜炎及败血症等。病后可建立较牢固的特异性免疫。

（三）微生物学检查法

根据不同疾病采取不同标本，如痰液、脓液、血液、脑脊液等。可直接涂片镜检，如发现成双排列、有荚膜的革兰阳性球菌，即可作出初步诊断。

（四）防治原则

锻炼身体，增强体质，提高机体免疫力。接种肺炎链球菌荚膜多糖疫苗对儿童、老年人、免疫功能低下人群具有一定的保护作用。治疗可选用青霉素、红霉素、林可霉素等。

四、脑膜炎奈瑟菌

俗称脑膜炎球菌，是流行性脑脊髓膜炎（简称流脑）的病原菌。

 案 例

女，14岁，因剧烈头痛、发热、寒战、恶心、呕吐，发病2d入院。查体：患者神志清楚，胸部皮肤散在出血点，颈强直。取脑脊液、血液进行微生物学检查，镜下见革兰阴性球菌，成双排列。是什么细菌引起的？

（一）生物学特性

1. 形态与染色　直径 $0.6 \sim 0.8 \mu m$，肾形或豆形，凹面相对，成双排列，有菌毛，革兰染色阴性（图4-4）。

2. 培养特性　营养要求较高，在含有血清、血液、腹水等的培养基中才能生长，分解糖类产酸不产气，专性需氧。初次分离需 $5\% \sim 10\% CO_2$。脑膜炎奈瑟菌可产生自溶酶，人工培养时若不及时移种，48h后菌体自溶。

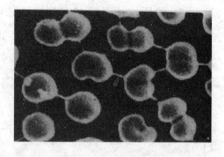

图4-4　脑膜炎奈瑟菌（电镜照片）

3. 抗原结构　脑膜炎奈瑟菌的抗原主要有荚膜多糖抗原、外膜蛋白抗原、脂多糖抗原和核蛋白抗原。

4. 抵抗力　对理化因素的抵抗力很弱。在室温中3h即死亡；55℃5min被破坏。1%石炭酸、75%乙醇或0.1%苯扎溴铵均可迅速使之死亡。对青霉素、磺胺药均敏感，但易产生耐药性。

（二）致病性

1. 致病物质　致病物质主要有荚膜、菌毛、内毒素等。

2. 所致疾病　脑膜炎奈瑟菌是流脑的病原体，人类是其惟一易感宿主。传染源是患者和带菌者。冬春季流行，易感者多为15岁以下儿童。人经过飞沫或接触到被污染的物品而感染。疾病的发生、发展与机体的抵抗力有密切关系。免疫力弱时，细菌在局部大量繁殖，入血引起菌血症或败血症，患者表现为突发寒战、高热、恶心、呕吐、皮肤或黏膜出血点或出血斑。重者出现血压下降、神志不清甚至休克。如果细菌突破血-脑屏障侵犯脑脊髓膜，可引起流脑，患者表现为剧烈头痛、颈强直、喷射性呕吐等脑膜刺激症，甚至呼吸循环衰竭而死亡。

机体感染后以体液免疫为主。母体中的 IgG 还可通过胎盘传给胎儿，故 6 个月以内婴儿极少患流脑。

（三）微生物学检查法

采取患者的脑脊液、血液或刺破出血瘀斑取其渗出物，带菌者检查可取鼻咽拭子。标本注意保暖、保湿，并立即送检。取标本涂片，染色镜检，如在中性粒细胞内、外有革兰阴性双球菌，可作出初步诊断。可采用已知的抗体检测患者脑脊液及血清中是否存在脑膜炎奈瑟菌相应的可溶性抗原，常用对流免疫电泳和 SPA 协同凝集试验。

（四）防治原则

早发现、早隔离、早治疗。流行期间搞好环境、个人卫生，房间注意空气流通，定期消毒，易感儿童接种流脑荚膜多糖疫苗进行特异性预防。流行期间儿童可口服磺胺药物等预防。流脑的治疗首选药物为磺胺、青霉素 G。

五、淋病奈瑟菌

淋病奈瑟菌简称淋球菌，是我国目前患者数最多的性传播疾病——淋病的病原体。淋病奈瑟菌主要侵犯人类泌尿生殖道的黏膜上皮细胞，侵入黏膜下层，引起化脓性炎症。

张某，女性，25 岁，以外阴灼热、刺痛、阴道黄色分泌物 1 周就诊。询问病史曾经有不洁性生活史。查：取阴道黄色分泌物，涂片革兰染色，发现在中性粒细胞内有革兰阴性双球菌。是什么疾病？

（一）生物学特性

1. 形态与染色 形态与脑膜炎奈瑟菌相似，直径 0.6~0.8μm。常成双排列。革兰染色呈阴性。急性期标本中，淋病奈瑟菌常位于中性粒细胞内，慢性期则多在细胞外。有菌毛，分离初期有荚膜。

2. 培养特性 专性需氧，营养要求高，常用巧克力培养基。最适生长温度为 35℃~36℃，低于 30℃ 或高于 38.5℃ 生长停止。最适 pH 为 7.5，初次分离需 5%~10% CO_2。

3. 抵抗力 对热、冷、干燥和消毒剂极度敏感。对青霉素、磺胺和链霉素等均敏感，但耐药菌株较多。

（二）致病性

1. 致病物质 致病物质主要有菌毛、外膜蛋白、脂多糖等。

2. 所致疾病 人类是淋病奈瑟菌的惟一宿主。人类淋病主要通过性接触感染，也可经患者分泌物污染的衣物、毛巾、浴盆等间接传染，引起男、女泌尿生殖道化脓性感染。其潜伏期2~5d。母体患有淋菌性阴道炎或子宫颈炎时，出现尿频、尿急、尿痛，尿道、宫颈有脓性分泌物。孕妇在分娩时，胎儿通过产妇产道可被感染，引起新生儿淋球菌性结膜炎，有大量脓性分泌物排出，称为"脓漏眼"。

人类对淋病奈瑟菌的感染无天然抵抗力。多数患者可以自愈，并出现特异性IgM、IgG和分泌型IgA抗体。由于淋球菌抗原易变异，反复感染的现象普遍。

（三）微生物学检查

采取泌尿生殖道、眼结膜脓性分泌物涂片，革兰染色后镜检。如在中性粒细胞内发现有革兰阴性双球菌时，有诊断价值。可疑标本也可以增菌培养后进一步用生化反应进行鉴定。如果采取核酸检测，快速、敏感及特异。淋病奈瑟菌抵抗力弱，标本采集后应注意保湿、保温，并尽快检测。

（四）防治原则

预防应禁止卖淫嫖娼及防止不正当两性关系。对患者及时治疗，可选用青霉素、甲氧西林及萘夫西林等药物。近年来，耐药菌株不断增加，应根据药敏试验指导合理选择用药，在治疗淋病患者的同时，还应该治疗其性伙伴。新生儿出生时，应常规用1%硝酸银滴眼，以防感染。

> **考点提示**
>
> 各种化脓性球菌的生物学性状、致病性及防治原则。

第二节　肠道杆菌

肠道杆菌是一大群寄居在人和动物肠道中的革兰阴性无芽孢杆菌，广泛分布于水、土壤或腐物中。多数属肠道的正常菌群，但当人体免疫力低下或细菌侵入肠道以外部位时，也可引起疾病。少数为致病菌，如伤寒杆菌、痢疾杆菌、致病性大肠埃希菌等，引起肠道疾病。

知识链接

> 肠道杆菌数量是人体细胞的10倍，重量是人体体重的1/50~1/100，多为人体肠道内的正常菌群。肠道菌群编码了上百万个与物质代谢转化有关的基因，是人体内一个不可忽视的"代谢器官"，合成人类必需的一些营养物质，参与和影响人体的整体代谢。研究表明，儿童自闭症、阿尔茨海默症、肥胖症等与肠道菌群有重要关系。

肠道杆菌的共同特性如下。

1. 形态与结构　中等大小两端钝圆的革兰阴性杆菌。多数有周鞭毛，少数有荚膜。大多数有菌毛。

2. 培养特性　兼性厌氧菌，在普通培养基上生长良好，菌落光滑、凸起、湿润、边缘整齐、灰白色，直径 2～3mm。各种菌菌落相似，在液体培养基中呈均匀浑浊生长。

3. 生化反应 能分解多种糖类和蛋白质，形成不同的代谢产物，常用于鉴别各菌属和菌种。一般情况下肠道致病菌不分解乳糖，肠道非致病菌多数能分解乳糖。

4. 抗原构造 肠道杆菌抗原构造复杂，主要有菌体（O）抗原、鞭毛（H）抗原、荚膜或包膜（K）抗原。O 抗原为耐热性菌体抗原，为脂多糖，是细菌细胞壁的成分。H 抗原存在于鞭毛中，为蛋白质，不耐热，60℃ 30min 即被破坏。若细菌失去鞭毛则运动消失。K 抗原位于 O 抗原外围，性质为多糖类；重要的 K 抗原有伤寒杆菌的 Vi 抗原、大肠埃希菌的 K 抗原等。

5. 抵抗力 不强，加热 60℃ 30min 即死亡，易被一般消毒剂杀灭，但在自然界生存力强，在水和冰中可生存数月。对氯霉素、合霉素敏感，但易产生耐药性。胆盐、煌绿等对大肠埃希菌等非致病菌有选择性抑制作用，可制备成肠道杆菌选择性培养基以分离肠道致病菌。

一、埃希菌属

埃希菌属的细菌一般不致病，是人类与动物肠道中的正常菌群，在肠道内合成维生素 B、维生素 K 供人体吸收。其中以大肠埃希菌最为重要。

（一）生物学特性

1. 形态与染色 革兰阴性杆菌，多数菌株有周身鞭毛，能运动，有菌毛。

2. 培养特性与生化反应 在选择培养基上形成有颜色、不透明、较大的菌落。能分解多种糖类，产酸产气。

3. 抗原构造 主要有 O、H、K 三种抗原。O 抗原为脂多糖，是分群的基础。H 抗原为蛋白质。K 抗原为荚膜多糖抗原。表示大肠埃希菌血清型的方式是按 O：K：H 排列，例如 O6：K15：H16。

知识链接

1982 年美国首次报道了由肠出血性大肠埃希菌 O157：H7 引起的出血性肠炎暴发，此后，世界各地陆续报道了该菌引起的感染，并有上升趋势。研究发现，该菌与食用牛肉、未经高温消毒的果汁、莴苣和苜蓿有关。

（二）致病性

大肠埃希菌在肠道内一般不致病，如侵入肠外组织或器官则可引起肠外感染，以化脓性炎症最为常见，例如尿道炎、膀胱炎、肾盂肾炎、腹膜炎、胆囊炎、阑尾炎、手术创口感染等。在婴儿、老年人或免疫功能低下者，大肠埃希菌可引起败血症。大肠埃希菌还可引起新生儿脑膜炎。

大肠埃希菌的某些血清型能引起人类腹泻。根据其致病机制不同，分为四种类型。

1. 肠产毒型大肠埃希菌 是婴幼儿和旅游者腹泻的最常见病原菌。临床上可表现为轻度腹泻，也可出现严重的霍乱样水泻。致病因素是不耐热肠毒素或耐热肠毒素，或两者同时致病。

2. 肠致病型大肠埃希菌 是婴儿腹泻的主要病原菌，有高度传染性，严重者可致死，成人少见。细菌主要在十二指肠、空肠和回肠上段大量繁殖，致使黏膜上皮细胞结构和功能受损，造成严重腹泻。

3. 肠侵袭型大肠埃希菌 较少见，主要侵犯较大儿童和成人。所致疾病似细菌性痢疾，故又称志贺样大肠埃希菌。能侵入结肠黏膜上皮细胞，生长繁殖产生的内毒素使细胞破坏，形成炎症和溃疡，引起腹泻，大便为黏液血性。

4. 肠出血型大肠埃希菌 引起散发性或暴发性出血性结肠炎，可产生志贺毒素样细胞毒素。

（三）微生物学检查法

大肠埃希菌随粪便不断排出体外，污染周围环境和水源、食品等。取样检查时，样品中大肠埃希菌愈多，表示样品被粪便污染愈严重，故应对饮水、食品、饮料进行卫生细菌学检查。

1. 细菌总数 检测每1ml或每1g样品中所含细菌数，采用倾注培养法计算。我国规定的卫生标准是每1ml饮水、汽水、果汁细菌总数不得超过100个。

2. 大肠菌群指数 指每1L中大肠菌群数，采用乳糖发酵法检测。凡在37℃培养24h能发酵乳糖产酸产气者为阳性。我国的卫生标准是每升饮水中大肠菌群数不得超过3个，每100ml瓶装汽水、果汁中大肠菌群数不得超过5个。

二、志贺菌属

志贺菌属是人类细菌性痢疾病原菌，俗称痢疾杆菌。

（一）生物学特性

1. 形态与染色 为革兰阴性杆菌，某些菌株有菌毛。

2. 培养特性与生化反应 营养要求不高，能在普通培养基上生长。能分解葡萄糖产酸产气，除宋内志贺菌能缓慢发酵乳糖外，一般不发酵乳糖。

3. 抗原构造与分类 有O抗原和K抗原。O抗原是分类的依据。主要分四型：痢疾志贺菌、福氏志贺菌、鲍氏志贺菌、宋内志贺菌。我国以福氏志贺菌多见，其次是宋内志贺菌。

4. 抵抗力 对理化因素的抵抗力较其他肠道杆菌弱。56℃10min即被杀死，对一般消毒剂、酸敏感。在粪便中，由于其他细菌产酸，数小时即死亡。

（二）致病性与免疫性

1. 致病物质 主要是侵袭力和内毒素，有些菌株可产生外毒素。

（1）侵袭力　菌毛能黏附于回肠末端和结肠黏膜的上皮细胞表面，在黏膜固有层繁殖形成感染。此外，具有 K 抗原的痢疾杆菌，致病力较强。

（2）内毒素　作用于肠黏膜使其通透性升高，促进内毒素的吸收，引起发热、中毒性休克及 DIC 等。破坏肠黏膜，形成炎症、溃疡，出现典型的脓血黏液便。作用于肠壁自主神经系统，致肠功能紊乱，肠蠕动失调和痉挛，尤其是肛门括约肌痉挛最明显，因而出现腹痛、里急后重等症状。

（3）外毒素　痢疾志贺菌可产生外毒素，称志贺毒素。化学成分为蛋白质，75℃~80℃1h 被破坏。具有三种生物学活性：①神经毒性，作用于中枢神经系统，引起四肢麻痹、死亡；②细胞毒性，可使人肝细胞、肠黏膜细胞变性坏死；③肠毒性，有类似霍乱弧菌肠毒素的活性，致水样泻。

2. 所致疾病　志贺菌引起细菌性痢疾，是最常见的肠道传染病，夏秋季多见。传染源主要是患者和带菌者，通过污染食物、饮水等经口感染。

（1）急性菌痢　其特点是起病急，有高热、腹痛、腹泻、里急后重及脓血黏液便等。

（2）中毒性菌痢　多发生于小儿，各型痢疾杆菌都可引起。常在腹痛、腹泻未出现之前，呈现严重的毒血症致使微血管收缩或舒张，功能紊乱，造成微循环衰竭，导致休克。

（3）慢性菌痢　急性菌痢治疗不彻底，或机体抵抗力低，营养不良或伴有其他肠道疾患时易转为慢性。病程多在 2 个月以上，迁延不愈或时愈时发。部分患者可成为带菌者。

知识链接

　　夏秋季天气炎热，苍蝇孳生快，密度大，喜欢在不洁的地方停留，苍蝇脚上有许多毛，毛上可黏附大量痢疾杆菌，所以苍蝇是重要的传播媒介。因此夏秋季节痢疾的发病率明显上升。

---

3. 免疫性　病后免疫力不牢固。各型细菌之间无交叉免疫。机体对菌痢的免疫主要依靠肠道局部 SIgA 的作用。

（三）微生物学检查法

在用药前取粪便的脓血或黏液部分，立即送检。如不能及时送检，应将标本保存在 30% 甘油缓冲盐水或增菌培养液中。中毒性菌痢可采用肛拭子。将标本先行增菌或直接接种于肠道选择培养基上，37℃培养 18~24h。取无色透明的可疑菌落，进行生化反应和血清学凝集试验，确定菌群和菌型。

（四）防治原则

对患者及带菌者要早发现，早治疗，加强食品卫生管理，防蝇灭蝇。治疗可用磺胺类药、氨苄西林、黄连素、呋喃唑酮等。近年来试用口服志贺菌链霉素依赖株制成的多价活疫苗。

三、沙门菌属

沙门菌属是一大群生化反应和抗原构造相似的革兰阴性杆菌。目前已被确定的沙门菌至少有2200多个血清型，对人致病的主要有伤寒杆菌和甲、乙、丙型副伤寒杆菌，对人和动物均能致病的主要有猪霍乱沙门菌、鼠伤寒沙门菌和肠炎沙门菌。

王某，男，35岁，以发热两周就诊，查：体温39℃，舌苔白腻、色质红，胸前皮肤有淡红色皮疹，查：白细胞减少，O凝集价1:160，H凝集价1:320，副伤寒B凝集价1:40。可能是什么疾病？

（一）生物学特性

1. 形态与染色　大小为（0.5~0.8）μm×（1.0~3）μm，革兰阴性杆菌。除鸡沙门菌外，绝大多数都有周鞭毛，能运动。多数有菌毛。

2. 培养特性与生化反应　为兼性厌氧菌。在肠道选择性培养基上形成无色半透明的菌落。大多数菌种能产生硫化氢。发酵葡萄糖、麦芽糖、甘露醇，除伤寒杆菌产酸不产气外，其他沙门菌均产酸产气。

3. 抗原构造　主要有O和H两种抗原，少数菌具有Vi抗原。O抗原为脂多糖，刺激机体主要产生IgM类抗体。H抗原为蛋白质，易被热和乙醇破坏，可刺激机体产生IgG类抗体，此类抗体在人体内持续时间长。Vi抗原又称毒力抗原，加热60℃或石炭酸处理易被破坏，人工传代培养可消失，当体内有菌存在时可产生一定量的抗体，细菌被消除后，抗体也随之消失。

4. 抵抗力　65℃15min或70%乙醇、5%石炭酸5min可杀死。在水中能存活2~3周，在粪便中可存活1~2个月，在冰冻土壤中可过冬。对氯霉素极敏感。

（二）致病性与免疫性

1. 致病物质

（1）侵袭力　有毒株以菌毛吸附于小肠黏膜上皮细胞表面，并穿过上皮细胞层到达上皮下组织。Vi抗原具有抗吞噬作用。

（2）内毒素　毒性较强，可引起发热、白细胞减少、中毒性休克。可激活补体系统释放趋化因子，吸引白细胞，导致肠道局部炎症反应。

（3）肠毒素　某些沙门菌，如鼠伤寒沙门菌能产生肠毒素，其性质类似肠产毒性大肠埃希菌的肠毒素，可引起水样泻。

2. 所致疾病

（1）肠热症　是伤寒病和副伤寒病的总称，主要由伤寒杆菌和甲、乙、丙型副伤寒杆菌引起。传染源为患者或带菌者。伤寒的病程一般较长，症状较重，约4周；副伤寒病程较短，症状较轻，1~3周即愈。

病菌随食物等经口侵入，若未被胃酸杀死，则抵达小肠上部，以菌毛吸附在小肠黏膜表面，而后穿入黏膜上皮细胞侵入肠壁淋巴组织，经淋巴管至肠系膜淋巴结及其他淋巴组织并在其中繁殖，经胸导管进入血流，引起第一次菌血症。为病程的第1周，称前驱期。患者有发热、全身不适、乏力等。细菌随血流至骨髓、肝、脾、肾、胆囊、皮肤等并在其中繁殖，被脏器中吞噬细胞吞噬的细菌再次进入血流，引起第二次菌血症。此期症状明显，即病程的第2~3周。患者持续高热、相对缓脉、肝脾肿大及出现全身中毒症状，部分病例出现玫瑰疹。胆囊中的细菌随胆汁排至肠道，一部分随粪便排出体外，部分菌可再次侵入已致敏的肠壁淋巴结发生迟发型超敏反应，导致局部组织坏死和溃疡，如不注意饮食易引起肠出血和肠穿孔。肾脏中的细菌可随尿排出。第4周进入恢复期，患者逐渐康复。

伤寒病痊愈后，部分患者可自粪便或尿液继续排菌3周至3个月，称恢复期带菌者。少数人可排菌达1年以上，称长期带菌者。

（2）食物中毒（急性胃肠炎） 多由鼠伤寒沙门菌、猪霍乱沙门菌、肠炎沙门菌等引起。因食入未煮熟的病畜病禽的肉类、蛋类而发病。潜伏期短，一般为4~24h，表现为发热、恶心、呕吐、腹痛、腹泻等症状。病程短，2~4d可完全恢复。

（3）慢性肠炎 患者常有发热、粪便带有黏液，类似菌痢。多见于老幼体弱者。

（4）败血症 多见于儿童或伴有慢性疾患的成人。常由猪霍乱沙门菌、丙型副伤寒沙门菌、鼠伤寒沙门菌、肠炎沙门菌等引起。病菌进入肠道后很快进入血流，肠道病变不明显，但败血症症状严重，有高热、寒战、贫血，并可引起脑膜炎、骨髓炎、心内膜炎和肾小球肾炎等。

伤寒或副伤寒病后可获牢固的免疫力，很少再感染。以细胞免疫为主，体液免疫方面以局部的SIgA较重要。

（三）微生物学检查法

根据伤寒病的病程采取不同标本，通常第1周取血液，第2~3周取粪便或尿液，全程可取骨髓。急性肠炎取患者呕吐物、粪便物和剩余食物。

血液和骨髓标本，先用胆汁肉汤增菌。粪便或经离心沉淀的尿沉渣接种于选择培养基，并接种双糖铁半固体培养基，疑为沙门菌时，作生化反应和玻片凝集试验鉴定。

肥达试验：用已知伤寒杆菌O、H抗原和甲、乙型（或加丙型）副伤寒杆菌H抗原与患者血清作定量凝集试验，以测定患者血清中相应抗体的含量，协助诊断伤寒和副伤寒。

结果判断：O凝集价≥1:80、H凝集价≥1:160、副伤寒H凝集价≥1:80，有诊断价值。感染伤寒后，O抗体（IgM型）出现较早，维持时间短（几个月），H抗体（IgG型）出现较晚，维持时间长（可达数年）。因此，①H、O凝集价均超过正常值，则患伤寒、副伤寒的可能性大；②H 与 O 效价均低，则可能性甚小；③H 效价高而 O 不高，可能系预防接种或曾感染过伤寒；④O 效价高而 H 不高，可能是感染早期。

动态观察：抗体在发病后 1 周出现，以后逐渐增加，病程中逐周复查，若效价呈增长趋势有诊断意义。

少数病例在整个病程中，肥达试验始终呈阴性。其原因可能是发病早期曾用大量抗生素治疗或患者的免疫功能低下所致。

（四）防治原则

加强饮水、食品卫生监督和管理。及时发现患者，隔离治疗。采用伤寒、副伤寒死菌苗皮下预防接种，虽有一定的保护作用，但常引起局部和全身反应。

治疗以氯霉素为首选。对氯霉素耐药者可用氨苄西林或复方新诺明或呋喃唑酮治疗。

四、变形杆菌属

为多形性的革兰阴性杆菌，有周鞭毛，运动活泼，广泛分布于自然界及人和动物肠道中。

在普通固体培养基上常呈扩散生长。

本属菌有 O 和 H 两种抗原。根据 O 抗原分群，再以 H 抗原分型。本属菌中某些特殊菌株如 OX19、OX2 及 OXk 与某些立克次体间有共同抗原，故临床上可代替立克次体抗原，与斑疹伤寒、恙虫病患者血清进行凝集反应，即外斐试验，作为立克次体病的辅助诊断。

> **考点提示**
>
> 肠道杆菌的共同特性，各种肠道杆菌的生物学性状、致病性、微生物学检查及防治原则。

本属菌为条件致病菌，常引起继发感染，如泌尿系感染、创伤感染、食物中毒、婴幼儿腹泻。易形成耐药性，治疗前应作药物敏感试验。一般采用氨苄西林、头孢菌素、庆大霉素、卡那霉素等治疗。

第三节 弧菌属

弧菌属细菌是一类短小、呈弧形弯曲的革兰阴性细菌。菌体一端有单鞭毛，运动活泼，无芽孢，需氧或兼性厌氧。对人类有致病性的主要有霍乱弧菌和副溶血性弧菌。

一、霍乱弧菌

霍乱弧菌为烈性传染病霍乱的病原体。

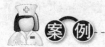

案例

杨某，女，45岁。剧烈腹泻米泔水样便伴呕吐1d就诊。查体：疲倦面容，皮肤、唇舌干燥，眼窝深陷。腹泻物培养后镜下见"鱼群"状、革兰阴性如逗号样细菌。患者可能被何种病原菌感染？标本采集时应注意哪些问题？

（一）生物学特性

1. 形态与染色 革兰染色阴性，菌体略带弯曲。菌体一端有一根较长的鞭毛。直接涂片染色镜检，可见弧菌相互排列如"鱼群"状。

2. 培养特性 兼性厌氧，在氧气充分的条件下生长更好，营养要求不高，耐碱不耐酸，在pH 8.5~9.0碱性蛋白胨水中生长，表面形成菌膜，在选择培养基琼脂平板（TCBS）上生长，形成较大黄色菌落。

知识链接

霍乱弧菌分为古典生物型和埃托生物型（Eltor生物型），两个生物型流行病学、临床和病理特征及预防措施相同。霍乱在人类历史共发生过7次世界性大流行，前6次均起源于印度恒河三角洲，1961年第七次起源于印度尼西亚苏拉威西岛。1991年秘鲁发生霍乱，随后传遍整个南美洲，患者数30万，死亡人数3000人。1992年10月在印度和孟加拉湾又爆发了一种新的霍乱血清群（O139）引起的一种新型霍乱。

3. 抵抗力 本菌抵抗力较弱，55℃ 15min可杀死。对酸、一般消毒剂及1:4漂白粉敏感。耐低温，耐碱。在河水、井水、塘水中可存活2周以上。对氯霉素、链霉素等敏感。

（二）致病性与免疫性

1. 致病物质

（1）鞭毛和黏液素酶 利于细菌穿过和液化黏液。

（2）菌毛 黏附于小肠壁上皮细胞刷状缘微绒毛上，迅速生长繁殖。

（3）霍乱肠毒素 由1个A亚单位和5个B亚单位以非共价键形式结合。A亚单位为毒性活性部分，B亚单位是结合部分，能与小肠黏膜上皮细胞膜受体（神经节苷脂GM）结合。A亚单位刺激细胞内的腺苷酸环化酶的活性，使ATP转化为cAMP。导致肠液分泌增加，产生严重的腹泻和呕吐。

2. 所致疾病 引起烈性肠道传染病霍乱，为我国的甲类法定传染病。人类是霍乱弧菌的惟一易感者。传染源为患者及带菌者。通过食用被患者粪便或呕吐物污染的水或食物而受传染。潜伏期一般为1d左右。患者表现为严重的呕吐、腹泻。腹泻物常呈米泔水样。严重的脱水、外周循环衰竭、代谢性酸中毒，甚至休克、死亡。

3. 免疫性　病后可获得牢固免疫力。以体液免疫为主，主要为肠毒素抗体（IgG）和抗菌抗体（IgM）及黏膜表面的抗体（SIgA）发挥作用。

（三）微生物学检查法

对霍乱弧菌的微生物学检查一般取患者"米泔水样"粪便或呕吐物。在采集过程中应做到：尽早采样；及时送检或放入保存液安全保存；专人运送；粪、尿不能混合。除镜检观察形态及动力特征外，还需做分离培养。可采用荧光菌球检测或协同凝集试验检测可溶性抗原，将霍乱患者快速检出。

（四）防治原则

早发现、早隔离、早治疗。必要时实行疫区封锁。加强饮水和食品卫生管理，培养良好的个人卫生习惯；接种霍乱死疫苗、口服减毒重组活疫苗和类毒素混合菌，可提高人群免疫力。及时补充液体和电解质，纠正水、电解质紊乱是治疗霍乱的关键，治疗患者要合理使用四环素、多西环素、氯霉素、诺氟沙星等抗生素。

二、副溶血性弧菌

是一种嗜盐性弧菌，本菌常呈多形态性，有鞭毛。在含 3.5%～5% 食盐培养基中，pH 7.5～8.5 及 37℃条件下，生长最为良好。对酸敏感，一般在 1% 食醋中 5min 即死。人因进食未煮熟的海产品或污染该菌的盐渍食物而感染，引起食物中毒。

> **考点提示**
>
> 霍乱弧菌的生物学性状、致病性、微生物学检查及防治原则。

第四节　分枝杆菌属

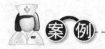

患者，男，30 岁，技师，因低热伴咳嗽 1 个月就诊。患者于 1 个月前受凉后出现低热，下午明显，体温最高不超过 38℃。咳嗽，咳少量白色黏痰，无咯血和胸痛，服用抗感冒药和止咳药，无明显好转。渐感乏力，力不从心，伴夜间盗汗。病后进食和睡眠稍差，体重稍有下降，二便正常。

既往体健，无特殊病史及不良嗜好，有肺结核接触史。

查体：T 37.8℃；P 86 次/分；R 20 次/分；Bp 120/80mmHg。

一般状况无明显异常，右上肺叩诊稍浊，语颤稍增强，可闻及气管肺泡音和少量湿性啰音，心腹（－）。

实验室检查：Hb 130g/L，WBC 9.0×10^9/L，N 68%，L 32%，PLT 138×10^9/L，ESR 35mm/h，尿常规（－），粪常规（－），PPD 试验强阳性。

你考虑患何病？

分枝杆菌属是一类菌体略弯的杆菌，因繁殖时有分枝生长的趋势而得名。本属细菌因细胞壁含有大量的脂质，一般染色时不易着色，但加温或延长染色时间着色后能抵抗盐酸乙醇的脱色，故又称抗酸杆菌。分枝杆菌种类较多，可分为结核分枝杆菌、非结核分枝杆菌和麻风分枝杆菌三大类。存在于人和自然界中的腐物寄生性分枝杆菌（如耻垢杆菌），虽无致病性，但因常污染检查材料，应注意鉴别。

一、结核分枝杆菌

结核分枝杆菌简称结核杆菌，是引起结核病的病原体，对人致病的主要有人型和牛型结核杆菌。随着抗结核药物的不断发展和卫生状况的改善，世界各国结核病的发病率和病死率曾大幅度下降。20世纪80年代后，由于艾滋病毒流行以及结核分枝杆菌耐药菌株的出现等原因，结核病的发病率又有不断升高趋势。据世界卫生组织（WHO）报道，每年约有800万新发病例，其中发展中国家占95%。我国现在每年死于结核病的人约有25万，仍为各类传染病之首。因此，结核病再次成为亟待解决的全球性公共卫生问题。

 知识链接

> 1882年3月24日是著名的德国科学家郭霍在柏林宣读发现结核菌论文的日子。自郭霍发现结核菌以来，约2亿人被结核病夺去了生命。近年来，全世界结核病发病率明显回升，结核病的疫情显著增加，引起了全球的广泛关注。
>
> 1982年，为纪念郭霍发现结核病100周年，世界卫生组织（WHO）和国际防痨及肺病联合会倡议，将3月24日作为世界防治结核病日，以提醒公众加深对结核病的认识，以便对人类历史上的首位杀手——结核病能及时诊断和有效治疗。

（一）生物学特性

1. 形态与染色 结核分枝杆菌细长微弯曲，长1~4μm，直径约为0.4μm，无鞭毛和荚膜，也不形成芽孢，生长时可呈分枝状。常用抗酸染色法染色。经此法染色后，结核分枝杆菌被染成红色，非抗酸菌和细胞等被染成蓝色（图4-5，彩图）。其抗酸性与细胞壁脂质，特别是其中的分枝菌酸和细胞壁结构的完整性有关。

2. 培养特性 专性需氧。生长最适温度37℃，pH以6.5~6.8为宜。营养要求高，常用含蛋黄、甘油、马铃薯、无机盐及孔雀绿等物质的罗氏培养基培养。生长缓慢，约18h分裂一次，一般需培养2~4周方出现肉眼可见的菌落，呈乳白色或米黄色，干而粗糙，不透明呈花菜状。

3. 抵抗力 结核分枝杆菌细胞壁含有大量脂质，可防止菌体内水分丢失。对化学消毒剂及干燥的抵抗力较其他无芽孢细菌强。在干燥的痰液中可存活6~8个月，黏附在尘埃上能保持传染性达8~10d之久。耐酸碱，可抵抗3%的盐酸、6%的硫酸和4%的氢氧化钠长达半小时，故常用酸碱处理有杂菌污染的标本和消化标本中的黏稠物。对湿热及紫外线敏感，加热62℃~63℃15min或日光照射数小时可被杀死，故结核病患者的衣物、寝具等应常在日光下消毒。75%乙醇消毒数分钟即可杀死结核分枝杆菌。

4. 变异性 结核分枝杆菌易发生形态、菌落、毒力和耐药性等方面的变异，如卡介苗（BCG）就是牛型结核分枝杆菌毒力变异株。

（二）致病性

结核分枝杆菌无侵袭性酶，也不产生内毒素和外毒素。其致病性主要与细菌在组织细胞内大量繁殖引起的炎症，菌体成分及代谢产物的毒性，机体对菌体成分产生的免疫病理损伤有关。

1. 致病物质 与荚膜、脂质和蛋白质有关。

（1）荚膜 结核分枝杆菌荚膜的致病作用：①荚膜具有抗吞噬作用，可抑制吞噬体与溶酶体的结合；②有助于细菌在宿主细胞上的黏附；③可防止有害物质透入菌体内。

（2）脂质 本菌细胞壁所含的脂质约占细胞壁干重的60%，其高含量与细菌毒力密切相关。主要包括索状因子、磷脂、蜡质D和分枝菌酸等成分。①索状因子具有破坏细胞线粒体膜、影响细胞呼吸、抑制白细胞游走和引起慢性肉芽肿等作用；②磷脂能刺激单核细胞增生，形成结核结节和干酪样坏死；③蜡质D能引起机体产生迟发型超敏反应；④硫酸脑苷脂能抑制吞噬细胞中的吞噬体与溶酶体结合使结核杆菌能在吞噬细胞内长期存活。

（3）蛋白质 结核分枝杆菌具有多种蛋白质，结核菌素就是其中主要成分。结核菌素与蜡质D结合能使机体产生迟发型超敏反应。

2. 所致疾病 传染源主要是排菌的肺结核患者。结核分枝杆菌主要经呼吸道引起肺结核，也可经消化道、损伤的皮肤黏膜等途径进入机体，侵犯多种组织器官，引起相应部位的结核。

（1）肺部感染 通过飞沫或尘埃传染。结核分枝杆菌经呼吸道极易进入肺泡，故肺部感染最多见。肺结核可分为原发感染和继发感染两大类。

（2）肺外感染 对于部分患者，结核分枝杆菌可经血液、淋巴液扩散侵入肺外组织器官，引起相应的脏器结核，如脑、肾、骨、关节或生殖器等结核。艾滋病患者等免疫力极度低下者，严重时可造成全身播散性结核。也可引起结核性腹膜炎、肠结核、皮肤结核等。

（三）免疫性与超敏反应

1. 免疫性 感染结核杆菌或接种卡介苗后，机体可产生对该菌的特异性免疫力。结核分枝杆菌为细胞内寄生菌，故机体抗结核免疫主要依靠细胞免疫。由于此种免疫力随结核分枝杆菌或其成分在体内存在而存在，故被称为感染免疫，或称有菌免疫，一旦体内结核分枝杆菌或其成分全部消失，免疫力也随之消失。

2. 超敏反应　在结核分枝杆菌感染时，迟发型超敏反应伴随细胞免疫存在而存在。在自然感染过程中，细胞免疫与迟发型超敏反应同时存在。因此，通过测定机体对结核分枝杆菌有无超敏反应即可判定对结核有无免疫力，常用结核菌素试验进行测定。

3. 结核菌素试验　是用结核菌素来测定机体能否引起皮肤迟发型超敏反应的一种试验，以判定机体对结核分枝杆菌有无免疫力。

（1）结核菌素试剂　有旧结核菌素（OT）和纯蛋白衍生物（PPD）两种，目前都用后者。

（2）试验方法　受试者前臂掌侧皮内注射 5U 的 PPD 液，0.1ml，48~72h 后观察红肿硬结直径。

（3）结果

①阴性反应　无红肿硬结或红肿硬结的直径小于 5mm，表示无结核分枝杆菌感染。但应考虑下述情况：如受试者处于原发感染的早期，尚未产生超敏反应；或正患严重结核病（如结核性脑膜炎或全身粟粒性结核），机体丧失反应能力；或受试者正患有其他传染病（如麻疹等）；或艾滋病及肿瘤患者等用过免疫抑制剂者。

② 阳性反应　注射部位硬结或红肿直径在 5~15mm 之间。表示感染过结核分枝杆菌或接种过卡介苗，机体对结核分枝杆菌有一定的免疫力。

③强阳性反应　硬结或红肿直径大于 15mm。表示体内可能有活动性结核，应进一步检查。

（4）应用

①选择卡介苗接种对象及接种效果测定，结核菌素试验阴性者应接种卡介苗；

②作为婴幼儿结核病诊断的参考；

③测定患者细胞免疫功能；

④可在未接种卡介苗的人群中做结核分枝杆菌感染的流行病学调查。

（四）微生物学检查法

1. 标本采集　根据结核分枝杆菌感染的部位及类型不同，可采取不同的标本检查，如痰、尿、粪、脑脊液、腹水等。

2. 检查方法　标本可直接涂片，经抗酸染色后镜检。标本接种于罗氏培养基内，3~4 周观察菌落特征，必要时可做生化反应和动物试验进行鉴定。

（五）防治原则

1. 预防　除进行卫生宣传教育，对结核病患者早期发现，积极治疗，防止结核病的传播外，卡介苗接种是预防结核病的最有效措施。

2. 治疗　目前常用的药物有利福平、异烟肼、对氨基水杨酸、乙胺丁醇、链霉素等。

二、麻风分枝杆菌

麻风分枝杆菌简称麻风杆菌，是麻风病的病原菌。麻风是一种潜伏期很长、发病慢、病程长的慢性传染病，主要侵犯皮肤和周围神经。本病流行广泛，世界各地均有报道，多见于贫困地区，主要分布于亚、非和拉丁美洲。目前全世界约有1000万麻风患者，我国解放前流行较严重，约有50万患者。由于解放后采取预防措施和卫生条件的改善，发病率明显降低，目前病例数在2000例以内。

麻风分枝杆菌迄今仍不能人工培养。其形态、染色类似于结核分枝杆菌，常呈束状排列，位于细胞内，胞浆呈泡沫状，称为麻风细胞（图4-6，彩图）。在自然界只有人感染麻风。麻风患者，尤其是瘤型患者是麻风的惟一传染源。细菌可经破损皮肤黏膜、呼吸道及密切接触传播。潜伏期1~5年，甚至20年。根据临床表现、免疫病理变化，将麻风分为瘤型、结核样型、界限类和未定类。

麻风杆菌检查可刮取麻风患者鼻黏膜或皮肤病变检材做涂片，用抗酸染色法检查有无排列成束的抗酸杆菌。病理活体组织切片检查也是较好的诊断方法。

预防主要是早发现、早隔离、早治疗患者。目前尚无特异性的疫苗。常用治疗药物有砜类、利福平、氯苯吩嗪、丙硫异烟胺等。

> **考点提示**
>
> 结核分枝杆菌的主要生物学特性、致病性、结核菌素试验及结核病的防治原则。

第五节　厌氧性细菌

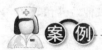

患者，女，46岁，因发作性胸闷、全身发紧4d入院。

患者于4d前因生气后出现发作性胸闷、全身发紧、言语不清，持续3~5min，受刺激反复发作。心电图正常，被诊断为癔症，给予"暗示疗法"等治疗2d后症状无好转，发作次数频繁，持续时间变长，以颈背部为重。

体格检查：T 37℃，BP 110/70mmHg，颈项强直，牙关紧闭，意识清醒，心肺（－），心率80次/分。腹肌、背肌紧张，四肢肌张力增高，肌力正常。患者追述14d前带泥的锈钉刺伤左足跟部，未作任何处理，目前伤口完全愈合。

诊断为破伤风。予大剂量破伤风抗毒素静脉滴注，应用青霉素、甲硝唑抗感染，地西泮、冬眠合剂解痉等治疗后症状逐渐好转。住院21d治愈出院。

厌氧性细菌是一大群必须在无氧环境下才能生长繁殖的细菌，包括有芽孢的梭状芽孢杆菌和无芽孢的厌氧菌。厌氧菌种类繁多，分布广泛，可引起多种疾病，在临床上占有重要地位，因而日益引起人们的重视。

一、破伤风梭菌

　　破伤风是由破伤风梭菌经创伤感染引起的。破伤风梭菌是一种芽孢厌氧菌，平时存在于人畜的肠道中，可随粪便排到自然界，以芽孢状态存在于大自然中，生命力很顽强。破伤风梭菌本身并不致病，其产生的外毒素进入血液后才会引起破伤风。破伤风患者的死亡率高达20% ~40%，全球每年死于破伤风的患者达150万人以上。

　　破伤风梭菌大量存在于人和动物的肠道内，经粪便污染土壤。经创口感染引起破伤风。

（一）生物学特性

　　1. 形态与染色　破伤风梭菌菌体细长，有周鞭毛，无荚膜，芽孢正圆形，比菌体大，位于菌体顶端，呈鼓槌状，革兰染色阳性（图4 - 7）。

　　2. 培养特性　本菌为专性厌氧菌。常用疱肉培养基培养，生长后肉汤变浑浊，肉渣被消化，微变黑，有腐败臭味。

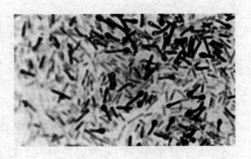

图4 - 7　破伤风梭菌

　　3. 抵抗力　本菌芽孢对外界抵抗力强，在干燥的土壤和尘埃中可存活数十年，能耐煮沸1h。其繁殖体对青霉素敏感。

（二）致病性与免疫性

　　1. 致病条件　破伤风梭菌及其芽孢，只在局部繁殖，不向周围及血液扩散。伤口的厌氧微环境是本菌生长繁殖和致病的重要条件。一般是：①伤口深而窄；②混有泥土和异物，或坏死组织、凝血块较多；③同时伴有需氧菌或兼性厌氧菌感染。这些因素均可造成伤口局部缺氧，有利于芽孢发芽及细菌繁殖，产生外毒素而致病。新生儿破伤风则主要因使用未彻底灭菌的接生用具，破伤风梭菌或其芽孢感染脐带残端而发病。

　　2. 致病物质　破伤风梭菌能产生破伤风痉挛毒素和破伤风溶血毒素，其中破伤风痉挛毒素是主要的致病物质，属神经毒素，毒性很强，仅次于肉毒毒素。痉挛毒素有免疫原性，刺激机体可产生抗毒素。经0.3%甲醛脱毒可制备成类毒素，是预防破伤风的有效生物制剂。

3. 所致疾病 破伤风梭菌侵入缺氧的伤口后，在局部繁殖，产生外毒素，毒素对脑干和脊髓前角细胞有高度亲和力。毒素与脊髓及脑干组织中的神经节苷脂结合，封闭脊髓抑制性突触，从而阻止抑制性介质的释放及抑制性冲动的传递，使伸肌与屈肌同时强烈收缩，肌肉强直痉挛，造成破伤风特有的角弓反张（图4-8）、牙关紧闭等症状。

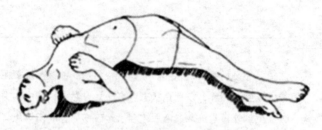

图4-8 角弓反张示意图

4. 免疫性 机体对破伤风的免疫主要是抗毒素发挥中和作用的抗毒素免疫，属体液免疫。

（三）防治原则

破伤风一旦发病，疗效不佳，故预防极为重要。

1. 非特异性预防 正确处理伤口，清创扩创造成有氧的环境，是十分重要的防治措施。

2. 特异性预防

（1）人工主动免疫 对部队战士及其他易受外伤的人群，可接种破伤风类毒素；对于6个月至6岁的儿童可注射白、百、破三联疫苗。

（2）人工被动免疫 注射破伤风抗毒素（TAT），可获得被动免疫，其用途有两方面。

①紧急预防 肌内注射1500～3000U精制破伤风抗毒素，注射前应做皮肤过敏试验。

②特异预防 对破伤风患者应早期足量用破伤风抗毒素治疗。一般需用10万～20万U。

3. 药物治疗 大剂量青霉素等可有效抑制破伤风梭菌在局部病灶内的繁殖。用镇静、解痉药对症治疗。

二、产气荚膜梭菌

产气荚膜梭菌广泛分布于自然界及人和动物的肠道中，是气性坏疽及食物中毒的主要病原菌。

（一）生物学特性

1. 形态与染色 革兰阳性大杆菌，芽孢呈椭圆形，位于菌体中央或次极端，不比菌体粗。在人或动物创伤组织中形成荚膜，无鞭毛（图4－9）。

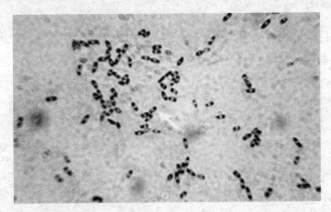

图4－9 产气荚膜梭菌

2. 培养特性 厌氧生长，但不很严格。能分解多种糖产酸产气，在牛乳培养基中生长，分解乳糖产酸，可凝固酪蛋白同时产生大量气体，将凝固的酪蛋白冲成蜂窝状，气势凶猛，此现象称为"汹涌发酵"现象，是本菌的特点。

（二）致病性

1. 致病物质 产气荚膜梭菌能产生多种外毒素和多种侵袭性酶，有荚膜，侵袭力强。

产气荚膜梭菌产生的外毒素有 α、β、δ 等12种，各有不同的毒性作用，其中重要的有以下两种。

（1）α毒素 为卵磷脂酶，能分解细胞膜上的磷脂，使细胞受损，引起溶血、组织坏死、血管内皮损伤，血管通透性增加，而致出血、水肿和局部坏死。

（2）μ毒素 为透明质酸酶，能分解细胞间质中的透明质酸，有利于细菌扩散。

2. 所致疾病

（1）气性坏疽 致病条件与破伤风梭菌相似。创伤感染后，潜伏期8～48h，细菌在局部繁殖，产生毒素及侵袭性酶损伤局部组织，分解组织中糖类产生大量气体造成气肿，触摸时有捻发感，并因气肿挤压软组织和血管，影响血液供应，促进组织坏死，气味恶臭。最终患者可因毒血症而死亡。

（2）食物中毒 食入被本菌污染的食物可引起食物中毒，其作用类似于霍乱肠毒素。潜伏期短，出现剧烈腹痛、腹泻，1～2d可自愈。

（三）防治原则

气性坏疽发病急剧，后果严重，应尽早做出诊断，早期治疗。预防主要是对伤口及时进行清创、扩创。治疗则以对感染局部施行手术，切除坏死组织为主要治疗措施，并使用大剂量青霉素以杀灭本菌和混合感染的其他细菌。感染早期可用多价抗毒素血清，近年来用高压氧舱疗法有一定的效果。

三、肉毒梭菌

肉毒梭菌广泛分布于土壤和动物粪便中。食物被本菌污染后，在厌氧条件下产生肉毒毒素，毒性极强，食后即可引起肉毒中毒，出现独特的神经中毒症状，病死率很高。

（一）生物学性状

肉毒梭菌是专性厌氧的革兰阳性粗大杆菌，无荚膜，有周鞭毛，芽孢呈椭圆形，大于菌体，位于近极端，使细菌呈网球拍状（图4-10）。

（二）致病性

1. 致病物质 为肉毒毒素，此毒素是已知毒素中毒性最强者，毒性比氰化钾强1万倍，纯化结晶的肉毒毒素1mg能杀死2亿只小鼠，0.1μg能使人致死。

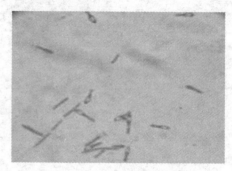

图4-10 肉毒梭菌

肉毒毒素是嗜神经毒素，毒素由肠道吸收后，经淋巴和血液循环扩散，作用于颅脑神经核和外周神经末梢、神经肌肉接头处，阻碍乙酰胆碱释放，影响神经冲动传递，导致肌肉松弛性麻痹。肉毒毒素不耐热，煮沸1min即被破坏。

2. 所致疾病 人食入带有肉毒毒素的食物后可引起食物中毒。起病突然，以神经系统症状为主，如眼睑下垂、眼球肌肉麻痹、斜视、吞咽困难、呼吸肌和心肌麻痹而死亡。患者很少见肢体麻痹，不发热，神志清楚。引起肉毒中毒的食品多为豆制品、发酵面制品、罐头、火腿等。

（三）防治原则

预防本病主要是加强食品卫生管理和监督，食品加热消毒是预防的关键。对患者应尽早注射多价抗毒素。加强护理，注意预防呼吸肌麻痹和窒息。

四、无芽孢厌氧菌

无芽孢厌氧菌种类繁多，包括革兰染色阳性及阴性的杆菌和球菌。主要寄生在人和动物体内，尤以口腔、肠道和阴道内最多。与兼性厌氧菌共同构成体内的正常菌群，在一定条件下作为条件致病菌引起内源性感染。

（一）致病性

1. 致病物质 无芽孢厌氧菌致病力弱，细菌种类不同，其致病物质也不完全相同。有的细菌有荚膜和菌毛，有的细菌能产生侵袭性酶，如胶原酶、透明质酸酶、DNA酶等，有的细菌有内毒素，但毒性较弱。

2. 致病条件 无芽孢厌氧菌属条件致病菌，在下述条件下可引起内源性感染。①皮肤、黏膜的屏障作用受到破坏，致使细菌侵入非正常寄居部位，如手术、拔牙、肠穿孔等；②正常菌群失调；③机体免疫力减退，如慢性消耗性疾病、肿瘤、糖尿病、化疗等；④局部形成厌氧微环境，如组织坏死、有异物压迫致使局部组织供血不足，有需氧菌混合感染等。

3. 感染特征 多为慢性感染，在具有下列感染特征之一时，应考虑无芽孢厌氧菌感染：①发生在口腔、鼻窦、胸腔、腹腔、肛门、会阴附近的炎症，脓肿；②分泌物为血性或黑色，有恶臭；③分泌物直接涂片镜检可见细菌，而在有氧环境中培养无菌生长；④在有氧环境中培养阴性的败血症、感染性心内膜炎、脓毒性血栓性静脉炎；⑤使用氨基糖苷类抗生素（如链霉素、庆大霉素）长期治疗无效者。

4. 所致疾病 为内源性感染，无特定病型，大多是化脓性感染，形成局部炎症、脓肿、组织坏死，亦可侵入血流引起菌血症、败血症。感染部位可遍及全身，可引起口腔感染，女性生殖道和盆腔感染等。

（二）微生物学检查

无芽孢厌氧菌是人体的正常菌群，采集标本时应注意两点：一是应避免其他正常菌群的污染，应自正常的无菌部位采取体液标本，如胆汁、血液、胸腹腔液、心包积液等；二是标本应尽量少接触空气，保持在无氧环境中。

（三）防治原则

目前尚无特异性预防方法。手术时应注意体内无芽孢厌氧菌污染创口。注意清洗创面，去除坏死组织和异物，维持局部良好的血液循环，预防局部出现厌氧微环境。治疗可用甲硝唑、青霉素、头孢菌素等。

> **考点提示**
>
> 破伤风梭菌、产气荚膜梭菌的主要生物学特性、致病性及防治原则，肉毒梭菌的致病性及无芽孢厌氧菌的致病条件。

第六节 其他病原性细菌

其他病原性细菌见表4-3。

表4-3 其他病原性细菌

菌 名	主要生物学特性	致病因素	所致疾病	防治措施
白喉棒状杆菌	细长弯曲呈棒状，革兰染色阳性，吕氏培养基中生长良好，抵抗力较强，100℃ 1min、58℃ 10min死亡	白喉外毒素、索状因子、K抗原	白喉（咽喉部假膜）中毒性心肌炎	白喉类毒素、白喉抗毒素
铜绿假单胞菌	又称绿脓杆菌。小杆菌，有鞭毛、荚膜、菌毛，革兰染色阴性，营养要求不高，专性需氧，抵抗力强，55℃1h死亡	内毒素、外毒素A	各种继发感染，如大面积创面感染（烧伤），可并发败血症	严格无菌操作，庆大霉素、多黏菌素等
流感嗜血杆菌	革兰染色阴性短小杆菌，许多菌株有荚膜，营养要求高，需新鲜血液，抵抗力弱，对消毒剂敏感，56℃30min可杀死	荚膜、菌毛、内毒素	原发感染：幼儿化脓性脑膜炎；继发感染：成人的鼻炎、中耳炎	荚膜多糖疫苗预防、磺胺、广谱抗生素

续表

菌 名	主要生物学特性	致病因素	所致疾病	防治措施
百日咳鲍特菌	革兰染色阴性小杆菌,有荚膜、菌毛,营养要求较高、需氧、常用鲍金培养基培养,对干燥、消毒剂敏感,56℃30min或日光照射1h死亡	荚膜、菌毛、百日咳毒素等	百日咳	百-白-破三联疫苗,治疗用红霉素、氨苄西林等
嗜肺军团菌	革兰染色阴性短杆菌,有微荚膜、菌毛、单端鞭毛,营养要求高,2.5%~5% CO_2 可促进生长,抵抗力强,对一般消毒剂敏感	可能是微荚膜、菌毛、毒素、多种酶类	军团病,包括流感样型、肺炎型和肺外感染型	加强空调、水源管理及人工输水管道和设施的消毒处理,治疗用红霉素、利福平等
幽门螺杆菌	革兰染色阴性,呈S型或海鸥状,有鞭毛,营养要求高,培养需血液或血清,微需氧	可能与黏附素、脲酶、细胞毒素和内毒素有关	本菌与慢性胃炎、消化道溃疡、胃癌关系密切	甲硝唑加抑酸剂
空肠弯曲菌	革兰染色阴性,呈S型、弧形、螺旋形,有鞭毛,营养要求高,培养需血液或血清,微需氧,抵抗力弱,对一般消毒剂敏感	霍乱样肠毒素	肠炎、食物中毒、偶有败血症	注意食物、饮水卫生,可用红霉素治疗
炭疽芽孢梭菌	两端平齐的粗大杆菌,人工培养呈竹节状排列,革兰阳性,在普通培养基中生长良好,芽孢抵抗力强	荚膜、炭疽毒素	人、畜炭疽病	炭疽减毒活疫苗、青霉素
鼠疫耶尔森菌	革兰阴性卵圆形小杆菌,有荚膜在普通培养基中即能生长	荚膜、外膜抗原、内毒素等	鼠疫（烈性传染病）	灭鼠灭蚤,接种鼠疫活疫苗,氨基糖苷类抗生素
布鲁菌	革兰阴性短小杆菌,部分菌株有荚膜专性需氧,营养要求高,生长缓慢,抵抗力较弱,湿热60℃10min死亡	内毒素、荚膜、透明质酸酶等	人、畜布鲁菌病	减毒活疫苗、抗生素

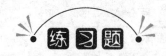

一、名词解释

SPA 抗O试验

二、填空题

1. 化脓性球菌主要包括革兰阳性球菌如_____、_____、_____和革兰阴性球菌如_____、_____等。

2. 链球菌广泛存在于自然界和人、动物_____及健康人_____,多为人体_____,少数为_____,引起_____、丹毒、新生儿败血症、脑膜炎、产褥热以及链球菌变态反应性疾病等。

3. 按溶血现象链球菌可分为_____、_____、_____三大类。

4. 淋病奈瑟菌主要以_____方式传播引起_____。

5. 大多数肠道杆菌为正常菌群，少数为致病菌，如_____、_____等，引起肠道疾病。

6. 肠道杆菌的抗原构造复杂，主要有_____、_____和_____三种。

7. 我国卫生标准为 1000ml 饮水中大肠菌群数是_____。

8. 沙门菌属中能引起食物中毒的细菌是_____、_____和_____。

9. 志贺菌属主要分四型：_____、_____、_____和_____。我国以_____多见；其次是_____。

10. 致病性沙门菌可引起人类的_____、_____和_____等疾病。

11. 人是霍乱弧菌的_____，主要通过污染的_____或_____经口感染。霍乱患者的腹泻物呈_____样，内含大量霍乱弧菌。

三、选择题

A 型题

1. 判断葡萄球菌致病性的标志之一是

    A. 透明质酸酶   B. 链激酶

    C. 链道酶   D. 血浆凝固酶

    E. 以上均是

2. 链球菌不引起下列哪种疾病

    A. 淋巴管炎   B. 淋病

    C. 淋巴结炎   D. 风湿热

    E. 猩红热

3. 下列化脓性球菌哪一个是流脑的病原菌

    A. 葡萄球菌   B. 淋病奈瑟菌

    C. 肺炎链球菌   D. 乙型溶血性链球菌

    E. 脑膜炎奈瑟菌

4. 淋病奈瑟菌的主要传播途径是

    A. 呼吸道传播   B. 消化道传播

    C. 创作伤口感染   D. 性接触传播

    E. 节肢动物叮咬

5. 肥达反应可辅助诊断

    A. 伤寒病和副伤寒病   B. 斑疹伤寒

    C. 立克次体病   D. 败血症

    E. 结核杆菌

6. 鉴别肠道致病菌和非致病菌经常选用

A. 吲哚试验　　　　　　　　　　B. 葡萄糖发酵试验

C. 菊糖发酵试验　　　　　　　　D. 乳糖发酵试验

E. 甘露醇发酵试验

7. 卫生学上检出何种细菌表示有粪便污染

    A. 葡萄球菌　　　　　　　　　　B. 变形杆菌

    C. 沙门菌　　　　　　　　　　　D. 志贺菌

    E. 大肠埃希菌

8. 大肠埃希菌能合成机体所需的

    A. 抗毒素　　　　　　　　　　　B. 抗体

    C. 维生素 K　　　　　　　　　　D. 干扰素

    E. 以上都不是

9. 具有 Vi 抗原的细菌是

    A. 大肠埃希菌　　　　　　　　　B. 伤寒杆菌

    C. 志贺菌　　　　　　　　　　　D. 脑膜炎奈瑟菌

    E. 变形杆菌

10. 关于采集霍乱标本，下述哪项是错误的

    A. 粪、尿放置在一起　　　　　　B. 尽早采样

    C. 及时送检　　　　　　　　　　D. 专人运送

    E. 放入保存液安全保存

11. 卡介苗是

    A. 经甲醛处理后的人型结核分枝杆菌

    B. 保持抗原性的人型结核分枝杆菌

    C. 改变了抗原性的减毒牛型结核分枝杆菌

    D. 保持免疫原性的减毒牛型结核分枝杆菌

    E. 保持免疫原性的减毒人型结核分枝杆菌

12. 结核分枝杆菌的致病因素是

    A. 内毒素　　　　　　　　　　　B. 外毒素

    C. 侵袭性酶类　　　　　　　　　D. 鞭毛

    E. 菌体成分

13. 脑脊液报告检出抗酸菌，患者可能患

    A. 化脓性脑膜炎　　　　　　　　B. 结核性脑膜炎

    C. 流行性脑脊髓膜炎　　　　　　D. 无菌性脑膜炎

    E. 以上均不是

14. 结核菌素试验的原理是

    A. Ⅰ型超敏反应　　　　　　　　B. Ⅱ型超敏反应

    C. Ⅲ型超敏反应　　　　　　　　D. Ⅳ型超敏反应

E. 以上都不是

15. 人体肠道正常菌群中占绝对优势的细菌是

    A. 大肠埃希菌　　　　　　　　B. 变形杆菌

    C. 无芽孢厌氧菌　　　　　　　D. 厌氧芽孢梭菌

    E. 白色念珠菌（白假丝酵母菌）

16. 下列毒性最强的毒素是

    A. 霍乱肠毒素　　　　　　　　B. 破伤风外毒素

    C. 白喉外毒素　　　　　　　　D. 肉毒毒素

    E. 痢疾杆菌内毒素

17. 破伤风特异性治疗可应用

    A. 抗生素　　　　　　　　　　B. 类毒素

    C. 细菌素　　　　　　　　　　D. 外毒素

    E. 抗毒素

18. 正常情况下无芽孢厌氧菌不存在的部位是

    A. 阴道　　　　　　　　　　　B. 尿道

    C. 上呼吸道　　　　　　　　　D. 子宫腔

    E. 肠道

四、简答题

1. 试述结核菌素试验的原理、结果判断及意义。

2. 结核分枝杆菌的抵抗力如何？结核病是怎样传染的？怎样预防结核病？

3. 无芽孢厌氧菌的感染特征主要有哪些？

4. 简述破伤风梭菌的致病条件。

（杨　岸　谢会平）

第五章

其他原核细胞型微生物及真菌

要点导航

掌握真菌、衣原体、支原体、立克次体、螺旋体和放线菌的主要生物学特性。

熟悉真菌、衣原体、支原体、立克次体、螺旋体和放线菌致病性。

了解真菌、衣原体、支原体、立克次体、螺旋体和放线菌防治原则。

【护理应用】

通过学习真菌及其他微生物，在护理操作中重视卫生宣教，防止疾病的传播。

第一节 衣原体、支原体、立克次体、螺旋体和放线菌

一、衣原体

知识链接

1955 年，汤飞凡采用鸡胚卵黄囊接种法首次分离培养出沙眼衣原体，为了证明所分离出的衣原体能在人的眼睛引起沙眼，他把沙眼衣原体接种进自己的左眼，并以右眼作为对照，为了观察典型沙眼的完整病理过程，肿着眼睛坚持 40 多天才接受治疗，并重新把自己眼中的沙眼衣原体分离出来，证实了所分离的衣原体对人的致病性。沙眼是使人致盲的第一位病因，因此，他为人类战胜沙眼做出了巨大贡献，并成为世界上发现重要病原体的第一位中国人。

衣原体是一类严格活细胞内寄生、能通过细菌滤器的原核细胞型微生物。

衣原体分原体和始体。原体呈球形，有高度感染性；始体呈圆形或卵圆形，无感染性。抵抗力较弱，对热敏感，56℃ ~60℃ 能存活 5 ~10min。75% 乙醇溶液 0.5min、

0.5%石炭酸30min、2%甲酚皂5min灭活。

不同衣原体所致疾病不同（表5-1）。预防沙眼主要是大力加强卫生宣教，注意个人与公共卫生，不共用毛巾、脸盆、浴巾；生殖道衣原体感染的预防主要是取缔嫖娼；鹦鹉热的预防则应控制禽畜的感染及避免与病鸟接触。可用利福平、氯霉素、红霉素、诺氟沙星等治疗。

表5-1 衣原体的致病性

病原体	主要传播方式		致病要点
沙眼衣原体	眼—手—眼	沙眼	流泪、结膜充血、黏液脓性分泌物、滤泡增生、乳头增生、角膜血管翳、结膜瘢痕、眼睑内翻、倒睫、角膜损害、致盲等
		包涵体结膜炎	滤泡、大量渗出物
	两性接触	男性	非淋菌性尿道炎、泌尿生殖道感染
		女性	尿道炎、阴道炎、宫颈炎、盆腔炎、输卵管炎等
	两性接触	慢性淋巴肉芽肿 男性	化脓性淋巴结炎、性病淋巴肉芽肿
		女性	会阴-肛门-直肠瘘及狭窄
肺炎衣原体	呼吸道		上呼吸道感染、肺炎
鹦鹉热衣原体	呼吸道		鹦鹉热

二、支原体

支原体是一类缺乏细胞壁、高度多形性、能通过细菌滤器并能在无生命的培养基中独立生长繁殖的最小的原核细胞型微生物。

支原体培养营养要求高，生长缓慢，以二分裂繁殖为主，对红霉素、两性霉素B、四环素和螺旋霉素等敏感。广泛分布于自然界及哺乳动物、禽类体内，少数可致病。对人致病的支原体主要有以下两种。

1. 肺炎支原体 是引起人类原发性非典型性肺炎（亦称为支原体肺炎）的病原体。常发生于夏季，青少年多见，可表现为头痛、发热、咳嗽等一般症状。重者表现为顽固性咳嗽、胸痛、淋巴结肿大等。

2. 溶脲脲原体 主要通过性接触传播，引起尿道炎、前列腺炎等泌尿生殖道感染；也可经胎盘传播，引起早产、流产、死胎等，还可引起不孕症。

三、立克次体

立克次体是一类严格活细胞内寄生、以节肢动物为传播媒介的原核细胞型微生物。

形态类似于球杆菌，抵抗力较弱，56℃经30min可被灭活，在0.5%苯酚5min即被杀死。在干燥虱粪中能保持传染性半年左右。对四环素和氯霉素敏感。致病物质主要是内毒素和磷脂酶A。通过人虱、鼠虱、恙螨叮咬或其粪便污染伤口而传播，普氏立克次体可引起流行性斑疹伤寒，莫氏立克次体能引起地方性斑疹伤寒，恙虫病立克次体可引起恙虫病。病后可获得持久的免疫力，以细胞免疫为主。灭虱、灭蚤、灭鼠、搞好个人和环境卫生及接种斑疹伤寒活疫苗可预防斑疹伤寒，常用氯霉素等治疗。

四、螺旋体

螺旋体是一类细长、柔软、弯曲呈螺旋状、运动活泼的革兰阴性的原核细胞型微生物。有细胞壁、核质，以二分裂方式繁殖，对抗生素敏感。对人致病的有四种：钩端螺旋体、梅毒螺旋体、回归热螺旋体及奋森螺旋体。

1. 钩端螺旋体 钩端螺旋体可引起人类或动物钩端螺旋体病（简称钩体病）。该病呈世界性分布，我国以南方各省多见。

螺旋排列细密而规则，一端或两端弯曲呈钩状，常呈 S 形或 C 形（图 5-1），在暗视野显微镜下反光的钩端螺旋体像一串链状小珠。常用镀银染色法，菌体染成棕褐色。耐冷不耐热。56℃经 10min 即死亡，4℃可存活 1～2 周，在中性湿土中能存活半年以上，在水中生存数周至数月。对常用的消毒剂及青霉素、庆大霉素等敏感。

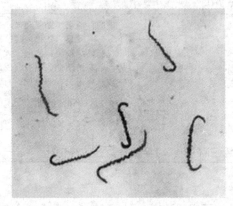

图 5-1 钩端螺旋体

钩体病为人畜共患传染病。鼠类和猪为主要传染源和储存宿主。人通过接触被污染的水或土壤，经破损的皮肤或黏膜而感染，也可经消化道侵入机体。孕妇感染后可经胎盘感染，导致流产。

致病物质主要是溶血毒素、细胞毒因子和内毒素样物质，引起钩体病（图 5-2）。

钩体 $\xrightarrow[\text{经皮肤侵入}]{\text{接触疫水}}$ 血液 ⟶ 引起钩体病 ⎱ 流感伤寒型：寒热、眼红、酸痛、腿痛
⎰ 黄疸出血型
⎰ 肺出血型
⎰ 脑膜脑炎型
⎰ 肾功能衰竭型

图 5-2 钩体的致病性示意图

病后或隐性感染后，可获得对同型的持久免疫力。

患者发病 1 周内采集血液、2 周后采集尿液，有脑膜炎症状者采取脑脊液为标本。以暗视野显微镜或用镀银染色法进行检查。灭鼠、圈养家畜、加强家畜钩体病防治、对流行地区有关人员接种钩体多价疫苗等可起到预防作用；治疗首选青霉素、庆大霉素和四环素等。

2. 梅毒螺旋体 梅毒螺旋体是引起人类梅毒的病原体。菌体纤细，长 6～15μm，直径为 0.1～0.2μm。螺旋细密而规则，两端尖直，运动活跃。用镀银染色法染成棕褐色，在暗视野显微镜下容易观察。对冷、热、干燥的抵抗力极弱，离体后 1～2h 死亡，对一般消毒剂及青霉素、四环素、红霉素或砷剂敏感。

梅毒分为获得性梅毒和先天性梅毒（图5-3）。人是梅毒的惟一传染源。前者主要通过两性的直接接触，后者从母体通过胎盘传给胎儿。

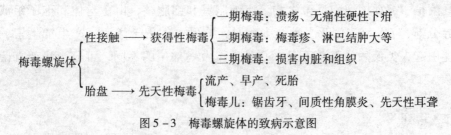

梅毒螺旋体
- 性接触 → 获得性梅毒
  - 一期梅毒：溃疡、无痛性硬性下疳
  - 二期梅毒：梅毒疹、淋巴结肿大等
  - 三期梅毒：损害内脏和组织
- 胎盘 → 先天性梅毒
  - 流产、早产、死胎
  - 梅毒儿：锯齿牙、间质性角膜炎、先天性耳聋

图5-3 梅毒螺旋体的致病示意图

机体对梅毒的免疫属于传染性免疫，以细胞免疫为主。

预防的关键是大力加强性安全教育。梅毒确诊后，应及早采用青霉素治疗。对青霉素过敏者可用四环素等替代，剂量要足、疗程要够，并定期检测抗体效价下降情况。在治疗3个月到1年后，血清学试验转阴者为治愈。

五、放线菌

放线菌是一类介于细菌和真菌之间的原核细胞型微生物。以二分裂法繁殖。菌丝细长无隔、有分支，能形成孢子。革兰染色阳性。对青霉素、四环素、磺胺类药物敏感。

主要分布于土壤中，种类较多，放线菌能分泌多种抗生素。大多不致病，少数引起人和动植物疾病。

 知识链接

抗生素的发现是继化学治疗药物之后，治疗微生物感染方面具有划时代意义的重大科学成就。1929年，英国人弗莱明发现青霉菌的产物青霉素能抑制金黄色葡萄球菌的生长。1940年，Florey等提取出青霉素的结晶纯品。

第二节 真 菌

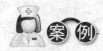 案 例

患儿，女，1岁半。近3日发热，哭闹、流口水、拒绝进食，发现口腔内有白色膜状物而就诊。病史：10天前曾因感冒、咳嗽服用抗生素1周。无其他疾病史。查体：体温38℃，脉搏120次/分，呼吸26次/分。口腔内两侧颊黏膜、牙龈上有白色膜状物，涂片镜检看到出芽的酵母菌和假菌丝。培养见到酵母样菌落。她为什么嘴里长了

白膜?

真菌是一类真核细胞型微生物。有细胞壁和细胞核，由菌丝体和孢子组成。在自然界分布广泛，有10万多种，多数对人有利，如用于酿酒、产生抗生素、酶类等。能引起人类疾病的真菌不足150种，按致病部位的不同，可分为浅部真菌和深部真菌。

一、概述

(一) 真菌的主要生物学特性

1. 形态与结构　真菌在放大几百倍的光学显微镜下清楚可见。按形态可分为单细胞和多细胞真菌两大类。单细胞真菌呈圆形或卵圆形，常见于酵母菌或类酵母菌，对人致病的主要有新型隐球菌和白假丝酵母菌（白色念珠菌），这类真菌以出芽方式繁殖。多细胞真菌有菌丝和孢子，随真菌种类不同而异，其菌丝伸长分支，交织成团，称丝状菌，又称霉菌。有些真菌可因环境条件的改变，两种形态可互变，称为二相性真菌。

（1）菌丝　在环境适合情况下，由孢子长出芽管，逐渐延长呈丝状，称菌丝。按功能可分为：①营养菌丝，菌丝向下生长，深入被寄生的组织或培养基中，吸取和合成营养。②气中菌丝，菌丝向上生长暴露于空气中，其中产生孢子的气中菌丝称为生殖菌丝。按其结构中是否有横隔可分为：①无隔菌丝，菌丝中无横隔将其分段，内有许多核，是一种多核单细胞；②有隔菌丝，大部分真菌的菌丝在一定间距形成横隔，称隔膜，将菌丝分成一连串的细胞。在适宜的条件下孢子可发芽伸出芽管，发育成菌丝。菌丝有多种形态，如螺旋状、球拍状、结节状、鹿角状和梳状等（图5-4）。

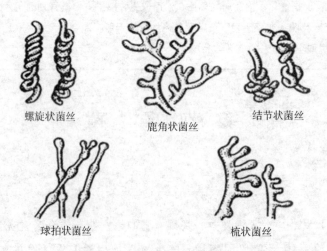

螺旋状菌丝　　　鹿角状菌丝　　　结节状菌丝

球拍状菌丝　　　梳状菌丝

图5-4　真菌的各种菌丝

（2）孢子　真菌孢子分为有性孢子和无性孢子两大类。有性孢子是由同一菌体或不同菌体上的两个细胞融合而成。无性孢子是由菌丝上的细胞分化生成。致病性真菌多为无性孢子，根据形态可分为以下三种：①叶状孢子，有芽生孢子、厚膜孢子和关节孢子三种；②分生孢子，依其大小、组成和细胞多少可分为大分生孢子和小分生孢子；③孢子囊孢子，内含许多孢子，孢子成熟则破囊而出（图5-5）。

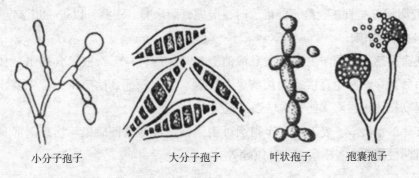

小分子孢子　　　　大分子孢子　　　　叶状孢子　　　孢囊孢子

图5-5　真菌的各种孢子

2. 培养特性　真菌常用沙氏培养基培养。最适宜酸碱度pH 4.0～6.0，最适温度22℃～28℃，深部感染真菌最适温度为37℃。多数病原性真菌生长缓慢，培养1～4周才出现典型菌落。真菌菌落主要有：①酵母型菌落，如新生隐球菌；②类酵母菌落，如白假丝酵母菌；③丝状型菌落，是多细胞真菌的菌落形式。

3. 抵抗力　真菌对干燥、日光、紫外线及一般消毒剂均有较强的抵抗力。对热抵抗力较差，60℃1h菌丝与孢子均被杀死。对1%～3%的苯酚、2.5%的碘酊、0.1%的升汞及10%甲醛等比较敏感。克霉唑、两性霉素B、制霉菌素、酮康唑等对某些真菌有抑制作用。

（二）真菌的致病性

不同的真菌可通过下列几种方式致病。

1. 致病性真菌感染　为外源性感染。根据感染部位可分为浅部真菌感染和深部真菌感染。

2. 条件致病性真菌感染　为内源性感染。与机体抵抗力降低或菌群失调有关，如白假丝酵母菌感染。

3. 真菌超敏反应性疾病　某些真菌的孢子及其代谢产物污染空气，敏感患者经吸入或皮肤黏膜接触可引起荨麻疹、接触性皮炎、哮喘等各种超敏反应性疾病。

4. 真菌性中毒症　有些真菌在粮食或饲料上生长产生毒素，人、畜误食后可导致急性或慢性中毒。

5. 真菌毒素与肿瘤　近年来不断发现有些真菌毒素与肿瘤有关，其中研究最多的是黄曲霉毒素，其毒性很强，小剂量即可有致癌作用。

（三）微生物学检查

1. 标本的采集　浅部真菌感染可取病变部位皮屑、毛发、指（趾）甲屑等标本检查。皮肤癣病取病变区与健康皮肤交界处材料。深部真菌感染可根据病情取痰、脑脊液检查。

2. 直接镜检　皮肤、毛发标本经 10% KOH 微加温处理使被检标本软化，压盖玻片，镜下如看到菌丝和成串的孢子可初步诊断。如疑为新生隐球菌感染，则用墨汁作负染色后镜检。

3. 分离培养　直接镜检不能确诊时，应做真菌培养、观察，以进一步鉴定。

（四）防治原则

皮肤癣菌感染的预防主要是注意清洁卫生，保持鞋袜干燥或以含福尔马林棉球置鞋内杀菌后再穿。避免直接或间接与患者接触。预防深部真菌感染，首先要除去诱发因素，提高机体正常防御能力，增强细胞免疫力。

复方硫酸铜溶液、复方达克宁霜剂可用于治疗浅部真菌感染。治疗深部真菌感染的药物有两性霉素 B、酮康唑、咪康唑等。

二、临床常见的病原性真菌

（一）浅部感染性真菌

浅部感染性真菌主要指皮肤癣菌。侵犯角化的表皮、毛发和指（趾）甲，由于增殖和代谢产物的作用，引起病变。皮肤癣菌分为表皮癣菌、毛癣菌、小孢子癣菌三个属。

1. 表皮癣菌属　对人致病的有絮状表皮癣菌，是人类体癣、股癣、足癣和甲癣的主要病原体。

2. 毛癣菌属　可引起皮肤、毛发和甲板感染。

3. 小孢子癣菌属　主要侵犯毛发与皮肤，引起头癣与体癣。

（二）深部感染性真菌

深部感染性真菌是能侵犯深部组织、内脏以及全身的真菌，大多系外源性感染，致病性强，引起慢性肉芽肿样炎症、溃疡和坏死。以新生隐球菌比较常见。

1. 新生隐球菌　主要传染源是鸽子，在鸽粪中大量存在。在正常人的体表、口腔、粪便中也可分离到该菌。是隐球菌中惟一致病的真菌，对人类而言是条件致病菌。可侵犯人类皮肤、黏膜、淋巴结、骨、内脏等，引起慢性炎症和脓肿，尤其易侵袭中枢神经系统，导致亚急性或慢性脑膜炎。

2. 白假丝酵母菌　即白色念珠菌，通常存在于人的体表与腔道中，当正常菌群失调或机体抵抗力降低时则引起疾病，属条件致病菌。白色念珠菌可侵犯人体许多部位，引起全身感染，如皮肤、黏膜、肺、肠、肾、脑。常见感染有以下几种类型：①皮肤黏膜感染，好发于皮肤潮湿、皱褶处，最常见的黏膜感染是新生儿鹅口疮；②内脏感染，主要有肺炎、支气管炎、食管炎、肠

> **考点提示**
>
> 衣原体、支原体、立克次体、螺旋体、放线菌及真菌的主要生物学特性及致病性。

炎、膀胱炎和肾盂肾炎等；③中枢神经感染，主要有脑膜炎、脑膜脑炎、脑脓肿等，预后不良。

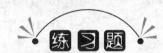

一、名词解释

立克次体　螺旋体　衣原体　真菌　菌丝　孢子

二、填空题

1. 钩端螺旋体的主要传染源和储存宿主是_____和_____，引起_____。

2. 梅毒螺旋体通过_____或_____传播，_____是梅毒的惟一传染源。

3. 流行性斑疹伤寒的病原体是_____，它的传播媒介是_____；地方性斑疹伤寒的病原体是_____。

4. _____是目前世界上致盲的第一位病因。

三、选择题

A 型题

1. 能独立生活的最小微生物是

   A. 细菌　　　　　　　　　　B. 立克次体

   C. 衣原体　　　　　　　　　D. 病毒

   E. 支原体

2. 放线菌常用于

   A. 食品生产　　　　　　　　B. 农业生产

   C. 制造抗生素　　　　　　　D. 遗传工程

   E. 以上都不对

3. 下列哪种疾病是由人虱传播的

   A. 恙虫病　　　　　　　　　B. 流行性斑疹伤寒

   C. 伤寒　　　　　　　　　　D. 沙眼

   E. 流脑

4. 下列哪种微生物具有独特的发育周期

   A. 支原体　　　　　　　　　B. 立克次体

   C. 衣原体　　　　　　　　　D. 病毒

   E. 螺旋体

5. 沙眼的病原体是

   A. 放线菌　　　　　　　　　B. 立克次体

   C. 衣原体　　　　　　　　　D. 病毒

E. 支原体

6. 黄曲霉毒素可引起

　　A. 真菌超敏反应性疾病　　　　B. 原发性肝癌

　　C. 致病性真菌感染　　　　　　D. 真菌中毒

　　E. 条件致病性真菌感染

7. 在放线菌感染的病灶组织及脓样物质中，肉眼可见的黄色小颗粒称为

　　A. 质粒　　　　　　　　　　　B. 硫黄样颗粒

　　C. Dane 颗粒　　　　　　　　　D. 异染颗粒

　　E. 包涵体

（谢会平）

病毒概述 /// 第六章

要点导航

掌握病毒的基本性状、致病性及感染。
熟悉病毒的致病机制及防治原则。
了解病毒感染的检查方法。

护理应用

通过病毒概述及常见病毒的学习，在护理操作中重视病毒性疾病的防治。

病毒是一种非细胞型微生物，个体微小，可通过细菌滤器；结构简单，由蛋白质和核酸组成，而且核酸只含一种类型（DNA 或 RNA）；因缺乏产生能量的酶系统，只能在活的易感细胞内以复制方式进行增殖。

病毒性感染涉及临床各科，危害极大。近75%的传染病是由病毒引起，而且传染性强，传播迅速，传播途径广泛，并发症复杂，后遗症严重，病死率高。而且过去认为是非传染性的疾病如糖尿病、高血压、心肌病、肿瘤等，现发现也与病毒有关，并不断发现新病毒引起人类疾患，如2003年流行的严重急性呼吸综合征（传染性非典型肺炎，SARS）引起了全球的关注。病毒性感染的诊治至今仍感困难，但特异性预防对病毒性感染却行之有效，1980年宣告在全世界范围内消灭了天花，20世纪末基本消灭危害极大的脊髓灰质炎病毒，都是接种疫苗的成果。今后，随着计划免疫的进一步推进，人类将会有效地控制病毒性疾病的发生与流行。

第一节　病毒的基本特性

一、病毒的大小与形态

病毒个体微小，通常以纳米（nm）作为测量单位。最大的病毒直径约300nm，如痘病毒，在光学显微镜下勉强可见，最小的病毒直径约20nm左右，如脊髓灰质炎病毒。绝大多数病毒小于150nm，必须用电子显微镜放大至数千倍至数万倍才能看到。

病毒的形态大致分五种类型。大多数病毒呈球形或近似于球形，少数呈杆状（植物病毒多见）、丝状体（如初分离时的流感病毒）、弹头状（如狂犬病病毒）、砖形（如痘类病毒）、蝌蚪形（如噬菌体）。（图6-1）

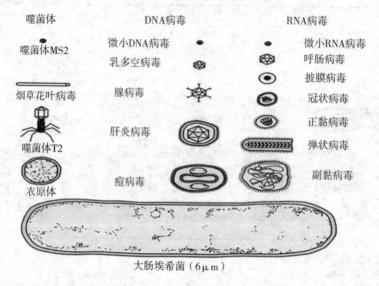

图6-1　病毒大小、形态及与其他微生物比较

二、病毒的化学组成与结构

病毒的化学组成主要由核酸和蛋白质组成。核酸构成病毒的核心，外面包绕一层由蛋白质组成的衣壳。核酸与衣壳组成核衣壳，核衣壳就是最简单的病毒。有些病毒在核衣壳外面还有一层包膜包绕（图6-2）。

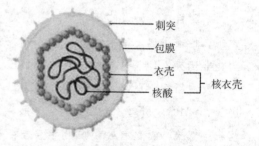

图6-2　病毒的结构示意图

1. 核心　只含有一种核酸（RNA 或DNA），构成病毒的基因组，携带着病毒的全部遗传信息，决定病毒的形态、复制增殖、遗传和变异以及病毒的感染等。由于核酸决定着病毒的感染性，故称感染性核酸，裸露的核酸易被核酸酶分解破坏，又不易吸附于细胞，故感染性较病毒体弱；但因不受相应病毒受体的限制，所以其感染宿主的范围则比病毒体广泛。

2. 衣壳　又称外壳或核壳，是包裹在病毒核酸外的蛋白质，由许多蛋白质亚单位，即多肽链构成的壳粒组成。由于病毒核酸的螺旋构型不同，外被衣壳的壳粒数量及排列方式也不同，病毒衣壳有三种对称形式，即立体对称型、螺旋对称型和复合对称型（图6-3）。

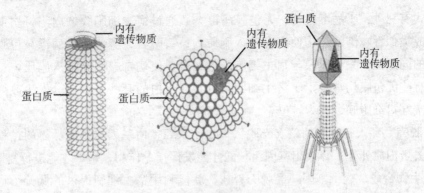

图6-3 病毒衣壳的三种对称类型

衣壳的主要生物学意义有：①保护病毒核酸，使其免受核酸酶和其他理化因素的破坏；②参与病毒的感染过程，病毒蛋白质可与宿主细胞膜上的受体特异性结合，介导病毒穿入细胞，这种特异性决定了病毒对宿主细胞的亲嗜性；③具有免疫原性，可刺激机体产生免疫应答；④构成病毒体的酶类，如乙型肝炎病毒的 DNA 聚合酶。

3. 包膜 有些病毒体在衣壳外还包着一层由脂蛋白和糖蛋白构成的保护膜，称为包膜，是病毒在成熟的过程中以出芽方式穿过宿主细胞膜时获得的。有些包膜表面有蛋白质性质的钉状突起，称为刺突或包膜子粒，如流感病毒的包膜上有血凝素和神经氨酸酶两种刺突。包膜的主要作用是保护病毒，维持病毒的完整性，并与病毒吸附宿主细胞有关；此外，包膜上的病毒蛋白质有免疫原性，可刺激宿主产生保护性抗体或引起病理性免疫反应。

三、病毒的增殖

病毒缺乏增殖所需的酶系统，必须在易感的活细胞内进行增殖。整个过程包括吸附、穿入、脱壳、生物合成、组装、成熟与释放五个阶段（图6-4），称为一个复制周期。病毒自侵入宿主细胞到产生新的子代病毒即完成一个复制周期，约需 10h 左右。

1. 吸附 病毒增殖的第一步就是吸附于易感细胞，即病毒体和易感细胞的特异性结合。吸附是特异的，不可逆的，这种特异性就决定了病毒嗜组织的特征。如艾滋病病毒包膜表面

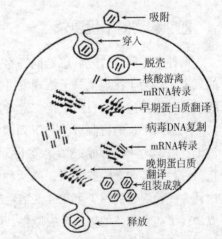

图6-4 病毒的复制周期

的糖蛋白可与 $CD4^+T$ 细胞上的 CD4 分子特异性结合；脊髓灰质炎病毒的衣壳蛋白可与人及灵长类动物细胞表面脂蛋白受体结合。

2. 穿入 吸附在易感细胞上的病毒，可通过不同方式进入细胞内，称为穿入。穿

入的方式有三种：①病毒胞饮，无包膜病毒一般通过宿主细胞膜的内陷将病毒包裹其中，形成类似吞噬泡的结构使病毒进入胞质内；②融合，有包膜的病毒靠包膜与宿主细胞膜的同源性，发生包膜与宿主细胞膜的融合，使病毒核衣壳进入胞质内；③转位作用，有些无包膜病毒吸附于宿主细胞膜，衣壳蛋白的某些多肽成分发生改变，使病毒可直接穿过细胞膜，称为转位。

3. 脱壳 穿入胞质中的核衣壳脱去蛋白质衣壳，使基因组核酸裸露的过程称为脱壳。脱去蛋白质外壳，释放出基因组核酸才能发挥指令作用，病毒才能进行复制。

4. 生物合成 病毒基因一经脱壳释放，就能利用宿主细胞提供的低分子物质合成大量的病毒核酸及结构蛋白等，此过程称为生物合成。指导病毒成分合成的程序包括病毒 mRNA 的转录、病毒复制子代病毒核酸、特异性 mRNA 翻译子代病毒结构蛋白及功能蛋白。此期仅合成子代病毒的组成元件，在细胞内查找不到完整的病毒体，故称为隐蔽期。

5. 组装与释放 子代病毒的核酸与蛋白质合成后，当衣壳蛋白达到一定浓度时，将聚合成衣壳并包装相应的核酸而形成核衣壳，成为子代病毒，称为组装。无包膜病毒组装成核衣壳即为成熟的病毒体，有包膜病毒一般是在细胞核内或细胞质内组装成核衣壳，然后以出芽形式释放时再包上宿主细胞的核膜或胞质膜才为成熟的病毒体。成熟病毒向细胞外释放有两种方式：一种是破胞释放，无包膜的病毒在宿主细胞内经复制周期可增殖数百至数千个子代病毒，致使细胞破裂而一次性将病毒全部释放至胞外；另一种是芽生释放，有包膜的病毒在宿主细胞内复制时，细胞膜上会出现病毒基因编码的抗原物质，这些位置也是核衣壳出芽的位置。

四、病毒的干扰现象

两种病毒同时或先后感染同一宿主细胞时，可发生一种病毒抑制另一种病毒增殖的现象，称为干扰现象。干扰现象可发生在不同的病毒之间，也可发生在同种、同型间，甚至同株病毒的自身干扰。常常是先进入的干扰后进入的，死的干扰活的。

病毒间干扰的机制可能与下列因素有关：①病毒诱导宿主细胞产生干扰素，抑制被干扰病毒的生物合成；②竞争干扰，即一种病毒破坏宿主细胞的表面受体，因而阻止另一种病毒的吸附或穿入，或两种病毒竞争同一作用底物；③改变宿主细胞的代谢途径，一种病毒的感染可能改变宿主细胞的代谢，从而阻止第二种病毒 mRNA 的翻译，或消耗了宿主细胞的生物合成原料、酶等，抑制被干扰病毒的生物合成。

干扰现象是机体非特异性免疫的重要部分，能阻止病毒感染，干扰素的作用先于病毒抗体产生之前。用干扰现象指导疫苗的合理使用，避免发生干扰现象，以免影响疫苗的免疫效果。

五、病毒的抵抗力

病毒受理化因素作用而失去感染性，称为病毒的灭活。一般而言，灭活的病毒仍能保持其他的特性，如抗原性、红细胞吸附等。

（一）物理因素

1. 温度 大多数病毒耐冷不耐热。56℃30min 或 100℃ 几秒钟即可灭活病毒。室温下保存亦能使病毒迅速灭活。长期保存病毒应在 –70℃ 低温冰箱中或液氮温度（–196℃）条件下，病毒感染性可保持数月至数年。

2. 辐射 X 线、γ 射线、紫外线等均可使病毒灭活。X 线与 γ 射线使核苷酸链发生致死性断裂，而紫外线照射可使核苷酸链形成胸腺嘧啶二聚体抑制病毒核酸的复制。

3. pH 大多数病毒在 pH 6 ~ 8 的范围内比较稳定，而在 pH 5.0 以下或 pH 9.0 以上迅速灭活，但各种病毒对 pH 的耐受性有很大的不同。保存病毒标本常用 50% 的中性甘油盐水。

（二）化学因素

1. 脂溶剂 有包膜的病毒体因包膜富含脂类，故对乙醚、三氯甲烷、丙酮、去氧胆酸盐等脂溶剂敏感而使其灭活。借此可以鉴别包膜病毒和无包膜病毒，无包膜病毒对脂溶剂有抗性。

2. 消毒剂 病毒对各种氧化剂、酚类、醇类物质敏感，H_2O_2、高锰酸钾、甲醛、苯酚、过氧乙酸等均可灭活病毒。

3. 抗生素和中草药 病毒对抗生素不敏感，有些中草药如板蓝根、大青叶、大黄、贯众等对某些病毒有抑制作用。

六、病毒的遗传变异

病毒和其他生物一样具有遗传变异的生命特征。在自然条件或人工实验条件下，其生物学性状可发生变异。医学上重要的变异有下列两方面。

1. 抗原性变异 在自然界中，有些病毒容易发生抗原性变异，如甲型流感病毒包膜表面的血凝素和神经氨酸酶抗原均较容易发生变异，使其引起的疾病容易暴发流行。

2. 毒力变异 指病毒对宿主致病性的变异，即病毒从强毒株变为弱毒株或无毒株，或者相反的变异。人工制备活疫苗就是根据病毒的毒力变异的原理进行的。

七、病毒的分类

病毒的分类方法很多，根据其寄生的宿主可分为动物病毒、植物病毒、昆虫病毒和细菌病毒等。与人类疾病相关的是脊椎动物病毒，对脊椎动物病毒的分类目前常用以下两种方法。

（一）生物学分类法

由于病毒只含一种类型的核酸，因此可分为 DNA 病毒和 RNA 病毒两大类。

（二）临床分类法

可根据病毒感染靶细胞及靶器官的特性和传播途径分类，即根据病毒引起人类疾病的临床特点进行分类。

1. 呼吸道病毒 经呼吸道传播，引起呼吸道感染的病毒，如流感病毒、风疹病毒、麻疹病毒等。

2. 肠道病毒 经粪－口途径传播，在消化道初步增殖，进而侵犯神经组织等其他器官，如脊髓灰质炎病毒。经消化道感染的病毒中也有引起胃肠道疾患的，称胃肠炎病毒，如轮状病毒。

3. 肝炎病毒 为嗜肝病毒，可引起人类各种肝炎，如甲、乙、丙等型肝炎病毒。

4. 虫媒病毒 以昆虫为媒介传播，多为嗜神经病毒，如流行性乙型脑炎病毒、汉坦病毒等。

5. 皮肤黏膜感染病毒 经直接或间接接触感染，包括性传播的病毒，如疱疹病毒、人类免疫缺陷病毒、人乳头瘤病毒等。

6. 肿瘤病毒 病毒感染后引起良性或恶性肿瘤的病毒，如 EB 病毒、HBV、人类白血病病毒等。

第二节　病毒的致病性、感染及防治原则

病毒侵入机体并在易感细胞内复制增殖，与机体发生相互作用的过程称为病毒感染。由于病毒无细胞结构，其一切生命活动都表现在和宿主细胞的相互关系上。病毒感染诱发的免疫应答，可以保护机体，也可以造成机体的损伤，是病毒重要的致病机制。

一、病毒的感染方式与途径

在自然条件下，皮肤黏膜是病毒入侵机体的重要门户。病毒感染在人群个体之间的传播，也包括由媒介动物参与的传播，称为水平传播；病毒从亲代直接传给子代称为垂直传播。两种方式传播的病毒又分别通过各种途径进入机体，引起感染。

（一）水平传播

1. 经皮肤传播 有些病毒可通过破损皮肤侵入机体而致病，如被狂犬咬伤而感染的狂犬病病毒；经昆虫叮咬而感染的流行性乙型脑炎病毒等。

2. 经黏膜表面传播 多数病毒可经呼吸道、消化道侵入机体，黏膜表面的上皮为某些病毒最先增殖的部位。有些病毒感染可局限于呼吸道、消化道的黏膜，引起呼吸道或消化道疾病，如流感病毒、轮状病毒等；有的病毒也可扩散到邻近组织和淋巴管，并进入血流，引起病毒血症，病毒经血到达靶细胞或器官，在其中大量增殖而出现典型症状，如脊髓灰质炎病毒、麻疹病毒、风疹病毒等。

3. 医源性传播 经输血、注射、拔牙等口腔科处置、手术、器官移植等，病毒经血感染，如乙型肝炎病毒、丙型肝炎病毒等。

（二）垂直传播

垂直传播是病毒感染的特点之一，其他微生物很少以这种方式传播。广义的垂直传播还包括母亲与新生儿之间的传播。垂直感染主要通过两种方式：一是通过胎盘传播，如风疹病毒、巨细胞病毒、人类免疫缺陷病毒等；另一是分娩时妇女产道的病毒感染新生儿，如疱疹病毒 2 型、人类免疫缺陷病毒等通过产道感染新生儿，并可成为病毒的终身携带者。

二、病毒的致病机制

（一）病毒对宿主细胞的直接作用

病毒为严格的细胞内寄生微生物，一方面病毒利用细胞提供的原料和代谢酶等在细胞内大量复制增殖，影响细胞的活力；另一方面病毒能作用于细胞的遗传物质，引起细胞的转化与凋亡。

1. 杀细胞效应 病毒在细胞内增殖引起细胞裂解死亡，称为杀细胞感染，多见于无包膜病毒，如脊髓灰质炎病毒、腺病毒等。其杀细胞机制有：①阻断细胞大分子合成，如阻断 DNA、RNA 和蛋白质的合成使细胞死亡；②病毒蛋白的本身毒性使细胞破坏；③病毒感染后可导致细胞溶酶体破坏，释放溶酶体酶致细胞自溶；④病毒对宿主细胞的非特异性损伤，使细胞膜、内质网、线粒体、核糖体、细胞核等细胞器均有损伤。

2. 稳定状态感染 又称非杀细胞性感染，多见于有包膜病毒，如流感病毒、麻疹病毒等。非杀细胞病毒在宿主细胞内增殖，不阻碍细胞本身的代谢，复制成熟的子代病毒以出芽方式从感染的宿主细胞逐个释放，并不破坏细胞，而且受感染细胞还可分裂繁殖；但细胞经多次出芽释放病毒之后，最终细胞仍不免于死亡。

3. 包涵体形成 在某些病毒感染细胞的细胞质或细胞核内可出现用光学显微镜看到的嗜酸性或嗜碱性，圆形、椭圆形或不规则形的斑块结构，称为包涵体。病毒包涵体含有病毒颗粒或装配的病毒成分等。可破坏细胞的正常结构和功能，有时可致细胞死亡。不同病毒所形成的包涵体特征各异，故在诊断某些病毒感染时具有鉴别作用。

4. 细胞转化 某些病毒 DNA 或其片段整合到宿主细胞的 DNA 中，使宿主细胞的遗传性状发生改变，甚至发生恶性转化，成为肿瘤细胞。因此，病毒与肿瘤密切相关。

5. 细胞凋亡 病毒感染细胞后，可引起细胞凋亡，使细胞质收缩、核染色体裂解等，如疱疹病毒、逆转录病毒等。

（二）病毒感染的免疫病理损伤

在病毒感染中，常见免疫病理导致的组织损伤。诱发免疫病理的抗原，除病毒外尚有因病毒感染而产生的自身抗原。此外，有些病毒可直接侵犯免疫细胞或免疫器官，破坏其免疫功能。

1. 体液免疫病理损伤 许多病毒侵入细胞后，能诱发细胞表面出现新抗原，这种抗原与相应抗体结合，在补体参与下或由抗体依赖性细胞介导的细胞毒作用，即引起Ⅱ型超敏反应致免疫病理损伤。另外，有些病毒感染后，病毒抗原与相应抗体结合形成中等大小的免疫复合物，通过Ⅲ型超敏反应造成局部组织损伤。

2. 细胞免疫病理损伤　细胞免疫在病毒感染的恢复上起着重要作用，但也可成为病毒感染损伤的机制之一。

3. 病毒直接损伤淋巴细胞或淋巴器官　如人类免疫缺陷病毒直接杀伤 CD4$^+$ 的辅助性 T 细胞，使 CD4$^+$T 细胞减少导致获得性免疫缺陷综合征（AIDS，艾滋病）。

三、病毒感染的类型

病毒侵入机体后，由于病毒种类、毒力和机体的免疫力等不同，可呈现不同的感染类型。根据有无临床症状可分为显性感染和隐性感染，从病毒在机体内感染的特点和滞留时间可分为急性感染和持续性感染，后者又分为慢性感染、潜伏感染和慢发感染。

（一）隐性感染

病毒侵入机体不引起临床症状的感染称隐性感染或亚临床感染。大多数病毒感染为隐性感染，隐性感染虽不出现临床症状，但仍可获得免疫力，隐性感染者尚有传染性。

（二）显性感染

病毒侵入机体引起明显临床症状的感染称为显性感染。显性感染可表现在局部（如腮腺炎），也可表现为全身感染。

1. 急性感染　一般是潜伏期短，发病急，病程短，疾病痊愈后，病毒在体内迅速消失。

2. 持续性感染　病毒在宿主体内持续存在数月、数年，数十年甚至终身，其潜伏期长，发病慢，恢复也很慢。按不同的临床表现可分为以下三种。

（1）慢性感染　急性或隐性感染后，病毒未能完全清除，仍持续存在于血液或组织中，可经常地或间歇地增殖并排出体外，病程长达数月至数年，如 HBV 引起的慢性肝炎等。

（2）潜伏感染　原发感染后，病毒未被消除，可长期潜伏在机体的某种组织或器官内，机体与病毒处于相对平衡状态，不出现临床症状。若平衡被破坏，则病毒增殖并出现明显的临床症状，如单纯疱疹病毒可潜伏于三叉神经节引起唇疱疹；水痘－带状疱疹病毒可潜伏于脊髓后根神经节及颅神经的感觉神经节，引起带状疱疹。

（3）慢发感染　又称慢发病毒感染，其特点是潜伏期长，可达数年或数十年，一旦出现症状，其疾病则呈亚急性进行性加重，甚至死亡，如人类免疫缺陷病毒（HIV）感染所致的艾滋病（AIDS）。

（4）急性病毒感染的迟发并发症　急性感染后 1 年或数年，发生致死性的病毒性疾病，如麻疹病毒急性感染后，经若干年出现的亚急性硬化性全脑炎（SSPE）。

四、抗病毒免疫

机体抗病毒免疫同样包括非特异性免疫和特异性免疫，它们相互配合，共同发挥作用。

（一）非特异性免疫

病毒感染后首先发挥防御作用的是非特异性免疫，机体的非特异性免疫对病毒感染均有一定的作用，其中主要是干扰素的作用。干扰素是由病毒或干扰素诱发剂等刺激体细胞及巨噬细胞、单核－吞噬细胞、淋巴细胞等多种细胞产生的一种糖蛋白，具有抗病毒、抗肿瘤、免疫调节等作用。由人的细胞诱生的干扰素有 α、β、γ 三型，其中 α、β 两型性状相似，称为 I 型干扰素，γ 干扰素为 II 型干扰素。α 干扰素是由粒细胞等产生的，β 干扰素是由成纤维细胞产生的，γ 干扰素是由 T 细胞产生的。

（二）特异性免疫

1. 体液免疫的作用　对病毒抗原产生的抗体主要为 IgG、IgM 和 IgA 三类，它们具有免疫保护作用，即中和作用、补体结合作用和血凝抑制作用等。IgG 是主要的抗病毒中和抗体，能与病毒表面的抗原结合，阻止病毒的吸附和穿入，并可防止病毒通过血液散播，激活补体发挥溶细胞作用、调理作用和抗体依赖性细胞介导的细胞毒（ADCC）作用。分泌型 IgA 主要存在于黏膜分泌液中，具有中和病毒和局部抗病毒作用。IgM 产生最早，中和作用不及 IgG；IgM 不能通过胎盘，如新生儿血中检出 IgM 抗体，可诊断为子宫内感染。

2. 细胞免疫的作用　当病毒侵入细胞后，其抗体的作用就受到限制，主要依靠细胞免疫发挥作用。其主要机制是通过细胞毒性 T 细胞分泌穿孔素将靶细胞膜穿出许多小孔，另外分泌一种细胞毒素可降解靶细胞的细胞核而达到杀病毒的目的。炎性 T 细胞可释放淋巴因子活化吞噬细胞、增强 NK 细胞的杀伤作用，从而终止病毒的感染。

五、病毒感染的检查方法

（一）标本的采集与送检

标本的正确采集与迅速送检是病毒感染诊断成功的关键。

1. 标本的采集　依据临床症状、病期及检测的目的采取不同的标本。由于发病早期容易检出病毒，故应及早采集标本。根据病毒感染部位采取不同的标本，如呼吸道感染采取鼻咽部分泌物及痰液，肠道感染采取粪便，皮肤感染采取局部渗出液，颅内感染采取脑脊液。此外，还可采取血液、尿液、唾液、子宫颈及阴道分泌物、脱落细胞、活体组织等。采集标本时应严格无菌操作，避免杂菌污染标本。

2. 标本的处理　采取的标本应置入无菌器皿立即送检。对本身带有杂菌的标本，如粪便、痰液等应进行抗生素除菌处理。对不能立即送检的标本，应置入含有抗生素的 50% 甘油缓冲盐水中，低温下保存送检。若暂时不能检查或分离培养时应将标本存放在 −70℃ 低温冰箱或液氮罐内保存。为了提高病毒及其成分的检出率，可对标本进行离心沉淀，这样可将病毒浓缩集中，提高检出率。

（二）病毒的分离培养与鉴定

由于病毒具有严格的细胞内寄生性，故应根据病毒要求的不同而选用敏感动物、鸡胚或组织细胞培养进行病毒的分离与鉴定。目前最常用的病毒分离培养方法是细胞培养法。

六、病毒感染的防治原则

（一）免疫预防

人工免疫对预防病毒性感染具有重要意义。尽管病毒感染的诊断和治疗目前仍较困难，但免疫预防极为奏效。

1. 人工主动免疫 实践证明，应用疫苗接种的人工主动免疫法，可以达到预防多种病毒性疾病的目的。目前常用的疫苗有以下四种。

（1）灭活疫苗 如流行性乙型脑炎疫苗、狂犬病疫苗、流感疫苗等。

（2）减毒活疫苗 如脊髓灰质炎疫苗、麻疹疫苗、流行性腮腺炎疫苗、风疹疫苗等。活疫苗使用效果好，但具有一定的潜在危险性。

（3）亚单位疫苗 用化学试剂裂解病毒，除去核酸后，提取其衣壳或包膜上的亚单位制成疫苗。

（4）多肽疫苗 多肽疫苗较亚单位疫苗含有更少的病毒核酸和宿主蛋白，进一步提高了疫苗的安全性。

2. 人工被动免疫 常用的人工被动免疫制剂有胎盘丙种球蛋白、健康人血清丙种球蛋白、转移因子等。注射丙种球蛋白对传染性肝炎、麻疹、脊髓灰质炎等疾病是一种紧急预防措施。近年来，有人用高效价抗乙型肝炎表面抗原的免疫球蛋白预防乙型肝炎有一定的效果。

（二）病毒感染的治疗

1. 抗病毒的化学制剂 由于病毒只能在细胞内增殖，因此，抗病毒药物必须能穿入细胞，并选择性地抑制病毒在细胞内的复制而不损害或少损害宿主细胞。所以，理想的抗病毒药是很难制备的，这就给病毒感染的治疗带来了困难。至今国际上仅有数种抗病毒的药物被采用。

（1）金刚烷胺 抑制病毒脱壳。

（2）阿昔洛韦 又名无环鸟苷，能选择性作用于疱疹病毒，抑制 DNA 聚合酶和 DNA 合成，多用于治疗唇疱疹、生殖器疱疹、新生儿疱疹。

（3）更昔洛韦 作用类似于阿昔洛韦，对单纯疱疹病毒的疗效比阿昔洛韦好，且对细胞的毒性比较小。

（4）利巴韦林 为抑制病毒核酸复制的核苷类药物，主要用于 RNA 病毒感染的治疗，但因其对细胞核酸也有抑制作用，故不良反应较多。

（5）碘苷 又名疱疹净，为抑制病毒核酸复制的核苷类药物。全身应用毒性较大，限于局部用药，常用于眼疱疹的治疗。

（6）阿糖腺苷 为抑制病毒核酸复制的核苷类药物，主要用于疱疹性脑炎、新生儿疱疹和带状疱疹的治疗，也可用于乙型肝炎的治疗。

2. 抗病毒感染的生物制剂

（1）干扰素 具有广谱抗病毒作用，常用的为白细胞产生的干扰素，其不良反应小。

（2）干扰素诱生剂 具有广谱抗病毒、诱生干扰素和免疫促进作用。

3. 抗病毒的中草药 经实践发现，中医中药在防治病毒感染方面有一定的效果，尤其是在提高机体抗病毒能力方面有独到之处，有着广阔的研究前景。目前已知板蓝根、贯众、冬虫夏草、大青叶、苍术、艾叶等中草药对多种病毒都有抑制作用。

考点提示

病毒的主要生物学性状、病毒感染的类型及病毒感染的防治原则。

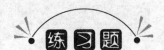

练习题

一、名词解释

病毒的干扰现象 垂直感染 包涵体

二、填空题

1. 病毒的基本结构是由_____和_____组成。

2. 病毒的复制包括_____、_____、_____、_____和_____五个阶段。

3. 病毒的感染方式有_____和_____感染。

三、选择题

A 型题

1. 引起人类传染病最常见的微生物是

　　A. 病毒　　　　　　　　　　　B. 细菌

　　C. 衣原体　　　　　　　　　　D. 支原体

　　E. 立克次体

2. 病毒的增殖方式是

　　A. 有丝分裂　　　　　　　　　B. 复制

    C. 二分裂   D. 芽生

    E. 裂殖

3. 水平感染不包括经

    A. 呼吸道   B. 消化道

    C. 血液   D. 胎盘

    E. 皮肤接触

4. 下列哪项不是病毒的特征

    A. 对干扰素敏感   B. 非细胞结构

    C. 只含一种类型核酸   D. 可在任何活细胞内增殖

    E. 对抗生素不敏感

5. 构成病毒核心的化学成分是

    A. 磷酸   B. 类脂

    C. 蛋白质   D. 核酸

    E. 肽聚糖

（谢会平）

常见病毒 /// 第七章

要点导航

　　掌握呼吸道病毒、消化道病毒、肝炎病毒、HIV等的形态结构和抗原组成、致病性和防治原则。
　　熟悉各种病毒的实验室检测。

护理应用

　　通过学习相关病毒的知识，理解护理技能操作中需严格进行隔离制度，防止医院内交叉感染，并能做到对患者热心、关心，尊重患者，不歧视患者。

第一节　呼吸道病毒

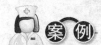 **案例**

　　据2013年1月10日有关报道，近日，流感风暴横扫美国41个州，至少18人死亡。在波士顿，病例就有700例，与往年相比增长了10倍，波士顿进入公共卫生紧急状态。主要由甲型流感H3N2病毒引起感染，感染后出现严重症状甚至死亡。一般通过打喷嚏、咳嗽和物理接触方式传播。

　　呼吸道病毒是指以呼吸道为传播途径，引起呼吸道局部感染或全身感染的病毒。急性呼吸道感染中90%以上是由病毒引起，传染源主要是患者或病毒携带者，经飞沫传播，传染性强。主要呼吸道病毒及其所致疾病见表7-1。

表7-1　呼吸道病毒及其引起的疾病

科	种	引起的主要疾病
正黏病毒	甲、乙、丙型流感病毒	流感
副黏病毒	副流感病毒1~5型	普通感冒、支气管炎

续表

科	种	引起的主要疾病
副黏病毒	麻疹病毒	麻疹
	腮腺炎病毒	流行性腮腺炎
	呼吸道合胞病毒	婴儿支气管炎、支气管肺炎
	间质性肺炎病毒	间质性肺炎
披膜病毒	风疹病毒	风疹、先天性风疹综合征
小 RNA 病毒	鼻病毒	普通感冒、急性上呼吸道感染
冠状病毒	冠状病毒	普通感冒、咽喉炎、胃肠炎
	SARS 病毒	严重急性呼吸综合征（SARS）
腺病毒	腺病毒	小儿肺炎

一、流行性感冒病毒

流行性感冒病毒简称流感病毒，是引起流行性感冒（流感）的病原体，属于正黏病毒科。除引起人感染外，还可感染禽、畜等。

（一）生物学特性

1. 形态与结构 流感病毒呈球形或丝状。球形的直径为 80～120nm，自患者新分离株多为丝状或杆状。流感病毒核酸为单股负链 RNA，由核心和衣壳组成的核衣壳呈螺旋对称型，有包膜和刺突（图 7 - 1）。

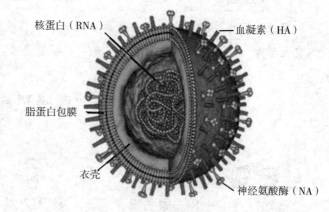

图 7 - 1　流感病毒结构示意

（1）核心　为单股 RNA。由于 RNA 分节段复制，导致病毒在装配成熟过程中易发生基因重组而引起新的病毒株出现，这也是流感病毒易发生变异的原因。

（2）核蛋白　构成病毒的衣壳，为螺旋对称型。核蛋白抗原性稳定，很少变异，决定流感病毒的型特异性，其抗体无中和作用。

（3）包膜　有两层结构。内层为基质蛋白 M_1，其抗原性稳定，具有型特异性，其抗体不具有中和作用。内层增加了病毒包膜的韧性和完整性。外层来源于宿主细胞膜，为脂质双层膜，其中嵌有膜蛋白（M_2），形成膜通道，有利于脱壳和 HA 的产生。

（4）刺突　为糖蛋白成分，包括血凝素（HA）和神经氨酸酶（NA）两种。HA 可使鸡、豚鼠和人的红细胞凝集。HA 有抗原性，可刺激机体产生相应抗体。HA 的抗原性易发生改变，据 HA 抗原性不同可将甲型流感病毒分为多种亚型。NA 也能刺激机体产生相应抗体。NA 的抗原性不稳定，易变异，与 HA 一起将甲型流感病毒分为多个亚型。

2. 抗原结构与分型 根据核蛋白和 M 蛋白的不同，流感病毒分为三型：甲型、乙型和丙型。甲型流感病毒根据其表面 HA 和 NA 的不同分为多个亚型。目前发现 HA 有 15 种（$H_1 \sim H_{15}$）、NA 有 9 种（$N_1 \sim N_9$）。不同 HA 和 NA 构成的亚型均可从禽类中分离到。人间流行的主要是 H_1、H_2、H_3 和 N_1、N_2 构成的亚型，但 H_5N_1、H_9N_2、H_7N_9 禽流感病毒感染人的情况已有。乙型和丙型的亚型还未发现。

3. 抗原变异与流行的关系 流感病毒的抗原变异主要是表面抗原 HA 和 NA 的变异，有抗原性漂移和抗原性转变两种形式。抗原变异主要发生在甲型，乙型和丙型抗原性较稳定。

（1）抗原性漂移 为小幅度变异，属于量变，既亚型内变异。可引起流感小流行。

（2）抗原性转变 变异幅度大，为质变，病毒表面抗原结构发生一种或两种变异，引起新亚型的出现（$H_2N_2 \rightarrow H_3N_2$）。由于人群普遍对新亚型缺乏免疫力，易引起流感大流行。

甲型流感病毒因抗原发生重大变异，曾经引起过数次世界性大流行（表7-2）。乙型和丙型因无新亚型出现，只引起局部流行和散发。

表 7-2 甲型流感病毒变异引起的大流行

流行年代	抗原结构	代表病毒株*
1930 ~ 1946	H_0N_1	A/PR/8/34（H_0N_1）
1946 ~ 1957	H_1N_1	A/FM/1/47（H_1N_1）
1957 ~ 1968	H_2N_2	A/Singapore/1/57（H_2N_2）
1968 ~ 1977	H_3N_2	A/Hongkong/1/68（H_3N_2）
1977 ~	H_3N_2，H_1N_1	A/USSR/90/77（H_1N_1）

*代表病毒株命名法：型别/分离地点/毒株序号/分离年代（亚型）

4. 培养特性 流感病毒可用鸡胚或组织细胞培养。初次分离常接种于鸡胚羊膜腔，传代接种于尿囊腔，用红细胞凝集试验检测羊水或尿囊液可了解病毒增殖情况。

5. 抵抗力 抵抗力较弱，经 56℃30min 即被灭活。病毒在室温下传染性很快丧失，对干燥、日光、紫外线及化学药物敏感。

（二）致病性与免疫性

流感病毒的传染源主要是患者，其次为隐性感染者。感染动物亦可作为传染源感染人类。主要传播途径是呼吸道传播，病毒经飞沫或气溶胶侵入人体，偶尔可经间接接触感染。

病毒传染性强，人群普遍易感，故流感易流行。病毒侵入人体后仅在局部增殖，不侵入血液。病毒在呼吸道局部上皮细胞内增殖后引起局部黏膜充血水肿、细胞变性坏死脱落、分泌物增多等，严重者可延及下呼吸道引起病毒性肺炎。

机体感染后经 1～4d 的潜伏期，突然发病，出现畏寒、头疼、发热、肌痛、乏力、鼻塞、流涕、咽痛和咳嗽等症状。体温可高达38℃～40℃，持续 1～5d。全身症状的出现与病毒感染后引起免疫细胞释放淋巴因子有关。流感具有自限性，若无并发症，5～7d 后痊愈。年老体弱、免疫力低下、心肺功能不全者和婴幼儿可并发细菌感染，特别是肺炎，常危及生命。继发感染的细菌主要有肺炎链球菌、金黄色葡萄球菌及流感嗜血杆菌等。

流感病毒感染后，体内能产生相应抗体。抗 HA 为中和抗体，包括 IgG、IgM 和 SIgA。抗 HA 对同一亚型病毒的感染有抵抗作用，免疫力牢固，但对其他亚型无交叉免疫能力。抗 NA 无中和作用，但有利于减轻病情和阻止病毒播散。此外，机体感染后亦能产生特异性 T 淋巴细胞，产生细胞免疫效应。

（三）微生物学检查

流感病例可根据流行情况和典型临床表现作出临床诊断。实验室检查主要用于流行病学调查和病毒型别鉴定，常用病毒分离培养、血清学诊断和快速诊断方法。

1. 病毒的分离与鉴定 取咽试子或咽漱液接种于鸡胚羊膜腔或尿囊腔，孵育 3～4d 后，以羊水或尿囊液作血凝试验。试验阳性者再进行血凝抑制试验，鉴定型别。

2. 血清学诊断 常用血凝抑制试验检测抗体。取患者急性期（发病5d 内）和恢复期（病程 2～4 周）双份血清作血凝抑制试验，若恢复期血清效价较急性期生高 4 倍或 4 倍以上，即有诊断意义。

3. 快速诊断 有间接或直接免疫荧光法、ELISA 法、查呼吸道脱落细胞中的病毒抗原等。

（四）防治原则

以预防为主，早期发现患者，及时隔离治疗。加强锻炼，提高自身免疫力。流感流行期间对公共场所进行空气消毒等，以防发生大流行。接种疫苗是预防流感最有效的方法，但疫苗必须与当前流行株的型别基本相同。

目前对流感尚无特效药物，盐酸金刚烷胺和甲基金刚烷胺对甲型流感病毒有一定抑制作用，可用于流感预防和早期治疗。

 知识链接

禽流感是由流感病毒的亚型（如 H5N1、H7N9 等）感染引起。H5N1 为高致病性禽流感病毒，1997 年，首次从中国香港一 3 岁儿童的流感死亡病例标本中分离鉴定出。那次禽流感暴发，共有 18 个人受到传染，6 人死亡，香港杀鸡 150 万只。达菲对人感染 H5N1 治疗有效。最有效的方法预防方法是研制并使用疫苗。

2013 年 3 月 31 日，据我国卫生部门通报，在我国上海和安徽发现 3 例感染 H7N9 禽流感病例，之后陆续在江苏、浙江、湖南等省有病例报道，截至 2013 年 4 月 27 日 19 时，全国共确诊 H7N9 禽流感病例 121 人，其中死亡 23 人。

二、麻疹病毒

麻疹病毒是麻疹的病原体，属于副黏病毒科。麻疹是小儿常见急性呼吸道传染病之一，易感年龄为6个月至5岁小儿，6个月以内幼儿因从母体获得特异性IgG，具有一定抗麻疹免疫力。未接种疫苗的易感者感染后发病率几乎100%。我国自1965年使用疫苗以来，麻疹的发病率显著下降。麻疹是世界卫生组织计划消灭的传染病之一。

（一）生物学特性

1. 形态与结构 麻疹病毒呈球形或丝状，直径120～250nm。核心为单负链RNA，不分节段。核衣壳为螺旋对称型，有包膜，包膜上有血凝素（HA）和血溶素（HL）两种刺突。HA只能凝集猴红细胞，并能与宿主细胞受体结合而吸附宿主细胞。HL具有溶血作用，并能引起细胞融合形成多核巨细胞。

2. 培养 麻疹病毒可在细胞内增殖，常用的培养细胞有人胚肾细胞、HeLa细胞等，细胞可出现融合、多核巨细胞病变。在宿主细胞的胞质和胞核内可见嗜酸性包涵体。

3. 抗原性 麻疹病毒的抗原性稳定，只有一个血清型。HA和HL为中和抗原，可诱导机体产生相应中和抗体。

4. 抵抗力 对理化因素抵抗力较弱，经56℃30min可被灭活，对一般消毒剂和脂溶剂敏感，对日光、紫外线也敏感。

（二）致病性与免疫性

传染源是急性期患者，在出疹前、后4～5d传染性最强。病毒经飞沫直接传染，也可经玩具、用具等间接接触传染。潜伏期9～12d。

病毒首先在呼吸道上皮细胞中增殖，继而侵入淋巴结增殖后入血，形成第一次病毒血症。病毒随血液到达全身淋巴组织和单核－吞噬系统细胞内增殖，再次侵入血液，形成第二次病毒血症。此时由于眼结膜、口鼻黏膜、呼吸道黏膜、小血管等处均受病毒侵入而发生病变，临床表现出发热、畏光、流涕、咳嗽、眼结膜充血等。口腔颊黏膜上出现中心灰白、外绕红晕的黏膜斑（Koplik斑），对临床早期诊断有意义。随后1～3d出现特征性红色斑丘疹，先头面部，然后颈部、躯干，最后四肢。皮疹出齐后24h，体温下降，呼吸道症状逐渐消退，皮疹边暗，有色素沉着。麻疹一般可自愈，但由于发病中患者免疫力下降，易并发细菌感染，引起肺炎、支气管炎、中耳炎等，肺炎是麻疹患者死亡的主要原因之一。

此外，少数麻疹患者（约1/10000）在痊愈后多年（平均7年），出现亚急性硬化性全脑炎（SSPE）。SSPE是麻疹晚期中枢神经并发症，患者大脑功能逐渐衰退，表现为反应迟钝、精神异常、运动障碍，最终昏迷、死亡。从发病到死亡1～2年。现认为患者脑组织中存在麻疹缺陷病毒，是其发病的原因。

麻疹病后可获得持久免疫力，包括体液免疫和细胞免疫，以细胞免疫为主。机体感染后产生的 HA 抗体和 HL 抗体有中和病毒的作用。

（三）微生物学检查

典型麻疹病例根据临床表现即可诊断，常用实验室检查方法有以下两种。

1. 病毒分离　取患者呼吸道分泌物，接种与人胚肾、猴肾或人羊膜细胞中培养，7～10d 后观察细胞病变情况和包涵体。用荧光抗体法测检测培养物中抗原，进行病毒鉴定。

2. 血清学检查　取患者急性期和恢复期双份血清测特异性抗体，若恢复期抗体效价比早期高 4 倍以上即有诊断意义。

（四）防治原则

对儿童进行麻疹减毒活疫苗的接种是预防麻疹的主要措施。对 8 月龄婴儿做初次接种，学龄前再加强 1 次。接种后抗体阳性率可达 90% 以上，免疫力可维持 10～15 年。

对已接触患者的易感儿童，应紧急注射丙种球蛋白或胎盘球蛋白，进行人工被动免疫，可防止发病或减轻症状。

三、腮腺炎病毒

腮腺炎病毒是流行性腮腺炎的病原体，属于副黏病毒科。病毒呈球形，直径为 100～200nm，核酸为单负链 RNA，核衣壳为螺旋对称型。有胞膜，胞膜上有刺突，为糖蛋白成分。腮腺炎病毒只有一个血清型。病毒可在鸡胚羊膜腔中增殖，在猴肾等细胞中增殖后可引起细胞融合，形成多核巨细胞。抵抗力较弱，经 56℃30min 可被灭活，对乙醚、三氯甲烷等脂溶剂和紫外线均敏感。

人是腮腺炎病毒的惟一宿主，传染源是患者和病毒携带者，经飞沫传播，引起流行性腮腺炎。易感者为 5～14 岁儿童，好发于冬春季节。病毒首先侵入呼吸道上皮细胞并在其中增殖，随后进入血液，形成病毒血症，病毒随血液扩散至其他器官如睾丸、卵巢、胰腺等，引起相应症状。潜伏期 1～3 周，临床主要表现为一侧或两侧腮腺肿大、疼痛，并伴有发热、乏力等，病程 1～2 周。部分患者可并发睾丸炎、卵巢炎及病毒性脑炎，并发睾丸炎可致男性不育症。病后可获得牢固免疫力。

临床对典型病例无需作实验室检查。必要时，可作病毒分离培养或血清血试验以明确诊断。

对于腮腺炎患者应及时隔离，防止传播。接种疫苗是有效的预防方法。目前我国使用的是单价减毒活疫苗，1 岁时初种，2 岁及学龄前各加强一次。国外有的使用腮腺炎病毒、麻疹病毒和风疹病毒组成的三价疫苗（MMR），取得了较好的效果。我国的三价疫苗正在研制中。对患者目前尚无有效药物治疗。

四、冠状病毒

冠状病毒属于冠状病毒科、冠状病毒属，包括人冠状病毒和多种动物冠状病毒。人冠状病毒是引起普通感冒的主要病原体，也可引起胃肠炎。2002 年 11 月至 2003 年 6

月世界流行的严重急性呼吸综合征（SARS）的病原体也是一种新型冠状病毒，称为"SARS 冠状病毒"。

冠状病毒形态为多形性，直径为 80 ~ 160nm，核酸为单股正链 RNA，不分节段，核衣壳呈螺旋对称型，有包膜，包膜表面有突起，病毒外形呈日冕状或冠状。病毒对理化因素抵抗力较差，加热 56℃ 30min 或 37℃ 几小时即失去传染性，因包膜含脂质，故对脂溶剂敏感，对紫外线也敏感。

冠状病毒可感染各年龄组人群，主要经飞沫传播，引起普通感冒和咽喉炎。某些毒株也可经口传播，引起成人腹泻或胃肠炎。流行期为冬春季节。冠状病毒引起的疾病多有自限性，病程一般 6 ~ 7d。2002 ~ 2003 年流行的 SARS，传染性极强，临床表现为发热、干咳、中性粒细胞不升高或降低，肺部有弥漫性炎症且发展迅速，部分患者很快出现呼吸衰竭，病死率约 4.2%。

对冠状病毒的分离培养条件要求高，较常用的检查方法有血清学检查和快速诊断。

（1）血清学诊断　有中和试验、补体结合试验、血凝试验、ELISA 试验等方法，测定血清中抗体。取双份血清检查，恢复期抗体效价比急性期高 4 倍以上为诊断标准。

（2）快速诊断　包括免疫荧光法、核酸杂交 PCR 等，可快速检测标本中的少量病毒颗粒或基因物质。

对冠状病毒的感染无特效药物治疗。对 SARS 应按乙类传染病处理，疾病暴发时要严格控制传染源，消毒空气。对重症病例可使用肾上腺素、干扰素、中医药、抗生素等治疗，有较好疗效。对 SARS 疫苗的研究尚在进行中。

知识链接

2002 年 11 月 16 日，中国广东佛山发现第一起 SARS 病例。之后病例迅速增多，流行区域波及全国大部分地区以及多个国家。3 月 23 日，香港地区和美国几乎同时报告，一种冠状病毒有可能是真正的元凶。2003 年 3 月 25 日，广东省中医院护士长叶欣殉职，是抗非典战斗中第一位被患者传染而牺牲的医护人员。世界卫生组织 4 月 16 日得出结论：SARS 的病原体是一种从未有过的新型冠状病毒。

五、其他呼吸道病毒

其他呼吸道病毒主要有副流感病毒、呼吸道合胞病毒、腺病毒、风疹病毒等。它们的主要特征见表 7 - 3。

考点提示

流感病毒的主要生物学性状、抗原变异与流感流行的关系的具体内容，流感病毒的致病性。麻疹病毒的防治原则。

表 7-3　其他呼吸道病毒主要特征

病毒名称	大小（nm）	形态与结构	血清型	所致疾病
副流感病毒	125~250	球形，单股 RNA，有包膜及刺突	1~4	小儿哮喘病、细支气管炎、肺炎、普通感冒等
呼吸道合胞病毒	120~200	球形，单股 RNA，有包膜	1 个型	成人普通感冒、鼻炎、肺炎、支气管炎等
腺病毒	70~90	球形，双股 DNA，无包膜	A~F 六个亚组 47 型	婴幼儿支气管炎、支气管肺炎、成人普通感冒等
风疹病毒	50~70	球形，单股 RNA，有包膜	1 个型	儿童风疹、胎儿先天性风疹综合征（先天性心脏病、白内障、耳聋、智力低下等）、死胎及流产等

第二节　肠道病毒

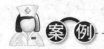

2000 年，世界卫生组织确认我国成为"无脊髓灰质炎国家"。但是，在 2011 年 8 月，我国新疆出现 6 例确诊为脊髓灰质炎病例，患者表现为发热、咽痛和肢体疼痛等。估计疫情出现原因为：①新疆的真实疫苗接种率偏低；②疫苗运输储存冷链系统出现问题导致疫苗失效。新疆及时展开了脊髓灰质炎强化免疫接种工作，接种对象为重点地区 15 岁以下儿童、其他地区 5 岁以下儿童。

肠道病毒在分类上属于 RNA 病毒科，人类肠道病毒包括以下几种。

（1）脊髓灰质炎病毒　有 1、2、3 三个血清型。

（2）柯萨奇病毒　分 A、B 两组，A 组包括 1~24 型。

（3）埃可病毒（ECHO）　包括 1~9，11~27，29~33 型。

（4）新型肠道病毒　包括 68~71 型。

肠道病毒的共同特征：①病毒体呈球形，衣壳为二十面对称结构，无包膜；②基因组为单股正链 RNA；③耐乙醚、耐酸，56℃30min 可被灭活，对紫外线、干燥敏感，在污水或粪便中可活数月；④主要经粪－口途径传播，亦可经呼吸道传播，引起人类多种疾病，如麻痹、心肌损伤、腹泻等。

一、脊髓灰质炎病毒

脊髓灰质炎病毒是脊髓灰质炎的病原体。脊髓灰质炎是儿科急性传染病之一。由于病毒侵犯脊髓前角运动神经元，常引起以肢体肌肉弛缓性麻痹为主的后遗症，称为"小儿麻痹症"。

（一）生物学特性

1. 形态与结构 病毒颗粒呈球形，直径为27~30nm。核衣壳由4种蛋白质组成，无包膜。此外，还有一种基因组蛋白Vpg，与病毒RNA合成和基因组装有关（图7-2）。

按抗原性不同，脊髓灰质炎病毒可分为Ⅰ型、Ⅱ型和Ⅲ型3个血清型，各型之间无交叉免疫性。

2. 抵抗力 抵抗力较强，在污水和粪便中可活数月；耐胃酸、蛋白酶和胆汁。室温下可存活数日，经56℃可迅速灭活病毒。对高锰酸钾、双氧水、漂白粉等氧化剂敏感。

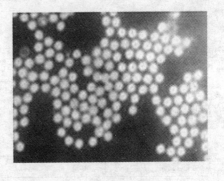

图7-2 脊髓灰质炎病毒

（二）致病性与免疫性

传染源有患者和无症状带毒者，主要经粪-口途径传播。潜伏期为1~2周，病毒首先在局部黏膜、扁桃体和肠壁淋巴组织中增殖，然后释放入血，形成第一次病毒血症。病毒随血液扩散到具有病毒受体的靶组织（脊髓前角细胞、骨骼肌细胞和淋巴细胞等），在靶组织中增殖后再次入血，形成第二次病毒血症。约90%以上感染者表现为隐形感染；约5%的感染者表现为顿挫感染，出现发热、头痛、恶心、乏力等非特异性症状，并很快痊愈。只有1%~2%的感染者表现为非麻痹性脊髓灰质炎或无菌性脑膜炎，患者出现颈强直、肌肉痉挛等症状。只有0.1%~2.0%的感染者出现暂时或永久性弛缓性肢体麻痹，以下肢多见，多见于儿童，故称小儿麻痹症。极少数出现延髓麻痹而导致呼吸、心脏衰竭死亡。

机体感染后可产生保护性抗体，获得对同型病毒牢固而持久的免疫力，包括咽喉部、肠道黏膜局部的SIgA和血清中的中和抗体。血清中IgG可经胎盘进入胎儿体内，对6个月以内婴儿具有保护作用。

（三）防治原则

（1）早期隔离患者，消毒排泄物，注意饮食卫生，保护水源，加强卫生教育。

（2）人工主动免疫 使用灭活脊髓灰质炎疫苗（IPV）和口服脊髓灰质炎减毒活疫苗（OPV）作特异性预防，预防效果很好。

目前，常用IPV和OPV的三价混合疫苗TIPV和TOPV。TOPV的免疫程序是：2个月龄开始连服3次，每次间隔1个月，4岁时加强一次，可获得持久免疫力。由于OPV有毒力回复的可能，偶尔会出现疫苗相关麻痹型脊髓灰质炎（VAPP）。因此，新的免疫程序建议先用IPV免疫2次后再口服OPV，以排除VAPP发生的危险。

疫苗服用时应选择在冬、春季节，以避免其他肠道病毒的干扰。忌用热水溶化冲服。因母乳中含有特异性抗体，也不宜在哺乳前后服用。

（3）人工被动免疫 可用于密切接触脊髓灰质炎患者的易感儿童，按0.3~

0.5ml/kg肌内注射10%丙种球蛋白可减少易感儿童的发病率或麻痹的发生率。

二、其他肠道病毒

考点提示

脊髓灰质炎病毒的形态结构、抗原性、致病性及特异性预防措施。

其他肠道病毒主要有柯萨奇病毒、埃可病毒（ECHO）、轮状病毒和新型肠道病毒68、69、70和71型。它们的特征见表7－4。

表7－4　其他肠道病毒的特征

病毒名称	大小（nm）	病毒形态结构	血清型	所致疾病
柯萨奇病毒	28	球形，单股RNA，无包膜	A组1～24型 B组1～6型	普通感冒、疱疹性咽峡炎、无菌性脑膜炎、手足口病、急性心肌炎
埃可病毒（ECHO）	24～30	球形，单股RNA，无包膜	1～34型	无菌性脑膜炎、婴幼儿腹泻等
轮状病毒	60～80	车轮状，双股RNA，无包膜	A～G组包括多个血清型	婴幼儿腹泻（秋季腹泻）
新型肠道病毒		球形，单股RNA，无包膜	68、69、70、71型	急性出血性结膜炎（红眼病）、手足口病、散发性脑炎、脑膜炎及小儿肺炎、支气管炎等

第三节　肝炎病毒

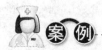

案例

1988年1～4月上海市发生甲型肝炎大流行，患者数达29万人，死亡47人。通过调查证明上海这次甲型肝炎大流行并非是由于甲型肝炎病毒变异所致，而是与当地居民习惯生食毛蚶有关。江苏省启东县是毛蚶产地之一，由于当地水源受严重污染，导致毛蚶体内累积大量甲型肝炎病毒。大量带毒毛蚶在短时间内被销往上海，酿成了这次甲型肝炎大流行。

肝炎病毒是引起病毒性肝炎的一大类病原体，目前公认的有甲型、乙型、丙型、丁型和戊型五个型别。其中甲型肝炎病毒与戊型肝炎病毒由消化道传播，引起急性肝炎，一般不转为慢性肝炎或慢性病毒携带者；乙型与丙型肝炎病毒主要经输血、血制品污染的注射器等途径传播，可引起急性肝炎与慢性肝炎，甚至发展为肝硬化及肝癌；丁型肝炎病毒为缺陷病毒，需要乙肝病毒辅助才能复制，传播途径与乙肝病毒相似，常在乙肝病毒感染的基础上感染丁型肝炎病毒。此外，近年还发现一些新的与人类肝炎相关的病毒，如庚型肝炎病毒（HGV）。其他还有一些病毒如EB病毒、巨细胞病毒等也可引起肝炎，但不列入肝炎病毒范畴。

一、甲型肝炎病毒

甲型肝炎病毒（HAV）是甲型肝炎的病原体，属于小 RNA 病毒科，嗜肝病毒属。

（一）生物学特性

HAV 为单股 RNA 球形病毒，直径为 27nm，无包膜，衣壳为二十面立体对称体（图 7-3），具有 HAV 抗原性，可诱导机体产生中和抗体。HAV 只有一个血清型，抗原性稳定。

HAV 抵抗力较强，加热 60℃ 1h 不灭活，加热 100℃ 能耐受 5min。耐酸、乙醚和三氯甲烷等，在海水、淡水、泥沙和毛蚶中可存活数天至数月，对甲醛、次氯酸钠和漂白粉敏感。

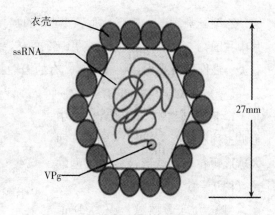

图 7-3　甲型肝炎病毒示意图

（二）致病性与免疫性

HAV 的传染源为患者及隐性感染者，主要经粪-口途径传播，通过食入污染的食物、水源和海产品等感染，多见于儿童和青少年。甲型肝炎的潜伏期为 15~45d。HAV 侵入人体后，首先在肠黏膜和局部淋巴组织中增殖，然后入血而形成病毒血症，最终侵入肝，在肝细胞内增殖而致病。HAV 在肝细胞内增殖缓慢，一般不直接造成肝细胞损害，其致病机制主要与机体的免疫应答有关。人体感染后多不出现明显的症状和体征，只有少数表现为急性肝炎，患者出现发热、肝肿大和疼痛等表现。黄疸多见并伴有血清氨基转移酶升高。甲型肝炎为自限性疾病，不转为慢性肝炎和慢性携带者，预后良好。

甲型肝炎病后或隐性感染后，机体都可产生抗 HAV 的 IgM 和 IgG 型抗体，IgM 在急性期出现，恢复期出现 IgG，并可持续多年，对病毒的再感染有持久免疫力。

（三）微生物学检查

对甲型肝炎的检查以血清学检查为主，常采用酶联免疫吸附实验（ELISA）或放射免疫（RIA）检测。检测血清中抗 HAV 的 IgM 型抗体可作为 HAV 感染的指标，这是目前最常用的特异性诊断方法。检测抗 HAV 的 IgG 型抗体可用于流行病学调查。

（四）防治原则

1. 一般预防　加强卫生宣传严格管理饮食、水源卫生，防止"病从口入"是主要预防措施。对患者排泄物、食具等应消毒处理。

2. 特异性预防

（1）人工主动免疫　即接种疫苗是目前最有效的特异性预防措施，所用疫苗有减毒活疫苗和灭活疫苗两种，适用于学龄前和学龄儿童。我国目前研制成功并获得批准使用的活疫苗有 H2 株和 L1 株。基因工程疫苗正在研究中。

（2）人工被动免疫　对 HAV 感染的紧急预防，可注射丙种球蛋白。

二、乙型肝炎病毒

乙型肝炎病毒（HBV）是乙型肝炎的病原体。估计全世界 HBV 感染者约 3.5 亿，其中我国约 1.2 亿，占总人口的 10% 左右。感染类型多样，可表现为重症肝炎、急性肝炎、慢性肝炎或无症状携带者，有的慢性肝炎可演变成肝硬化甚至肝癌。

（一）生物学性状

1. 形态与结构　感染者血清中可见三种不同形态的 HBV 颗粒，即大球形颗粒、小球形颗粒和管型颗粒（图 7-4）。

（1）大球形颗粒　又称 Dane 颗粒，是 1970 年 Dane 首先在乙型肝炎患者血清中发现。Dane 颗粒是发育成熟的具感染性的完整 HBV 颗粒，直径 42nm，具有两层衣壳。外衣壳相当于一般病毒的包膜，由脂

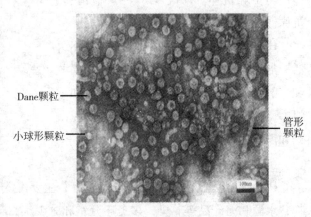

Dane颗粒

小球形颗粒

管形颗粒

图 7-4　乙型肝炎病毒

质双层和包膜蛋白组成。包膜蛋白由乙肝病毒表面抗原（HBsAg）、前 S1 抗原（PreS1 Ag）和前 S2 抗原（PreS2 Ag）组成。去掉外衣壳后可暴露内衣壳及核心（核衣壳）结构，呈二十面立体对称型，直径约 27nm。内衣壳蛋白为 HBV 核心抗原（HBcAg），HBcAg 仅存在于 Dane 颗粒的核衣壳表面和感染的肝细胞内，一般在血清中检测不到。去除 HBcAg 后暴露出 e 抗原（HBeAg），HBeAg 可由感染的肝细胞分泌到血清中。Dane 颗粒的核心含有双股不完全环状的 DNA 基因组和 DNA 聚合酶。

（2）小球形颗粒　直径 22nm，主要为 HBsAg，由 HBV 复制过程中过剩的 HBsAg 构成，是感染者血清中最常见的类型，无传染性。

（3）管型颗粒　直径 22nm，由小球形颗粒聚合而成，长 50~500nm，成分与小球形颗粒相同，无传染性。

2. 抗原组成

（1）表面抗原（HBsAg）　HBsAg 大量存在于感染者的血清中，是 HBV 感染的主要标志。具有抗原性，能刺激机体产生中和抗体（抗 HBs），是制备疫苗的主要成分。另外，PreS1 及 PreS2 抗原性更强，可刺激机体产生相应抗体，抗 PreS1 和抗 PreS2 能阻断 HBV 与肝细胞结合而起抗病毒作用。

（2）核心抗原（HBcAg）　存在于 Dane 颗粒核衣壳表面，为内衣壳成分，其表面

被 HBsAg 覆盖，不易游离在血液中，故不易在感染者血清中检测到。但 HBcAg 可表达在肝细胞表面，而且抗原性强，能刺激机体产生相应抗 HBc，其中 IgG 型抗 HBc 在血清中维持时间长，无中和作用，是 HBV 感染的标志；IgM 型抗 HBc 的存在提示 HBV 处于复制状态。肝细胞表面的 HBcAg 可作为 CTL 作用的表位而诱导机体产生免疫应答，在机体对 HBV 的清除机制中起重要作用。

（3）e 抗原（HBeAg） HBeAg 是病毒基因转录翻译的蛋白质经加工后形成的可溶性蛋白。HBeAg 在血液中的消长与病毒体及 DNA 聚合酶的消长基本一致，阳性者标志 HBV 复制和血清具有传染性。HBeAg 具有抗原性，可刺激机体产生相应抗 HBe，该抗体可与受感染肝细胞表面的 HBeAg 结合，通过补体介导的细胞毒作用杀伤受感染肝细胞，对 HBV 感染有一定清除作用，但对病毒变异株例外。抗 HBe 阳性是患者预后良好的征象，但在变异株感染时，在抗 HBe 阳性的情况下大量复制，此时应检查患者血液中的病毒 DNA，以全面了解病毒的复制情况。

3. 抵抗力 HBV 抵抗力较强，对低温、干燥、紫外线均有耐受性，不被 70% 乙醇灭活。高压蒸汽灭菌（121.3℃ 20min）、加热 100℃ 10min 等可灭活 HBV。5% 次氯酸钠、0.5% 过氧乙酸、3% 漂白粉液、0.2% 苯扎溴铵等能破坏 HBV 的包膜，使 HBV 失去感染性，可用于针对 HBV 的消毒。

（二）致病性与免疫性

1. 传染源和传播途径 Dane 颗粒传染性极强，主要传染源是患者和无症状 HBV 携带者，后者因无症状，不易被察觉，作为传染源危害性更大。

乙型肝炎的传播途径如下。

（1）血液、血制品等传播（非胃肠道途径） 为主要传播途径，输血及血制品、注射、针刺（纹身）、手术、拔牙、共用剃刀等均可传播乙型肝炎。

（2）母婴垂直传播 感染 HBV 的母亲将病毒传给胎儿和（或）婴儿的过程。宫内感染约占 10%，主要是围生期感染，分娩时母体的病毒经微小伤口进入新生儿体内感染所致。此外，HBV 也可通过哺乳传播。HBsAg 和（或）HBeAg 阳性的母亲应接种乙肝疫苗，否则婴儿被感染的机会较大。

（3）性传播 在感染者的精液、阴道分泌物中均有 HBV 存在，研究发现 HBV 可通过性接触传播，西方国家已经将乙型肝炎列为性传播疾病范畴。

2. 致病机制 HBV 的致病机制目前尚未完全清楚，除了病毒对肝细胞的直接破坏之外，主要是通过机体的免疫应答以及病毒与机体的相互作用引起肝细胞的病理改变所致。乙型肝炎的潜伏期较长，30～160d。HBV 侵入肝细胞，在细胞内增殖并释放出 HBsAg、HBcAg 和 HBeAg 等抗原成分，这些抗原可刺激机体产生特异性体液免疫应答和细胞免疫应答，应答的结果具有两面性：一方面可清除病毒；另一方面可造成肝细胞损伤。免疫应答的强弱与 HBV 感染后引起的临床类型、疾病转归有关。当被感染的肝细胞数量不多、机体免疫应答功能正常时，受感染肝细胞被特异性 CTL 等破坏，

HBV 释放到细胞外并被中和抗体清除，临床表现为急性肝炎，并可很快痊愈。若受染肝细胞数量较多，机体免疫功能超过正常，导致肝细胞被大量破坏、肝功能衰竭时，临床表现为重症肝炎。若机体免疫功能低下或因病毒变异而发生免疫逃逸时，特异性CTL 不能有效清除细胞内的 HBV，病毒持续存在并不断释放，反复感染其他肝细胞，造成慢性肝炎，最后可发展成肝硬化。当机体免疫功能处于低水平或缺乏时，机体既不能将病毒清除，也不能杀伤带病毒肝细胞，病毒与机体之间"和平共处"，机体表现为 HBV 携带者或慢性持续性肝炎。

由于 HBsAg 与抗 HBs 结合形成的免疫复合物可随血液循环存积于肾小球基底膜、关节滑膜等处，激活补体，引起Ⅲ型超敏反应，故乙型肝炎患者有的可伴有肾小球肾炎、关节炎等肝外病变。如果大量免疫复合物存积于肝内，导致肝毛细血管栓塞，引起急性肝坏死，也可表现为重症肝炎。

HBV 的 DNA 可整合到肝细胞染色体上能诱发原发性肝癌。我国 90% 以上的原发性肝癌患者感染过 HBV。HBsAg 阳性者发生原发性肝癌的危险性比正常人高 217 倍。

（三）微生物学检查

对乙型肝炎的实验室诊断，常用血清学方法检测感染者血清中 HBV 标志物。另外，有时也用 PCR 技术对病毒 DNA 进行检查，以辅助诊断。

1. HBV 抗原抗体检测　临床上常用方法有 RIA 和 ELISA，其中最常用的是 ELISA。主要检测内容有 HBsAg、抗 HBs、HBeAg、抗 HBe 和抗 HBc（俗称"两对半"）。必要时也检测 PreS1、PreS2 及抗 PreS1、抗 PreS2。HBV 的血清学检测结果与临床关系复杂，应对几项检测指标综合分析，才能作出临床判断（表 7 - 5）。

（1）HBsAg 和抗 HBs　血清中检测出 HBsAg 是机体感染 HBV 的重要标志之一，阳性者不能作为献血员。HBsAg 阳性见于急性肝炎、慢性肝炎及 HBV 无症状携带者。抗 HBs 为抗乙型肝炎病毒中和抗体，见于乙型肝炎恢复期、既往有 HBV 感染及乙肝疫苗接种后，标志机体对 HBV 获得特异性免疫力。

（2）HBcAg 和抗 HBc　HBcAg 位于核衣壳表面和感染的肝细胞中，血清中不易查到，故不做常规检查。抗 HBc 有 IgM 型和 IgG 型。IgM 型抗 HBc 阳性表示体内有 HBV 复制，可见于急性乙型肝炎和慢性乙型肝炎急性发作期，前者血清中效价较高，后者血清中效价较低；IgG 型抗 HBc 阳性表示感染呈慢性或感染过 HBV。

（3）HBeAg 和抗 HBe　HBeAg 常与 Dane 颗粒、HBV 的 DNA 聚合酶在血中的动态消长一致，因此，HBeAg 阳性标志体内有 HBV 复制及血清有较高传染性。感染者HBeAg 转阴的同时抗 HBe 开始出现，表明机体获得一定免疫力，预后良好，血清传染性减弱。但是，当 HBV 有变异时，虽然血清中 HBeAg 及抗 HBe 阳性，但 DNA 检测阳性，表明体内有 HBV 复制。

2. 血清中 HBV DNA 检测　应用斑点杂交法、常规 PCR 技术、定量 PCR 技术检测血清 HBV DNA，是 HBV 存在和复制的最可靠指标，特别是定量 PCR 能测出 DNA 复制数量，有利于观察 DNA 的动态变化。HBV DNA 检测可应用于临床诊断和作为药物疗效考核标准。

表 7 - 5 HBV 抗原、抗体检测结果的临床分析

HBsAg	HBeAg	抗 HBs	抗 HBe	抗 HBc (IgM)	抗 HBc (IgG)	结果分析
+	-	-	-	-	-	无症状携带者
+	+	-	-	+	-	急或慢性乙型肝炎（俗称"大三阳"）
+	-	-	+	-	+	急性感染趋向恢复（俗称"小三阳"）
+	+	-	-	+	+	急性或慢性乙型肝炎，或无症状携带者
-	-	+	+	-	+	乙型肝炎恢复期
-	-	-	-	-	+	既往感染
-	-	+	-	-	-	既往感染或接种过疫苗

（四）防治原则

1. 一般预防 严格管理传染源和切断传播途径。严格筛选献血员，加强对血液和血制品的管理；提倡使用一次性注射器及输液器；严格消毒医疗器械；对乙肝患者及无症状携带者的血液、分泌物和用具进行严格消毒。

2. 主动免疫 接种乙肝疫苗是预防乙型肝炎最有效的措施。目前常用的是 HBV 基因工程疫苗。我国规定新生儿和易感人群全面接种乙肝疫苗。新生儿接种次疫苗 3 次（出生后 0、1、6 个月）后，可获得高达 90% 的抗 HBs 阳性率。HBsAg 阳性母亲的婴儿，接种疫苗后保护率可达 80% 以上。治疗性乙肝疫苗正在研究。

3. 被动免疫 含高效价抗 HBs 的人乙肝免疫球蛋白（HBIg）可用于以下情况作紧急预防：①被乙肝患者血液污染伤口者；②母亲为 HBsAg、HBeAg 阳性的新生儿（先注射 HBIg，1~2 周后再接种乙肝疫苗，可降低母婴传播率）；③HBsAg、HBeAg 阳性者的性伴侣；④误用 HBsAg 阳性的血液或血制品者。

> 治疗性乙肝疫苗是一种新疫苗，不仅能预防感染乙型肝炎，而且还能治疗乙型肝炎。其作用机制为：一方面它能刺激 B 细胞产生中和抗体（抗 HBs），抵抗 HBV 感染；另一方面它能激活 T 细胞产生抗 HBV 特异性细胞免疫应答，彻底清除乙肝病毒。治疗性乙肝疫苗对患者不会产生副作用，是乙肝患者的期盼。目前治疗性乙肝疫苗正处于第三期临床试验阶段。

4. 药物治疗 目前尚无治疗乙型肝炎的特效药物。现在使用抗病毒、调节免疫功能和改善肝功能的药物联合治疗，有一定效果。常用的有干扰素、阿昔洛韦和拉米夫定等。

> **考点提示**
>
> 乙型肝炎病毒的抗原组成、实验室检测，甲型肝炎病毒及乙型肝炎病毒的传染源、传播途径、防治原则。

三、丙型肝炎病毒

丙型肝炎病毒（HCV）是丙型肝炎的病原体。呈球形，大小 50～60nm，是一类具有包膜的 RNA 病毒，核心含单股 RNA。对三氯甲烷、甲醛、乙醚等有机溶剂敏感，加热 100℃5min、20% 次氯酸、紫外线照射处理均可将 HCV 灭活。

丙型肝炎病毒的传染源主要是患者和 HCV 阳性血制品。HCV 主要经血传播，因此也称为输血后肝炎，同性恋者、静脉药瘾者及接受血液透析的患者是高危人群，此外，也可经性接触、母婴传播和家庭内密切接触传播。HCV 感染潜伏期一般为 2～17 周，平均 10 周。其致病机制有病毒对肝细胞的直接损害、免疫病理损伤以及细胞凋亡导致肝细胞破坏。HCV 感染者可表为急性肝炎，但症状较轻，易转为慢性，多数可不出现症状，发现时已经呈慢性过程，约 20% 可发展为肝硬化甚至肝癌。

HCV 感染后，患者体内先后出现 IgM 型和 IgG 型抗 HCV，约在感染后 82d 才出现。由于 HCV 基因变异性大，不断出现 HCV 的免疫逃逸株，故抗 HCV 免疫保护作用不强。丙型肝炎患者恢复后免疫力较弱，容易再次感染。

抗 HCV 的检测是诊断 HCV 感染最常用的方法，也可作疗效评价和筛选献血员，常用 ELISA 法及 RIA 法检测。必要时可用 RNA 定量 PCR 法检测 HCV 的 RNA，以提高诊断率及对药物疗效进行评估。预防与乙型肝炎相似，目前尚无特异性预防措施。临床药物治疗常用干扰素、利巴韦林及免疫抑制药等。

四、丁型肝炎病毒

丁型肝炎病毒（HDV）是丁型肝炎的病原体。病毒为球形，直径 35～37nm，核心为单股 RNA，核衣壳呈二十面立体对称型，衣壳上有 HDV 抗原（HDAg），核衣壳外包有来自 HBV 的 HBsAg 组成的包膜。该病毒不能独立复制，必须在乙型肝炎病毒或其他嗜肝病毒的辅助下才能复制，成为具有传染性的完整病毒颗粒，因此丁型肝炎病毒是一种缺陷病毒。

因为丁型肝炎病毒的包膜是来自乙肝病毒的 HBsAg，故灭活乙型肝炎病毒的措施也能灭活丁型肝炎病毒。加热 100℃10min 或高压蒸汽灭菌法均可将其灭活。

HDV 主要通过输血或血制品传播，也可以通过密切接触或母婴垂直传播。HDV 的感染有两种形式：①同时感染，同时感染 HBV 和 HDV，同时发生急性乙型肝炎和急性丁型肝炎。这是 HBV 呈一过性复制，使 HDV 的复制受到限制，故多数同时感染者的病程具有自限性，转为慢性者较少。②重叠感染，在感染 HBV 的基础上再感染 HDV。多数重叠感染者转为慢性肝炎，则往往导致原有的症状加重或恶化，诱发重症肝炎、甚至死亡，故在重症肝炎，应注意是否有 HDV 共同感染。

用 ELISA 法或 RIA 法检测血清中 HBsAg 或抗 HDV 有助于丁型肝炎的诊断。检测出 IgM 型抗 HDV 具有早期诊断意义；检测到 IgG 型抗 HDV 持续升高，可作为慢性丁型肝炎的诊断依据。

HDV 与 HBV 有相同的传播途径，预防乙型肝炎的措施同样适用于丁型肝炎。由于 HDV 是缺陷病毒，凡能抑制 HBV 复制的药物，亦能抑制 HDV。接种乙肝疫苗可预防 HDV 感染。

五、戊型肝炎病毒

戊型肝炎病毒（HEV）是戊型肝炎的病原体。戊型肝炎病毒呈球形，核心为单股 RNA，无包膜，直径 32～34nm，有实心和空心两种颗粒。实心颗粒为 HEV 完整结构，空心颗粒核心为不完整 HEV 基因。

对高盐、三氯甲烷等敏感。在液氮中不稳定。传染源为潜伏期和急性期的患者。主要经粪－口途径传播。病毒在感染者肝内增殖后释放入血及胆汁，随粪便排到外界，污染水源或食品，经消化道感染。潜伏期 10～60d，平均 40d。

HEV 侵入机体后，通过病毒对肝细胞的直接破坏和免疫病损伤作用，引起炎症或坏死。感染者表现有临床型和亚临床型两类，成人多表现为临床型，儿童则多为亚临床型。临床型表现包括急性戊型肝炎、重症肝炎和胆汁淤滞型肝炎。临床上多数患者出现黄疸，一般不发展为慢性。孕妇感染 HEV 后病情较重，尤其怀孕6～9个月者最为严重，病死率可高达 10%～20%。

临床实验室采用 ELISA 法等检测患者血清中抗 HEV 有助于诊断 HEV 感染。检测到 IgM 型抗 HEV 可作 HEV 急性感染的诊断指标。

戊型肝炎病毒的预防同甲型肝炎病毒相似，以切断传播途径为主，应加强水源和食品卫生管理，注意个人卫生和环境卫生。目前尚无疫苗作特异性预防，注射丙种球蛋白无紧急预防作用。

第四节　人类免疫缺陷病毒

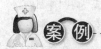
案　例

2010 年 7 月，一名 HIV 感染者在密西西比州生下一婴儿，检测结果证实婴儿感染了病毒。这名婴儿在生后 30d 即开始接受治疗至 18 个月大。时隔半年，患儿的 HIV 检测结果为阴性。这被认为是世界上首个感染 HIV 的儿童被"功能性治愈"的病例。这给儿童艾滋病治疗带来了新的希望。所谓"功能性治愈"是指 HIV 检测结果为阴性，机体免疫功能恢复正常。

人类免疫缺陷病毒（HIV）是获得性免疫缺陷综合征（AIDS）的病原体，艾滋病即AIDS的音译。HIV 有两型：HIV-1 和 HIV-2。世界上的艾滋病大多由 HIV-1 型引起；HIV-2 型主要在西非流行。

一、生物学特性

HIV 呈球形，直径 100～120nm，核心为两条单股正链 RNA 和逆转录酶，属于逆转录病毒。HIV 具有双层衣壳，内层衣壳蛋白形成圆柱状核心，外层衣壳蛋白的外面包被有脂质成分的双层包膜，包膜上有刺突，由蛋白 gp120 及 gp41 组成（图 7-5）。

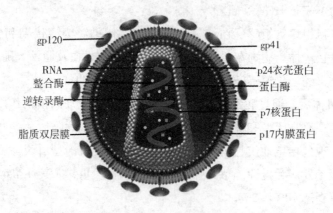

图 7-5　HIV 结构示意图

HIV 抵抗力较弱，加热 56℃30min 即被灭活。0.5% 次氯酸钠、70% 乙醇或 5% 甲酚皂处理 10min 对该病毒均有灭活作用。对紫外线有耐受性。

二、致病性与免疫性

艾滋病的传染源有 HIV 感染者和艾滋病患者。在其血液、精液、阴道分泌物、乳汁、唾液、脑脊液及中枢神经组织等标本中，均可分离出病毒。其传播方式主要有三种：①性传播，可通过同性或异性间性行为传播。目前，性传播已经成为我国 HIV 传播的主要途径。②血液传播，通过输注带 HIV 的血液、血制品、器官移植等方式传播。③母婴传播，与 HIV 感染者日常接触（如握手等）、节肢动物叮咬是否会被感染，目前尚无证据。

艾滋病的潜伏期很长，一般为半年至 10 年。由于 CD4 是 HIV 的刺突成分 gp120 的受体，因此，HIV 进入人体后选择性侵入带 CD4 的 $CD4^+T$ 细胞、单核 - 巨噬细胞和小胶质细胞中，并在其中大量增值，造成 $CD4^+T$ 细胞大量减少，引起机体免疫功能缺陷等，使感染者出现相应病变。

HIV 感染者在感染过程中可经历原发感染期、无症状潜伏期、AIDS 相关综合征和典型 AIDS 四个阶段。在原发感染期，80% 以上会表现原发感染某些症状，如皮疹、恶心、疲劳及盗汗等，持续1~2周；潜伏期可无症状或仅有无痛性淋巴结肿大；AIDS相关综合征表现为发热、盗汗、慢性腹泻及全身淋巴结肿大等；典型AIDS期患者的临床特点出现各种严重机会感染和罕见的恶性肿瘤。常见的机会感染有卡氏肺孢子虫肺炎、白假丝酵母菌感染、隐孢子虫腹泻及弓形虫感染等。恶性肿瘤以恶性淋巴瘤和卡波西肉瘤多见等。另外，40%~90%艾滋病患者会有神经系统病变，表现出外周神经炎、无菌性脑膜炎及AIDS痴呆综合征等。患者常于出现症状后1~3年内死亡。

HIV侵入人体后，能刺激机体产生相应抗体，如包膜蛋白抗体、核心蛋白抗体等，但这些抗体无病毒清除作用。

知识链接

我国首例艾滋病患者是在1985年6月，从一位阿根廷游客身上发现，最后这位患者在北京协和医院死亡。2007年11月29日，国务院防治艾滋病工作委员会办公室、卫生部、联合国艾滋病专题组联合公布，截至2007年底，我国HIV感染者和患者约70万。

三、微生物学检查

艾滋病的微生物检查，以检测HIV抗体作为感染的标志，常用方法是ELISA，敏感性超过98%。由于HIV与其他逆转录病毒之间有交叉反应性，因此ELISA法只能作为HIV感染的筛选试验，阳性者必须作确认试验。确认试验常用蛋白印迹法，检测p24的抗体和gp120的抗体等，也可用PCR法检测病毒核酸。

四、防治原则

（1）加强卫生宣传，取缔娼妓，严禁性滥交和吸毒。

（2）加强血液制品的检测，严格筛选献血员，确保输血和血液制品的安全性。防止医源性感染。

（3）建立HIV感染的监测系统，掌握流行动态。

（4）严格管理并积极治疗患者及HIV感染者。自1996年临床上开始采用"鸡尾酒疗法"治疗AIDS患者以来，很多患者免疫功能得到一定程度恢复，抗感染能力增强，生命得以延长。HIV疫苗尚在研究中。

考点提示
HIV的形态结构、传染源、传播途径、致病机制和所致疾病。

第五节 其他病毒

其他病毒包括狂犬病病毒、疱疹病毒、流行性乙型脑炎病毒（简称"乙脑病毒"）、汉坦病毒及登革病毒。它们的特征见表7-6。

表7-6 其他病毒的特征

病毒名称	生物学特性	致病性及防治原则
狂犬病病毒	弹头状，长130~300nm，宽60~85nm，核心为单股RNA，有包膜及刺突。只有一个血清型。在中枢神经细胞中增殖后，可在细胞浆中形成嗜酸性包涵体（内基小体）。抵抗力弱，经56℃30min或100℃2min可灭活。乙醇、乙醚、肥皂水及去垢剂也能将其灭活	引起人或动物狂犬病。传染源主要是病犬，其次是病猫。传播途径主要是被传染源咬伤或抓伤。潜伏期3~8周，长者可达数年。患者的特征性表现是吞咽困难及恐水，因此狂犬病又称为"恐水症"。患者一旦发病，病死率高达100% 一般预防：使用20%肥皂水清洗伤口，再用70%乙醇或碘伏涂擦伤口。特异性预防：接种狂犬病疫苗作主动免疫或必要时注射抗狂犬病患者免疫球蛋白作被动免疫
疱疹病毒	球形，大小为120~200nm，核心含双股DNA，有包膜及刺突。分为α、β、γ3个亚科100多种，其中人类疱疹病毒有8种，分别是：单纯疱疹病毒1型（HSV-1）、单纯疱疹病毒2型（HSV-2）、水痘-带状疱疹病毒、EB病毒、人巨细胞病毒、人疱疹病毒6型（HHV-6）、人疱疹病毒7型（HHV-7）、人疱疹病毒8型（HHV-8）	所致疾病分别是：HSV-1经接触传播，引起唇疱疹、角膜炎、疱疹性脑膜炎等；HSV-2经接触传播，引起生殖器疱疹、新生儿疱疹等；水痘-带状疱疹病毒经呼吸道飞沫传播或接触传播，引起儿童或成人水痘。部分水痘患者痊愈后，病毒可潜伏在神经根里，当机体免疫力低下时，病毒可再次激活，引起带状疱疹；EB病毒经唾液的接触或性接触感染，引起传染性单核细胞增多症、非洲儿童恶性淋巴瘤、鼻咽癌等；人巨细胞病毒经接触传播、性传播或胎盘传播等，引起先天性巨细胞包涵体病等；HHV-6主要经唾液传播，引起幼儿急疹；HHV-7主要经唾液传播，与疾病的关系有争议；HHV-8传播途径未明确，性接触可能是主要传播途径，与Kaposi肉瘤的发生相关
流行性乙型脑炎病毒（乙脑病毒）	球形，大小为30~40nm，核心含单股RNA，有包膜。只有一个血清型。经56℃30min或100℃2min可灭活。对多种化学消毒剂敏感	所致疾病为流行性乙型脑炎（乙脑）。传染源主要是幼猪，传播途径是蚊叮咬。三带喙库蚊是我国乙脑的主要传播媒介。感染者多数为隐性感染，少数出现脑炎表现。易感人群是幼儿。病死率达10%，约20%幸存者留下严重后遗症，出现痴呆、失语或瘫痪等。预防措施：防蚊、灭蚊和接种疫苗
汉坦病毒	球形、卵圆形或多形体，大小为78~210nm，核心含单股RNA，有包膜及刺突。有10多个型。抵抗力不强，对多种消毒剂敏感。经56℃30min或紫外线照射30min能将其灭活。	汉坦病毒的传染源是以鼠类为主的啮齿类动物。传播途径多样，可经呼吸道传播、消化道传播、接触传播、虫媒传播及垂直传播等。所致疾病为肾综合征出血热（HFRS）、汉坦病毒肺综合征（HPS），HFRS多发生在我国，约占90%。目前只有HFRS有疫苗作预防，对感染者尚无特效治疗方法
登革病毒	球形，大小为45~55nm，核心含单股RNA，有包膜及刺突。有4个血清型（DEN1~DEN2）	患者和隐形感染者是主要传染源。经蚊虫叮咬传播，主要传播媒介是伊蚊。所致疾病是登革热、登革出血热或登革休克综合征（DHF/DSS），后者发展为出血性休克，病死率高。防蚊、灭蚊是主要预防措施，疫苗还在研究中。目前尚无特效治疗方法

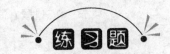

选择题

A 型题

1. 流感病毒分型的根据是
   A. 血凝素
   B. 神经氨酸酶
   C. 流行病学特征
   D. 核蛋白和基质蛋白的抗原性
   E. 所致疾病的临床特征

2. 流感大流行的出现常常是因为
   A. 流感病毒核蛋白变异
   B. 流感病毒基质蛋白变异
   C. 流感病毒毒力增强
   D. 血凝素和神经氨酸酶大变异
   E. 血凝素和神经氨酸酶小变异

3. 流感病毒的传播途径是
   A. 经飞沫传播
   B. 经消化道传播
   C. 经性接触传播
   D. 经胎盘传播
   E. 经蚊吸血传播

4. 未接种麻疹疫苗又与麻疹患者密切接触的儿童应及早
   A. 注射抗生素
   B. 服用磺胺药
   C. 注射麻疹疫苗
   D. 注射母亲全血
   E. 注射丙种球蛋白

5. 6 个月龄内婴儿对麻疹等疾病的免疫力源自
   A. 出生时即接种了麻疹疫苗
   B. 胚胎期感染
   C. 经胎盘从母体获得 IgG
   D. 经胎盘从母体获得 IgM
   E. 出生后体内立即合成足够 IgG

6. 引起 SARS 的病原微生物是
   A. 麻疹病毒
   B. 腮腺炎病毒
   C. 风疹病毒
   D. 新型冠状病毒
   E. 腺病毒

7. 脊髓灰质炎患者的传染物主要是
   A. 鼻腔分泌物
   B. 眼分泌物
   C. 粪便
   D. 唾液
   E. 血

8. 预防脊髓灰质炎最有效的特异性预防措施是
   A. 加强饮食卫生管理
   B. 消灭蝇类

C. 注射丙种球蛋白　　　　　　D. 口服脊髓灰质炎减毒活疫苗糖丸

E. 加强粪便管理管

9. 口服脊髓灰质炎减毒活疫苗糖丸应该是

　　A. 热水冲服　　　　　　　　　B. 母乳溶化后服用

　　C. 冬、春季服　　　　　　　　D. 夏、秋季服

　　E. 以上都可以

10. 甲型肝炎病毒感染后的结局是

　　A. 多数患者转为慢性肝炎

　　B. 病毒长期潜伏在肝细胞内

　　C. 一般不会再感染该病毒

　　D. 体内不产生中和抗体，无特异性免疫力

　　E. 感染者多数出现明显临床表现

11. 人体感染乙肝病毒（HBV）后，很难在其血清中查出的抗原是

　　A. HBsAg　　　　　　　　　　B. HBcAg

　　C. HBeAg　　　　　　　　　　D. PreS1

　　E. PreS2

12. 甲型肝炎病毒主要传播途径是

　　A. 呼吸道　　　　　　　　　　B. 消化道

　　C. 节肢动物叮咬　　　　　　　D. 注射

　　E. 垂直传播

13. 乙型肝炎病毒主要传播途径不包括

　　A. 输血、注射或针刺　　　　　B. 性接触

　　C. 垂直传播　　　　　　　　　D. 公用剃刀

　　E. 消化道

14. 接种乙肝疫苗也能预防下列哪种病毒的感染

　　A. 甲型肝炎病毒　　　　　　　B. 丙型肝炎病毒

　　C. 丁型肝炎病毒　　　　　　　D. 戊型肝炎病毒

　　E. 以上都不能

15. 乙型肝炎患者血清检出成分中，提示病毒大量复制，传染性极强的是

　　A. HBsAg　　　　　　　　　　B. HBeAg

　　C. 抗 HBc　　　　　　　　　　D. 抗 HBs

　　E. 抗 HBe

16. HIV 的传播途径不包括的是

　　A. 输血　　　　　　　　　　　B. 性接触

　　C. 垂直传播　　　　　　　　　D. 握手

　　E. 静脉注射毒品

17. HIV 的主要致病机制是

    A. 破坏肝细胞，造成肝功能降低

    B. 杀伤 $CD4^+T$ 细胞，使机体免疫功能降低

    C. 抑制骨髓造血功能，使免疫细胞生成减少

    D. 杀伤 B 淋巴细胞，使抗体合成减少

    E. 杀伤中性粒细胞，降低机体免疫功能

18. 下列哪个不是预防 HIV 感染的手段

    A. 严格筛选献血员   B. 杜绝娼妓

    C. 使用一次性注射器   D. 避免与患者交谈、握手

    E. 严禁吸毒

19. 在神经细胞内发现"内基小体"，有助诊断的疾病是

    A. 肾综合征出血热   B. 乙脑

    C. 麻疹   D. 狂犬病

    E. 登革热

20. 下列疾病以蚊作为传播媒介的是

    A. AIDS   B. 脊髓灰质炎

    C. 流行性乙型脑炎   D. SARS

    E. 风疹

21. 下列关于流行性乙型脑炎病毒叙述错误的是

    A. 传染源主要是幼猪

    B. 传播媒介是蚊

    C. 感染者多表现为隐形感染

    D. 易感人群是成年人

    E. 病死率高达 10%，幸存者常留下严重后遗症

B 型题

    A. 流感病毒   B. 新型冠状病毒

    C. 麻疹病毒   D. 腮腺炎病毒

    E. 风疹病毒

1. 引起 SARS

2. 引起 Koplik 斑

3. 可并发睾丸炎

4. 刺突成分为血凝素和神经氨酸酶

5. 先天性耳聋

    A. 脊髓灰质炎病毒   B. 柯萨奇病毒

    C. 腺病毒   D. 埃可病毒

    E. 新型肠道病毒

6. 引起红眼病的常见病原体是

7. 可注射丙种球蛋白作紧急预防的是

8. 感染后引起肢体弛缓性麻痹的常是

9. 感染后引起小儿"秋季腹泻"的常是

10. 感染后引起手足口病的常是

  A. 甲型肝炎病毒   B. 乙型肝炎病毒

  C. 丙型肝炎病毒   D. 丁型肝炎病毒

  E. 戊型肝炎病毒

11. 感染后不能单独复制的是

12. 对感染者常需要查"两对半"的是

13. 被称为"输血后肝炎"的是

14. 注射丙种球蛋白可紧急预防感的是

15. 与甲型肝炎病毒一样主要经消化道传播的是

  A. 狂犬病病毒   B. 登革病毒

  C. EB 病毒   D. 水痘 – 带状疱疹病毒

  E. 流行性乙型脑炎病毒

16. 主要以伊蚊为传播媒介

17. 引起恐水症

18. 与鼻咽癌有关

19. 常潜伏在脊神经根

20. 我国以三带喙库蚊为主要传播媒介

（陈应国）

人体寄生虫概述

【护理应用】

通过学习，熟悉寄生虫与人类的相互关系。

一、人体寄生虫的相关概念

在纷繁的大自然中，众多的生物都以各自的生活状态生存着，有些生物营自营生活，有些生物营寄生生活。其中有一些低等动物，它们需要暂时或永久地寄生在其他生物的体内或体表，获取对方的营养，同时也给对方带来损害，这些低等动物就是寄生虫。而那些被寄生的生物，我们称为宿主。有些寄生虫是寄生在我们人体的，我们称其为人体寄生虫。寄生在人体组织、血液、腔道内的寄生虫，是体内寄生虫；寄生在人体体表的寄生虫，是体外寄生虫或体表寄生虫。

有些寄生虫在生长发育过程中需要更换宿主。寄生虫的成虫或有性繁殖阶段所寄生的宿主，称为终宿主；幼虫或无性繁殖阶段所寄生的宿主称为中间宿主。有些寄生虫可以有两个以上的中间宿主。按顺序称其为第一中间宿主、第二中间宿主。有些寄生虫既可以寄生在人体，也可以寄生在其他的脊椎动物体内，这些脊椎动物是人类寄生虫病的重要传染源，称为贮存宿主或保虫宿主。

寄生虫生长、发育和繁殖的全过程及其所需要的外界环境条件，称为生活史。在寄生虫的生活史中，只有某个特定的阶段能侵入人体，这个阶段称为感染阶段。

二、寄生虫病流行的基本环节

1. **传染源** 包括寄生虫病患者、带虫者和保虫宿主。
2. **传播途径** 寄生虫感染人体主要有以下几种途径。

（1）经口感染　寄生虫的感染阶段通过消化道进入人体。

（2）经皮肤感染　寄生虫的感染阶段经过皮肤钻入人体。

（3）经媒介节肢动物感染　媒介节肢动物在叮咬人时，将寄生虫的感染阶段通过叮咬伤口或唾液注入人体。

（4）经接触感染　人的皮肤或黏膜接触寄生虫被感染。

（5）垂直感染　孕妇患有寄生虫病，经胎盘感染胎儿，或经产道感染新生儿。

3. 易感人群　指对寄生虫感染缺乏抵抗力的人。这类人群易感染寄生虫病，或感染寄生虫病后症状相对较重。

三、寄生虫与宿主的相互关系

寄生虫与宿主之间始终是处于既矛盾斗争又相互适应的关系之中。寄生虫在寄生过程中会对宿主造成损害而使宿主致病，宿主也可以通过机体的防御功能损害寄生虫或杀死寄生虫。其结果不是寄生虫被限制、排出或杀死，就是宿主得病。现将寄生虫和人的相互作用分述如下。

1. 寄生虫对人的危害

（1）掠夺营养　寄生人体的寄生虫与人掠夺营养，造成人营养不良及发育障碍等。

（2）机械性损伤　寄生虫寄生在人体的局部，造成管道或腔道局部的阻塞或压迫；或在组织器官内穿行，造成组织器官的破坏。

（3）毒性作用　寄生虫在人体内生长发育的过程中产生的代谢产物及虫体本身对人有毒性作用，会引起人体的毒性反应和超敏反应。

2. 人体对寄生虫的作用

（1）非特异性免疫　人类对某些特定的寄生虫有先天的免疫性。人体的皮肤、黏膜对寄生虫的侵入有屏障作用。

（2）特异性免疫　寄生虫、虫卵及寄生虫的代谢产物都是抗原，因此会激发人体的体液免疫和细胞免疫来清除这些抗原。人体对寄生虫的特异性免疫有三种方式。

①消除性免疫　既可清除体内寄生虫又能完全抵抗再感染的免疫。

②非消除性免疫

带虫免疫：患者体内有活的虫体时，具有一定的免疫能力，对同种寄生虫的再感染具有一定的抵抗力，一旦寄生虫从体内清除后免疫力亦消失。

伴随免疫：感染者产生的免疫力对体内的成虫无明显的杀伤作用，但可杀伤再感染时侵入的幼虫。

③寄生虫性超敏反应　Ⅰ、Ⅱ、Ⅲ、Ⅳ型超敏反应皆可出现。

（曾广丽）

常见寄生虫

第九章

要点导航

熟悉各寄生虫的生活史及传播途径和引起的疾病。

【护理应用】

通过学习，熟悉寄生虫的寄生部位，学会正确采取寄生虫的检验标本。

第一节　医学蠕虫

蠕虫为软体多细胞动物，两侧对称，靠肌肉的伸缩蠕动。寄生在人体的蠕虫称为医学蠕虫。重要的医学蠕虫分别属于线形动物门的线虫纲、扁形动物门的吸虫纲和绦虫纲。

一、线虫纲

线虫纲的寄生虫成虫呈线状或圆柱体，雌、雄异体，消化道为简单的直管，前端有口，末端有肛门，生殖器发达。

（一）似蚓蛔线虫（蛔虫）

1. 形态

（1）成虫　体表光滑，有细条纹，形似蚯蚓。两侧有明显的侧白线，头端较细而顶端钝，尾端较粗而末端尖。虫体有弹性。雄虫较小，长 15~30cm，尾端向腹部弯曲；雌虫较大，长 20~40cm，尾部尖直。

（2）虫卵　有受精卵和未受精卵两种。受精卵大小为（45~75）μm ×（30~50）μm，卵壳表面有凸凹不平的蛋白质膜，常被胆汁染成棕黄色，卵壳无色透明，内含一个圆形的卵细胞，卵细胞与卵壳之间有新月形间隙。未受精卵较受精卵长而窄，蛋白质膜及卵壳较薄，卵内无卵细胞，而是充满了大小不等的卵黄颗粒。蛔虫卵的蛋白质膜有时会脱落，应注意与钩虫卵鉴别。

2. 生活史　蛔虫的成虫寄生在人的小肠内，以肠内的半消化食物为食。交配后的雌虫产卵,受精卵随粪便排出体外。在25℃左右的潮湿、氧气充足的土壤中,经3周左右发育并蜕皮一次,成为感染期虫卵。人误食了感染期虫卵后,卵内幼虫在小肠内逸出,钻入肠壁的微血管和淋巴管,随血液和淋巴液循环,经肝、右心到肺,再穿出肺微血管进入肺泡,在肺泡内经过两次蜕皮的幼虫沿支气管、气管爬至咽部,随着人的吞咽动作经食管、胃回到小肠。在小肠内再蜕一次皮成为童虫,逐渐发育成成虫。幼虫在人体的经过,称为游移(图9-1)。

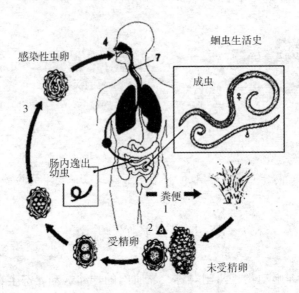

图9-1 蛔虫生活史

3. 致病作用

(1)幼虫 蛔虫的幼虫对人的危害表现在两个方面:一是幼虫在人体的游移过程对人体造成的机械性损伤,可引起肺部出血、水肿,称为蛔蚴性肺炎;二是幼虫蜕皮等代谢产物或虫体死亡的分解物对人体的毒性反应,可引起患者的咳嗽、气促、发热、荨麻疹等症状。

(2)成虫 成虫所致的疾病称为蛔虫病。患蛔虫病时,由于成虫掠夺营养,会影响儿童的生长发育;虫体刺激肠道及其代谢产物的作用,可引起食欲缺乏,腹痛、腹泻等症状。成虫还有钻孔、聚集扭转的习性,可致胆道蛔虫、肠穿孔、肠梗阻等疾病。

4. 实验室诊断和防治原则 在大便中检出蛔虫虫体或虫卵都可确定诊断。治疗患者和带虫者是控制传染源的重要措施,粪便无害化处理是杀死蛔虫卵的重要手段。注意饮食卫生。常用驱虫药有左旋咪唑、川楝素等。

(二)十二指肠钩口线虫和美洲板口线虫(钩虫)

1. 形态

(1)成虫 细小,体长1cm左右。雌虫较雄虫粗大,尾直;雄虫尾部角皮膨大,称为交合伞。十二指肠钩口线虫口囊有两对钩齿,美洲板口线虫口囊内有一对板齿。

（2）虫卵　大小 60μm × 40μm，椭圆形，卵壳薄，无色透明，内含 4～8 个卵细胞。

2. 生活史　钩虫的成虫寄生在人小肠的上段，借口囊内齿咬附在肠黏膜处，以血液或肠黏膜为食。雌虫交配后产卵，虫卵随粪便排出体外。虫卵在 25℃～30℃、相对湿度 60%～80%、氧气充足的土壤中，24h 卵细胞便发育成第一期杆状蚴。杆状蚴以细菌、有机物为食，两天内蜕一次皮，便发育成第二期杆状蚴。

再过 5～6d，第二期杆状蚴再蜕一次皮，便封闭口腔，停止摄食，发育成丝状蚴。丝状蚴有向温、向湿性，当与人体皮肤接触时钻入皮下，进入小淋巴管和小血管，随血液和淋巴液循环至右心到肺，穿出肺微血管进入肺泡，再沿支气管、气管爬至咽部，随着人的吞咽动作经食管、胃到小肠，在小肠经第三次及第四次蜕皮，逐渐发育成为成虫（图 9-2）。

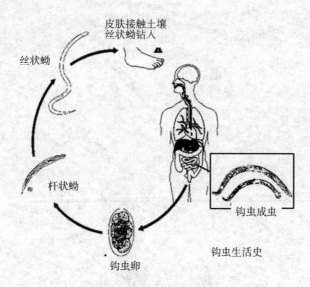

图 9-2　钩虫生活史

3. 致病作用

（1）幼虫　丝状蚴钻入人体皮肤可引起钩蚴性皮炎。皮肤出现痒疹，搔抓感染后可形成脓疱。幼虫在人体内游移的过程中，会损害肺泡，致肺泡出血和炎症，称为钩蚴性肺炎。患者表现出咳嗽、痰中带血及发热等症状，甚至出现气急、哮喘。

（2）成虫　成虫引起的疾病称为钩虫病。钩虫病的主要症状是贫血。钩虫的成虫咬附在小肠黏膜处吸血，并经常更换咬附的部位。被钩虫咬附的部位黏膜受损出血，形成小溃疡，其更换部位后，原伤口不易自行止血而长时间渗血。除贫血外，少数患者还可出现喜食生米、煤渣、泥土等"异嗜症"。

4. 实验室诊断和防治原则　在大便中查出钩虫卵即可诊断。治疗患者，粪便进行无害化处理，下田劳动注意个人防护，尽量少以皮肤接触土壤。

（三）蠕形住肠线虫（蛲虫）

1. 形态

（1）成虫 乳白色，像一段白线头。头部两侧的角皮膨大，称为头翼；食管后端呈球形，称为食管球。雌虫长（8～13）mm×（0.3～0.5）mm，尾部尖直，雄虫（2～5）mm×（0.1～0.2）mm，尾部向腹部卷曲呈"6"字形。

（2）虫卵 一侧稍凸，一侧扁平，呈"柿子核"形。大小为（50～60）μm×（20～30）μm，卵壳无色透明，可见卵内的幼虫。

2. 生活史 成虫寄生于盲肠附近，以肠内容物为食，偶尔吸血。雌、雄虫交配后，雄虫死亡，雌虫随肠道内容物移行至直肠，在人入睡2h左右爬出肛门，在肛门皱褶处产卵。产下的虫卵6h便发育成感染期虫卵。人若将感染期虫卵误食，在小肠内幼虫自虫卵孵出，下行至结肠内发育成为成虫（图9-3）。

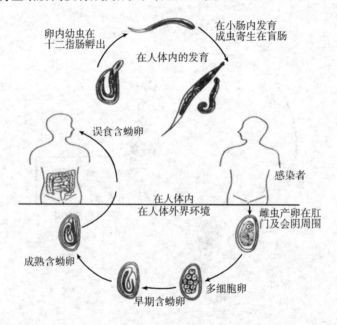

图9-3 蛲虫生活史

3. 致病作用 雌虫在肛门产卵时引起瘙痒，影响睡眠。儿童感染后因瘙痒而搔抓肛门，引起局部损伤发炎，致儿童睡眠不安、烦躁，夜晚啼哭，食欲减退。蛲虫若进入阑尾，可引起阑尾炎；若雌虫误入阴道、子宫、输卵管等处，可引起相应部位的局部炎症。

4. 实验室诊断和防治原则 在肛门处用肛门拭子（棉拭子或胶纸拭子）查出虫卵，或在肛周发现雌虫都可诊断。

蛲虫在儿童中多有流行。原因是蛲虫的生活史简单，虫卵发育快，儿童感染后因痒搔抓肛门而将感染期虫卵污染于手上，并误食。也可因感染期虫卵污染被褥，在折叠被褥时将感染期虫卵悬浮于空气中，被吸入而感染。故预防的方法主要是治疗患者，搞好个人卫生，儿童应穿满裆裤，消毒患儿的衣裤、被褥、玩具。教育儿童不吸吮手指，饭前便后洗手。

二、吸虫纲

吸虫纲的寄生虫多呈叶状或舌状，裂体吸虫呈圆柱体，都有口、腹两个吸盘。消化道不完整，有口无肛门。除裂体吸虫外，雌、雄同体，生殖器官发达。

（一）华支睾吸虫（肝吸虫）

1. 形态

（1）成虫　大小为（10~25）mm×（3~5）mm，形状像瓜子仁。活虫虫体扁平，淡红色，半透明，腹吸盘较口吸盘小，位于虫体前1/3处，两个睾丸呈分枝状前后排列，为本虫的特点。在睾丸之前有一个边缘分叶的卵巢，在卵巢和腹吸盘之间，盘曲着充满虫卵的子宫。

（2）虫卵　大小为29μm×17μm，状似芝麻。在卵的窄端有一小盖，小盖两旁有突出的肩峰，在卵的宽端有一小突起。卵内有一毛蚴。

2. 生活史　肝吸虫的成虫寄生在人和猫、犬等动物的肝胆管内。成虫产卵，虫卵随粪便排出体外。虫卵若进入水中被第一中间宿主豆螺或沼螺等吞食，在螺的体内毛蚴孵出。孵出的毛蚴发育为胞蚴，胞蚴分裂繁殖为许多雷蚴，雷蚴又分裂繁殖成许多尾蚴。尾蚴从螺体逸出进入水中，若遇到第二中间宿主淡水鱼、虾时，便侵入其体内，发育成囊蚴，囊蚴是肝吸虫的感染阶段。人若误食含有活的囊蚴的淡水鱼、虾，在消化液的作用下，囊蚴内的幼虫脱囊而出，在十二指肠处经胆总管进入肝胆管，发育成成虫（图9-4）。

3. 致病作用　肝吸虫寄生在肝胆管内，其虫体和代谢产物刺激管壁，引起肝胆管壁的炎症。炎症发生时，引起上皮细胞脱落，结缔组织增生，致管壁增厚、变窄，可导致胆汁淤积，出现阻塞性黄疸，诱发胆结石、肝硬化。儿童反复感染，可影响生长发育，还可诱发肝癌和胆管上皮癌。临床上，轻度感染时，患者可只有肝肿大的症状；中度感染可有消化不良、食欲缺乏、乏力和肝区隐痛的症状；重度感染可出现营养不良、腹痛、肝脾肿大、黄疸等症状，晚期可出现肝硬化。

4. 实验室诊断和防治原则　在大便中查出肝吸虫卵即可诊断。肝吸虫是一种人畜共患病，人和保虫宿主是传染源，第一和第二中间宿主的存在是疾病流行的必要条件，而粪便入水是导致中间宿主感染的重要环节。防治方法主要是：治疗患者和染病的动物；不在鱼塘上搭建厕所，不用粪便喂鱼，治理鱼塘，定期灭螺；不食生的或未煮熟的淡水鱼虾，家里生熟刀具、砧板分开。

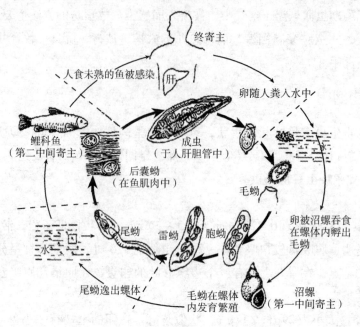

图 9 - 4　肝吸虫生活史

（二）卫氏并殖吸虫（肺吸虫）

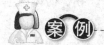

2007 年 12 月 23 日重庆商报报道：11 岁的少年张林，最近因突发头昏、呕吐住进儿童医院。医生在检查中惊讶发现，有寄生虫侵入了他的脑部！经进一步诊断，医生发现他患上的脑型肺吸虫病，与他半年来生吃百余只螃蟹有关。

1. 形态

（1）成虫　大小为（7 ~ 16）mm ×（4 ~ 8）mm，背凸腹平，形似半粒黄豆。腹吸盘位于虫体的中间，大小与口吸盘相当。子宫和卵巢并列于腹吸盘之后，两个分叶的睾丸并列于虫体的后 1/3 处。该虫之所以称为并殖吸虫，生殖器并列是其特点。

（2）虫卵　大小为（80 ~ 118）μm ×（48 ~ 60）μm，椭圆形，一端宽，另一端窄，宽端卵壳较薄，窄端卵壳较厚，在宽端有一小盖。卵内可见一个卵细胞和数个卵黄细胞。

2. 生活史　成虫寄生在人和犬科、猫科等食肉动物肺内。成虫产卵，虫卵随痰和粪便排出体外，若进入水中，在适宜的条件下便孵出毛蚴，毛蚴侵入川卷螺等第一中间宿主，在其体内发育、繁殖成许许多多的尾蚴，尾蚴从川卷螺中逸出进入第二中间宿主溪蟹、蝲蛄体内发育成囊蚴，囊蚴是其感染阶段。人若误食含有活囊蚴的溪蟹或蝲蛄，在小肠消化液的作用下，幼虫脱囊而出，发育为童虫。童虫穿过肠壁进入腹腔，再穿过膈肌进入肺，发育为成虫。童虫有时可移行至其他组织或器官寄生（图9-5）。肺吸虫在肺外的组织寄生，称为迷走寄生。

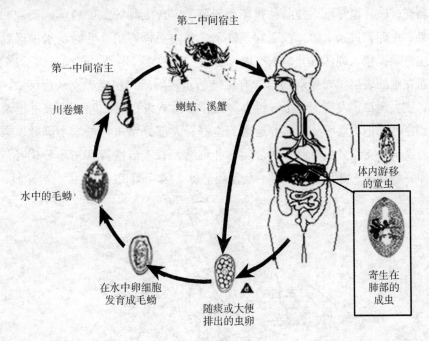

第二中间宿主

第一中间宿主

川卷螺

蝲蛄、溪蟹

水中的毛蚴

体内游移的童虫

寄生在肺部的成虫

在水中卵细胞发育成毛蚴

随痰或大便排出的虫卵

图9-5　肺吸虫生活史

3. 致病作用

（1）童虫　在人体内移行过程中，可造成组织或器官的机械性损伤，引起出血、炎症及粘连。

（2）成虫　寄生在肺部，引起肺吸虫病。患者出现肺部囊肿，表现咳嗽、胸痛、痰中带血等症状。迷走寄生时，形成的囊肿会压迫组织器官，引起被寄生的组织器官出现相应病变。

4. 实验室诊断和防治原则　在痰和粪便中查出肺吸虫卵，即可诊断。预防的主要方法是不食未煮熟的溪蟹、蝲蛄，不喝生水。

（三）日本裂体吸虫（血吸虫）

1. 形态

（1）成虫　雌、雄异体。雄虫虫体扁平，大小为（9～22）mm×0.5mm，有7个睾丸成串的排列在虫体前端。自腹吸盘后，虫体两侧向腹部卷曲，形成抱雌沟。雌虫圆柱状，大小为（12～26）mm×0.3mm，常处于雄虫的抱雌沟内，与雄虫呈合抱状态。有一个卵巢位于虫体的中部，卵巢前方有一管状子宫，开口于腹吸盘下面的生殖孔。

（2）虫卵　大小为（74～106）μm×（55～80）μm，椭圆形，卵壳薄，成熟的卵内含有一毛蚴。卵壳的一端旁侧有一侧棘。

2. 生活史　血吸虫成虫寄生于人及多种哺乳动物的门脉-肠系膜静脉系统。虫体逆血流移行到肠黏膜下层的小静脉末梢，雌虫产卵于静脉末梢内。所产的虫卵大部分沉积于肠壁小血管中，少量随血流进入肝。虫卵内的卵细胞发育为毛蚴后，毛蚴分泌物透过卵壳，破坏血管壁，使肠黏膜坏死脱落，内含毛蚴的虫卵脱落入肠腔，随粪便排出体外。虫卵若进入水中，在适宜条件下，卵内毛蚴孵出。毛蚴在水中遇到适宜的中间宿主钉螺，侵入螺体并分裂繁殖成母胞蚴、子胞蚴、尾蚴。尾蚴成熟后离开钉螺，常常分布在水的表层。人或动物与含有尾蚴的水接触后，尾蚴经皮肤而感染。尾蚴侵入皮肤，脱去尾部，发育为童虫。童虫穿入小静脉或淋巴管，随血流或淋巴液到达右心、肺，穿过肺泡小血管到左心并运送到全身。大部分童虫再进入小静脉，顺血流入肝内门脉系统分支，童虫在此暂时停留，并继续发育。当性器官初步分化时，遇到异性童虫即开始合抱，并移行到门脉－肠系膜静脉寄居（图9－6）。

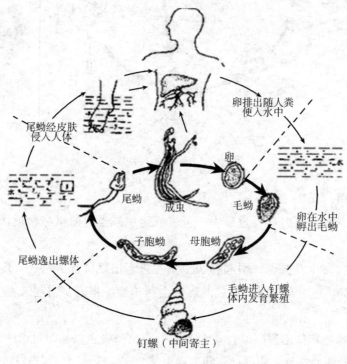

图9－6 血吸虫生活史

3. 致病作用

（1）尾蚴 尾蚴穿过皮肤可引起局部出现丘疹和瘙痒，这是一种速发型和迟发型变态反应，称为尾蚴性皮炎 。

（2）童虫 童虫在宿主体内移行时，出现血管炎，毛细血管栓塞、破裂，产生局部炎细胞浸润和点状出血。特别是经过肺时，引起肺部炎症。

（3）成虫 一般无明显致病作用，少数可引起静脉内膜炎等。可是，它的代谢产物在机体内可形成免疫复合物，引起免疫复合物病。

（4）虫卵 血吸虫病的病变主要由虫卵引起。虫卵主要是沉着在宿主的肝及结肠肠壁等组织，所引起的肉芽肿和纤维化是血吸虫病的主要病变。

4. 实验室诊断与防治原则 实验室诊断血吸虫病的方法很多。①病原诊断：从粪便内检查虫卵或孵化毛蚴以及直肠黏膜活体组织检查虫卵。②免疫学诊断：皮内试验、检测抗体（包括 IgM、IgG、IgE）。防治的方法主要有：查治患者及保虫宿主，消灭传染源；控制和消灭钉螺，加强粪便管理，搞好个人防护，管好人、畜粪便，防止污染水体，切断传染途径。

三、绦虫纲

绦虫纲的寄生虫背腹扁平，左右对称，长如带状，大多分节，无口和消化道，缺体腔，雌、雄同体。成虫扁长如腰带，分节，白色或乳白色，体长因虫种不同可从数毫米至数米。虫体前端头节细小，为虫体的固着器官；紧接着头节的是短而纤细、不分节的颈部，颈部以后是分节的链体。靠近颈部的链体节片较细小，其内的生殖器官尚未发育成熟，称为幼节；往后至链体中部节片较大，其内的雌、雄生殖器官已发育成熟，称为成节；链体后部的节片最大，节片中除了储满虫卵的子宫外，其他生殖器官已退化，称为孕节。（图 9 - 7）

末端的孕节可从链体上脱落，新的节片又不断从颈部长出，这样就使绦虫得以始终保持一定的长度。

（一）链状带绦虫（猪带绦虫，猪肉绦虫）

1. 形态

（1）成虫 乳白色，扁长如带，较薄，略透明，长 2～4m，前端较细，向后渐扁阔。头节近似球形，直径 0.6～1mm，有 4 个吸盘，顶端有顶突，顶突上有 25～50 个小钩，排列成内外两圈。颈部纤细，链体上的节片数 700～1000 片，近颈部的幼节，节片短而宽，中部的成节近方形，末端的孕节则为长方形。每一节片的侧面有一生殖孔。

（2）虫卵 球形或近似球形，直径 31～43μm。卵壳很薄，易脱落，内为胚膜，胚膜较厚，棕黄色，由许多棱柱体组成，在光镜下呈放射状的条纹。胚膜内含球形的六钩蚴。

（3）囊尾蚴 黄豆大小，白色半透明的

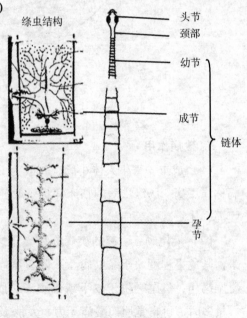

绦虫结构

头节
颈部
幼节
成节
链体
孕节

图 9 - 7 绦虫结构

囊状物，囊内充满透明的囊液。囊壁分两层，外为皮层，内为间质层，间质层有一处向囊内增厚形成向内翻卷收缩的头节。

2. 生活史 成虫寄生于人的小肠上段，头节固着在肠壁。孕节常单独或 5～6 节相连地从链体脱落，随粪便排出。当虫卵或孕节被猪或野猪等中间宿主吞食，或被人误食，虫卵在小肠内经消化液作用24～72h后，虫卵胚膜破裂，六钩蚴逸出。六钩蚴借其小钩和分泌物的作用，钻入小肠壁，经血循环或淋巴系统到达宿主身体各处。在寄生部位，虫体逐渐长大，约经10周后，囊尾蚴发育成熟，囊尾蚴是其感染阶段。人若误食生的或未煮熟的含囊尾蚴的猪肉，囊尾蚴在小肠受胆汁刺激而翻出头节，附着于肠壁，经2～3个月发育为成虫（图9-8）。

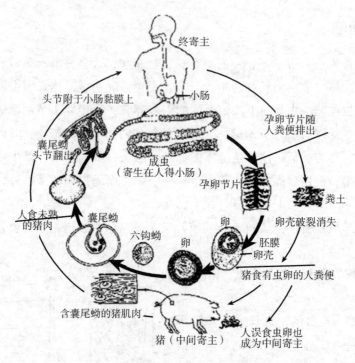

图9-8　绦虫生活史

3. 致病作用

（1）成虫　寄生人体小肠，一般为1条，国内报道一例最多感染19条。引起的疾病称绦虫病。肠绦虫病的临床症状一般轻微。少数患者有上腹或全腹隐痛、消化不良、腹泻、体重减轻等症状。

（2）囊尾蚴　引起的疾病称为囊尾蚴病或囊虫病，是严重危害人体的寄生虫病之一，其危害程度大于绦虫病。人体囊尾蚴病依其主要寄生部位可分为：①皮下及肌肉囊尾蚴病，囊尾蚴位于皮下或黏膜下，肌肉中，形成结节。感染轻时可无症状，寄生数量多时，可自觉肌肉酸痛无力、发胀及麻木等。②脑囊尾蚴病，由于囊尾蚴在脑内寄生部位与感染数量不同，以及囊尾蚴本身的情况与宿主对寄生虫的反应不同，脑囊尾蚴病的临床症状极为复杂。癫痫发作，颅内压增高，精神症状是脑囊尾蚴病的三大主要症状。③眼囊尾蚴病，囊尾蚴可寄生在眼的任何部位。通常累及单眼。症状轻者表现为视力障碍，重者可失明。

4. 实验室诊断

（1）猪带绦虫病的诊断　猪带绦虫病检获孕节和虫卵的机会较少，询问是否有吃了未煮熟的"米猪肉"或大便排出节片史，对发现患者有一定意义。对可疑的患者应连续数天粪便检查，必要时还可试验性驱虫。收集患者的全部粪便，用水淘洗检查头节和孕节可以确定虫种和明确疗效。

（2）囊尾蚴病的诊断　询问病史有一定意义。皮下囊尾蚴病，可手术摘除结节后检查；眼囊尾蚴病用眼底镜检查易于发现；对于脑和深部组织的囊尾蚴可用 X 线、B 超、CT 等影像仪器检查并结合其他临床症状如癫痫、颅压增高和精神症状等确定。免疫学试验：间接红细胞凝集试验、酶联免疫吸附试验、斑点酶联免疫吸附试验等具有辅助诊断价值

考点提示

　　人体寄生虫的相关概念，寄生虫病流行的基本环节，寄生虫与人类的相互关系，线虫刚寄生虫生活史及致病作用，血吸虫、猪带绦虫的致病。

5. 防治原则　治疗患者。管理厕所及猪圈，控制人畜互相感染。注意个人卫生，宣传本病的危害性，革除吃生肉的不良习惯。饭前便后洗手。烹调务必将肉煮熟，切生熟肉刀和砧板要分开。加强肉类检查，严禁出售"米猪肉"。

（二）牛带绦虫

又称肥胖带绦虫、牛肉绦虫。它与猪带绦虫形态和发育过程相似，两者区别见表 9-1。

表 9-1　猪带绦虫和牛带绦虫的主要区别

	猪带绦虫	牛带绦虫
体长	2~4m	4~8m
节片数	700~1000 节，薄，略透明	1000~2000 节，肥厚，不透明
头节	球形，直径约 1mm，有顶突和小钩	方形，直径约 1.5~2 mm，无顶突和小钩
孕节	子宫分支不整齐，每侧分支为 7~13 支	子宫分支整齐，每侧分支为 15~30 支
感染阶段	猪囊尾蚴、猪带绦虫卵	牛囊尾蚴
终宿主	人	人
中间宿主	猪、人	牛
致病	囊虫病、猪带绦虫病	牛带绦虫病

第二节　医学原虫

一、概述

原虫是单细胞真核生物，个体微小，需借助光学显微镜才能看到。原虫虽然只由一个细胞构成，但却能完成营养、呼吸、排泄、运动、生殖等生命活动的全部功能。寄

生在人体管腔、体液、组织或细胞内的致病及非致病性原虫，称为医学原虫。

1. 形态 原虫的基本结构由胞膜、胞质和胞核组成。

（1）胞膜 包裹虫体，也称表膜或质膜。是与宿主和外环境直接接触的界面，对保持虫体的自身稳定起着重要的作用，参与营养、排泄、运动、感觉、侵袭、隐匿等多种生理活动。表膜带有多种受体、抗原、酶类，甚至毒素，还具有不断更新的特点。

（2）胞质 主要由基质、细胞器和内含物组成。基质均匀透明，许多原虫有内、外质之分，外质较透明，呈凝胶状，具有运动、摄食、营养、排泄、呼吸、感觉及保护等功能；内质呈溶胶状，含各种细胞器和内含物，也是胞核所在之处，为细胞代谢和营养存贮的主要场所。

（3）胞核 为原虫得以生存、繁衍的主要构造。由核膜、核质、核仁和染色质组成。寄生人体的原虫多数为泡状核，染色质少，呈粒状，分布于核质或核膜内缘，有一个粒状核仁。少数纤毛虫为实质核，核大而不规则，染色质丰富，常具一个以上的核仁。

2. 运动 多数原虫借运动细胞器进行移位，运动方式有伪足运动、鞭毛运动和纤毛运动。

3. 营养 寄生原虫可通过表膜以渗透和多种扩散方式吸收小分子养料，也可以伪足摄食和胞口摄食两种形式摄食大分子物质。

4. 代谢 原虫一般是利用葡萄糖获取能量，无氧代谢是原虫能量代谢的主要途径。原虫蛋白的氨基酸种类大多从宿主提供的周围环境摄入，少数需自身合成。

5. 生殖 寄生原虫以无性或有性或两者兼有的生殖方式增殖。无性生殖有二分裂、多分裂和出芽生殖；有性生殖则可分为接合生殖或配子生殖。

6. 分类 根据运动细胞器的有无和类型分为四大类。

（1）根足虫纲 以伪足为运动细胞器，如溶组织内阿米巴原虫。

（2）鞭毛虫纲 以鞭毛为运动细胞器，如阴道毛滴虫。

（3）纤毛虫纲 以纤毛为运动细胞器，如结肠小袋纤毛虫。

（4）孢子虫纲 寄生在细胞内，无运动细胞器，如疟原虫和刚地弓形虫。

二、常见原虫

临床常见原虫见表9-2。

表9-2　临床常见致病原虫

	溶组织内阿米巴	阴道毛滴虫	疟原虫	刚地弓形虫
形态	①大滋养体：直径20～40μm，内、外质界限清楚，外质透明，内质呈颗粒状，内含被吞噬的红细胞及细胞核。细胞核为典型的泡状核。以伪足做定向运动 ②小滋养体：直径12～30μm，内、外质界限不清，外质只能见到伸出的伪足部分，内质中可见吞噬的细菌。细胞核同大滋养体 ③包囊：圆球形。未成熟包囊有1～2个核，囊内可见糖原泡和棒状拟染色体。成熟包囊有4个核，糖原泡和拟染色体消失，是溶组织内阿米巴的感染阶段	滋养体：虫体呈梨形或卵圆形，有3～5根前鞭毛、1根后鞭毛，有波动膜，轴柱1根贯穿虫体，核1个，位于虫体前端	①小滋养体（环状体）：间日疟、三日疟、卵形疟的小滋养体有一个深红色的核，胞质环状，淡兰色，形似指环。一个红细胞里寄生一个。恶性疟一个红细胞里可寄生两个以上 ②大滋养体：核变大，胞质伸出伪足。被寄生的红细胞胀大，出现红色薛氏小点。三日疟的胞质呈带状 ③未成熟裂殖体：核开始分裂，胞质随之分裂呈圆形 ④成熟裂殖体：胞核分裂为许多个，胞质随之分裂，包绕每个核，形成裂殖子。疟色素集中成堆 ⑤雌配子体：间日疟虐、三日疟和卵形疟的雌配子体圆形，胞质深蓝，核深红，较小致密，常偏于一侧。疟色素分散。恶性疟的雌配子体新月形，两头稍尖，一个深红色较致密的核位于中间 ⑥雄配子体：间日疟、三日疟和卵形疟的雄配子体圆形，胞质蓝，核淡红，较大疏松，位于中央。疟色素分散。恶性疟的雄配子体腊肠形，两端钝园，有一个淡红色较松散的核	①滋养体：呈香蕉形或半月形，一端较尖，一端钝圆，平均大小1.5μm×5.0μm包括速殖子和缓殖子（虫体较小，核稍偏后） ②包囊：圆形或椭圆形的囊状物，有坚韧囊壁，内有数个至数千个缓殖子 ③假包囊：在组织细胞内，内含数个至十几个速殖子 ④卵囊：圆形或椭圆形，透明囊壁，内含2个孢子囊，每个孢子囊内含4个新月形子孢子。卵囊是有性生殖的产物，而包囊是无性生殖的产物
生活史	四核包囊→人误食→肠道→虫体逸出→ 小滋养体→包囊→排出体外 ↓ 大滋养体 ↓ ↓ 肠壁　肠壁血管 　　　淋巴管 ↓ ↓ 肠壁组织溃疡　肝、肺、脑 ↓ ↓ 坏死组织　肠外阿米巴病 ↓ 大滋养体 ↓ 随粪便排出体外 ↓ 阿米巴痢疾	生活史中只有滋养体一个阶段。寄生在人的泌尿生殖系统，以上皮细胞内糖原为食，以二分裂方式繁殖	①红细胞外期 蚊叮咬 子孢子→人体→肝细胞→裂殖体→裂殖子→红细胞 ②红细胞内期 裂殖子→红细胞→小滋养体→大滋养体→裂殖体→裂殖子→♀♂配子体 ③蚊体内发育时期 蚊吸血： ♀♂配子体→蚊体内→♀♂配子→合子→动合子→囊合子→子孢子→蚊喙	①在人等中间宿主体内的发育 卵囊、包囊、假包囊→人误食→肠道→缓殖子、速殖子、子孢子→释放→血液、淋巴液→全身各部有核细胞→假包囊、包囊 ②在猫科动物（终宿主）体内的发育 卵囊、包囊、假包囊→猫食→肠道→缓殖子、速殖子、子孢子→释放→肠绒毛上皮→裂殖体→♀♂配子体→♀♂配子→卵囊→粪便排出

续表

	溶组织内阿米巴	阴道毛滴虫	疟原虫	刚地弓形虫
传播	消化道传播	接触传播	蚊叮咬传播	误食污染了卵囊食物或动物肉内的包囊、假包囊传播
致病	阿米巴痢疾、肠外阿米巴（临床常见的是阿米巴肝脓肿、阿米巴肺脓肿和阿米巴脑脓肿）	女性：滴虫性阴道、尿道炎 男性：尿道炎、前列腺炎	①疟疾发作：患者寒战→发热→出汗→间歇 ②再燃与复发：指疟疾发作停止后一段时间，在没有重复感染的情况下，又出现了再次疟疾发作 ③贫血、脾肿大、疟性肾病（免疫复合物引起） ④凶险型疟疾	①先天性弓形虫病：只发生于初产妇。流产、早产、畸胎、死胎、小脑积水、小脑畸形、脑钙化、精神障碍、眼球畸形、脉络膜视网膜炎及肝脾肿大合并黄疸等 ②后天性弓形虫病：淋巴结肿大是最常见的临床表现，其次累及脑、眼，表现为脑膜脑炎、癫痫、精神异常及脉络膜视网膜炎

第三节 医学节肢动物

一、概述

医学节肢动物是指通过刺蜇、吸血、寄生或传播病原体等方式危害人类健康的节肢动物。

（一）医学节肢动物的生态和变态

1. 全变态节肢动物 指经历虫卵、幼虫、蛹、成虫4个发育阶段的节肢动物。

2. 半变态节肢动物 指经历虫卵、若虫、成虫3个发育阶段的节肢动物。

若虫：指形态与成虫相似，生活习性与成虫相同，只是生殖器尚未发育成熟的半变态节肢动物。

（二）医学节肢动物对人体的危害

1. 直接危害 指医学节肢动物以刺蜇、吸血、寄生、毒害及致敏等方式危害人体。

2. 间接危害 指医学节肢动物以传播疾病的方式危害人体。医学节肢动物传播疾病有两种方式。

（1）机械性传播 指病原体在节肢动物的体内或体表不经发育或繁殖即可经节肢动物携带和运载传播给人类。

（2）生物性传播 指病原体在节肢动物的体内或体表经发育或繁殖后再传播给人类。

二、常见的医学节肢动物

常见的医学节肢动物见表9-3。

表9-3 常见医学节肢动物

	形态	生活史	生态	与疾病的关系
蚊	体长 1.6~12.6mm，半球形头，一根尖细喙，复眼、触角及触须各1对，3对细长足，翅脉、翅缘有鳞片。不同的蚊种的形态有差异	蚊是全变态节肢动物，其中卵、幼虫、蛹生活在水中，只有成虫生活在陆地	①孳生地：按蚊—清大水体（塘、湖、稻田），库蚊—污水体（污水坑），伊蚊—清小水体（容器型） ②食性：蚊的基本食物是植物的汁液、花蜜。雌蚊交配后吸食动物血液。按蚊和库蚊一般在晚上吸血，伊蚊在白天 ③季节消长：蚊的最适宜温度是 26℃~35℃，湿度 70%~80%。当气温 <10℃ 时，蚊便开始越冬	与疾病有关的主要有：按蚊、库蚊和伊蚊 ①吸血，对人造成直接危害 ②生物性传播疟疾、丝虫病、乙脑及登革热等疾病
蝇	体长 6~14mm，半球形头，有复眼1对，单眼3个，触角1对，全身布满鬃毛，爪垫上的细毛能分泌黏液，大多数蝇种为舐吸式口器	全变态节肢动物，终生生活在陆地	①孳生地：粪便、垃圾、腐败动植物 ②食性：食性杂，边吃，边吐，边拉，边爬，边刷 ③活动与栖息：白天活动，夜间栖息	①寄生：幼虫寄生在人的胃肠道、口腔、耳、鼻咽、眼、泌尿生殖道、皮肤，引起蝇蛆病 ②机械性传播：菌痢、阿米巴痢疾、蛔虫等疾病
蚤	成蚤长约 3mm，侧扁，棕色或黑褐色，体表有许多毛、鬃、刺、栉、刺吸式口器，3对足，长而粗壮，后腿为甚，善跳跃	全变态节肢动物，寄生于哺乳类动物或鸟类的体表	①孳生地：动物宿主的栖息或繁殖场所 ②食性：雌、雄均吸血，且需每天吸血数次。有一边吸血，一边排便的习性 ③对宿主体温变化敏感	①直接危害：叮刺、骚扰、寄生 ②间接性危害：生物性传播鼠疫、莫氏立克次体、膜壳绦虫等病
虱	寄生于人体的虱有头虱、体虱、耻阴虱三种 ①体虱：长 2~4.4mm，灰白，椭圆形，背腹扁平，刺吸式口器，爪与胫突形成抓握器 ②头虱：个体较小，灰黑色，运动活泼 ③耻阴虱：体稍小，外形宽短似蟹，中后腿及爪更粗壮 ④卵：椭圆形，白色，有盖，黏附于纤维或毛发上	半变态节肢动物	①寄生部位：头虱寄生在头发上（多产卵耳后及颈部发根）；体虱多寄生于贴身衣裤；耻阴虱寄生于阴毛、肛周毛，也见于眉毛、腋毛 ②食性：雌、雄成虫及若虫均吸血，常边吸血边排粪 ③对宿主体表温度、湿度变化敏感 ④传播：直接或间接接触传播	①直接危害：吸血、寄生、骚扰 ②以生物传播方式传播普氏立克次体和回归热螺旋体

续表

	形态	生活史	生态	与疾病的关系
疥螨	成虫体近圆形或椭圆形，背面隆起，乳白或浅黄色。颚体短小，位于前端。螯肢如钳状，尖端有小齿，4对足，足短粗呈圆锥形	半变态节肢动物，寄生在人体皮肤表皮角质层间	①寄生部位：疥螨常寄生于人体皮肤较柔软嫩薄之处 ②活动与挖掘隧道：在宿主表皮角质层的深处，以角质组织和淋巴液为食，以螯肢和前跗爪挖掘与皮肤平行的蜿蜒隧道 ③温、湿度的影响：温度较低，湿度较大时寿命较长	直接寄生于人体，引起小丘疹、小疱及隧道等皮损

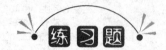

练习题

选择题

A 型题

1. 关于线虫，下列说法不正确的是
   - A. 虫体呈线状，左右对称
   - B. 体表光滑，身体分节
   - C. 雌雄异体，生殖器发达
   - D. 消化道完整
   - E. 无吸盘

2. 关于吸虫，下列说法错误的是
   - A. 成虫都呈叶状或舌状
   - B. 有口、腹两个吸盘
   - C. 消化道不完整，有口无肛门
   - D. 大多数雌、雄同体，生殖器发达
   - E. 生活史中复杂，需要中间宿主

3. 关于绦虫，下列说法错误的是
   - A. 成虫呈带状
   - B. 雌、雄同体
   - C. 虫体分为头节、颈节、链体三部分
   - D. 消化道完整
   - E. 孕节内子宫高度发达，其他器官退化

4. 关于原虫，下列说法错误的是
   - A. 原虫是多细胞动物
   - B. 具有运动、消化、排泄、呼吸、生殖的生理功能
   - C. 对外界刺激发生反应
   - D. 主要结构分包膜、胞质、胞核三部分
   - E. 个体微小，需借助光学显微镜才能看到

5. 迷走寄生是指
   - A. 蛔虫的幼虫在体内移行
   - B. 肺吸虫在肺外组织寄生

C. 阿米巴原虫寄生在肠外组织

D. 猪肉绦虫的囊尾蚴寄生在人体组织中

E. 疟原虫在肝细胞内寄生

6. 下列有两个感染阶段的寄生虫是

    A. 肝吸虫   B. 疟原虫

    C. 猪肉绦虫   D. 钩虫

    E. 日本血吸虫

7. 必须通过查血才能查出病因的寄生虫是

    A. 肝吸虫   B. 疟原虫

    C. 蛲虫   D. 溶组织阿米巴原虫

    E. 日本血吸虫

8. 不能通过大便查出其病因的寄生虫是

    A. 刚地弓形虫   B. 肺吸虫

    C. 钩虫   D. 绦虫

    E. 日本血吸虫

9. 引起血吸虫病的主要是

    A. 血吸虫卵   B. 血吸虫的尾蚴

    C. 血吸虫的童虫   D. 血吸虫的成虫

    E. 血吸虫的母胞蚴

10. 下列哪种检查手段与诊断肺吸虫无关

    A. 查血   B. 胸透

    C. 查大便   D. 查痰

    E. 皮下结节活检

11. 人既是中间宿主又是终宿主的是下列哪种寄生虫

    A. 阿米巴原虫   B. 血吸虫

    C. 猪带绦虫   D. 疟原虫

    E. 牛带绦虫

12. 医学节肢动物是指

    A. 吸人血的节肢动物   B. 传播疾病的节肢动物

    C. 寄生于人体的节肢动物   D. 引起人体过敏的节肢动物

    E. 以上都是

13. 关于若虫，正确的说法是

    A. 是半变态节肢动物的幼虫

    B. 是个体若小的全变态节肢动物

    C. 是生殖器尚未发育成熟的半变态节肢动物

    D. 是全变态节肢动物的一个发育阶段

    E. 形态和生活习性与成虫都不一样

14. 全变态节肢动物没有下列哪个发育阶段
    A. 卵　　　　　　　　　　B. 幼虫
    C. 若虫　　　　　　　　　D. 成虫
    E. 蛹

15. 下列节肢动物对人体的危害哪种不属于直接危害
    A. 蚊叮咬人　　　　　　　B. 虱吸血
    C. 蝇传播痢疾　　　　　　D. 疥螨损伤皮肤
    E. 蝇蛆寄生人体

16. 关于蚊，错误的说法是
    A. 蚊是全变态节肢动物
    B. 蚊一生都在陆地上生活
    C. 蚊吸人血是对人的直接危害
    D. 蚊传播疾病是对人的间接危害
    E. 当气温＜10℃时，蚊便开始越冬

17. 主要以机械性传播疾病的方式危害人体的节肢动物是
    A. 蝇　　　　　　　　　　B. 蚊
    C. 虱　　　　　　　　　　D. 蚤
    E. 以上都是

18. 溶组织阿米巴原虫的感染阶段是
    A. 小滋养体　　　　　　　B. 大滋养体
    C. 一核包囊　　　　　　　D. 二核包囊
    E. 四核包囊

19. 关于刚地弓形虫，正确的是
    A. 终宿主是犬科动物
    B. 人是刚地弓形虫的中间宿主
    C. 刚地弓形虫寄生于人体的肠道
    D. 家中养犬的人易被感染
    E. 人既是刚地弓形虫的中间宿主又是终宿主

20. 关于猪带绦虫，错误的是
    A. 人是猪带绦虫的中间宿主和终宿主
    B. 猪是中间宿主
    C. 其感染阶段是虫卵和囊尾蚴
    D. 其幼虫不致病，成虫致病
    E. 成虫寄生在人体肠道

B 型题
    A. 经口感染　　　　　　　B. 皮肤感染
    C. 媒介节肢动物感染　　　D. 垂直感染

E. 接触感染

1. 寄生虫的感染阶段经节肢动物叮咬进入人的体内

2. 寄生虫经直接或间接接触进入人的体内

3. 寄生虫的感染阶段经皮肤钻入人的体内

4. 寄生虫的感染阶段被误食入人的体内

A. 猪带绦虫的感染阶段   B. 日本血吸虫的感染阶段

C. 钩虫的感染阶段   D. 肝吸虫的感染阶段

E. 蛔虫的感染阶段

5. 感染性虫卵

6. 囊幼

7. 丝状蚴

8. 囊尾蚴

A. 不需要中间宿主   B. 钉螺是中间宿主

C. 人是中间宿主   D. 猪是中间宿主

E. 蚊是中间宿主

9. 阿米巴原虫

10. 血吸虫

11. 丝虫

12. 蛲虫

A. 人虱   B. 鼠蚤

C. 蝇   D. 蚊

E. 疥螨

13. 细菌性痢疾的传播媒介

14. 流行性斑疹伤寒的传播媒介

15. 地方性斑疹伤寒的传播媒介

16. 流行性乙型脑炎的传播媒介

A. 皮肤感染   B. 消化道感染

C. 呼吸道感染   D. 媒介节肢动物感染

E. 接触感染

17. 疟原虫

18. 钩虫

19. 蛔虫

20. 疥螨

（曾广丽）

实验指导

实验目的与要求

病原生物与免疫学基础实验是病原生物学与免疫学的重要组成部分，是教学过程中的重要环节之一。其目的是学生通过实验，验证有关理论，加深对基本理论知识的理解；通过实验操作，掌握有关的基本操作技能和无菌技术，建立无菌观念；通过正确地观察和分析实验结果，使学生养成实事求是的科学态度，培养严肃认真的工作作风，独立工作、分析和解决问题的能力，培养学生的有菌意识。为今后学习其他课程和参加临床工作奠定良好的基础。

实验形式包括教师示教和学生操作两个方面。前者主要是验证理论课内容，后者从不同角度进行基本技能训练和练习，为学生掌握病原生物与免疫学基础基本技能打下良好基础，为此，要求学生必须做到以下几点。

（1）每次实验前必须做好预习准备工作，明确实验的内容、目的、原理、方法及操作中的注意事项等，避免和减少发生错误。做到心中有数，思路清晰。

（2）实验过程中必须持严肃认真的态度。对所做的每一个实验要在全面理解的基础上，积极思考，严格按操作方法依次进行。对示教内容要仔细观察并与有关理论密切联系，使学到的知识更为巩固。

（3）对实验结果必须进行仔细地观察和认真地记录，进行科学分析，得出恰当结论。如实验结果与理论不符，要探讨原因，以培养和提高独立思考、分析和解决问题的能力，通过实验过程及结果分析获取更深层次的知识。

（4）独立认真完成实验报告，书写实验报告要字迹清楚，语言简练，表格清晰，画图应力求反映实际标本的原状。

（5）切实遵守实验室规则。

微生物实验室无菌操作规范

（1）操作者必须穿工作服，戴口罩、帽子，必要时戴防护镜和橡胶手套，操作结束时消毒液洗手、更衣。

（2）严禁在工作区内饮食、吸烟，实验操作中不许用手碰触头面部。

（3）实验室空间在无菌实验操作前后须消毒。所用物品均应灭菌，一旦接触未经灭菌的物品应立即更换。

（4）接种、制备培养基等无菌操作须在超净工作台或接种罩内进行。

（5）接种环（针）于每次使用前后，应在火焰上从根部到端部顺序烧灼灭菌。

（6）无菌操作容器开塞后或塞回时，口和塞应通过火焰1~2次灭菌。开塞后容器口应靠近火焰位置操作。

（7）不能用口吹吸吸管，应用橡皮吸球吹吸，吸管上端应塞有棉花。

（8）对人或动物进行采血、穿刺、接种操作，局部必须进行消毒。

（9）所有感染废弃物、动物尸体等必须灭菌处理。

（10）实验台面在工作完毕或被感染性材料污染时，立即消毒处理。

实验一 细菌形态学检查

细菌形态学检查通常是将被检标本染色后用光学显微镜进行观察，可以观察到不同菌种间形态结构以及染色性的差异。不染色标本可直接观察活细菌的形态和运动，且能避免由于某些染色操作而引起细菌变形。细菌常用的染色法为革兰染色法，不仅可以观察到细菌的大小、排列、形态，而且还可以观察到不同细菌之间染色性的差异。

【实验内容】

（1）显微镜的使用及保护（操作）。

（2）细菌形态结构：基本形态和特殊结构观察（示教）。

（3）革兰染色法（操作）。

【实验目的】

（1）熟悉显微镜结构和使用方法，掌握油镜的使用和保护。

（2）独立识别细菌的基本形态和特殊结构，并绘出形态。

（3）学会细菌涂片的制作，掌握革兰染色法的操作方法及结果判断。

一、显微镜的使用及保护（操作）

显微镜是观察细菌及其他微生物的一种常用仪器，其种类很多，根据用途不同分为普通光学显微镜、暗视野显微镜、相差显微镜、荧光显微镜及电子显微镜等。在临床上进行细菌形态学检查时，以普通光学显微镜最常用，并多使用油镜进行观察。

【实验原理】

普通光学显微镜以可见光为光源，波长为 $0.4 \sim 0.7\mu m$，分辨率为光波波长的一半，即约为 $0.25\mu m$，在 $0.25\mu m$ 的微粒经光学显微镜油镜放大 100×10 倍成 $0.25mm$

后，人的眼睛便能清晰看清。而一般细菌经显微镜放大后都大于0.25mm，故可以用普通光学显微镜进行观察。因香柏油的折射率（$n = 1.515$）与玻璃的折射率（$n = 1.52$）相近，故在使用油镜时，在油镜头与玻片标本之间滴加一滴香柏油，由集光器出来的光线通过玻片和镜油后可以不发生折射，直接进入镜筒，可使进入油镜的光线增多，视野光线增强，物像更加清晰。（图实1-1）

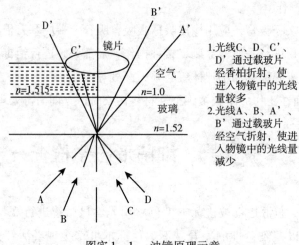

图实1-1　油镜原理示意

【实验材料】

（1）普通光学显微镜。

（2）其他：被检细菌标本、香柏油、擦镜纸、二甲苯等。

【实验方法】

1. 普通光学显微镜的结构　其构造分为机械和光学两大系统。

（1）机械系统　主要用于支持镜体和调节焦距，包括镜座、镜臂、镜筒、镜台、物镜转换器、调焦装置等几个部分。

（2）光学系统　由物镜、目镜、照明装置等部分组成。它们构成显微镜的放大与成像装置。

2. 普通光学显微镜的使用

（1）使用前准备

①放置显微镜　显微镜从镜箱拿出时，要用右手紧握镜臂，左手托住镜座，平稳地将显微镜放到实验台上。实验者端坐实验台前，适当调节座位高度，将显微镜放在自己身体的左前方，离实验台边缘约10cm，右侧放实验报告记录簿。注意实验时显微镜载物台不能倾斜，以免菌液或镜油流出而污染载物台。

②调节光照　不带光源的显微镜，用灯光或自然光通过反光镜调节光照，但不能用直射阳光，否则会影响物像的清晰并刺激眼睛。自带光源的显微镜，可通过调节电流旋钮调节光照强弱。

③调节光轴中心　使用显微镜时，其光学系统中光源、聚光器、物镜和目镜的光轴及光阑的中心必须与显微镜的光轴在同一直线上。

④观察标本时要两眼同时睁开，以减少眼睛视觉疲劳。一般用左眼窥镜，右眼用以描绘和记录结果。

（2）低倍镜和高倍镜的使用　完成上述准备工作后，将载玻片标本放在载物台上，用移动器或固定夹固定好，先用低倍镜寻找目标、确定检查的位置，再用高倍镜进一步调整视野，而后按使用油镜的顺序进行细微的观察。

3. 普通光学显微镜油镜的使用和保护

（1）在被检标本上的镜检部位滴加一滴香柏油，从侧面注视油镜，用粗调节旋钮将载物台缓缓地上升（或镜筒下降）至镜油，使油镜头浸入香柏油内，几乎与载玻片接触为止，切勿相撞。

（2）从接目镜内观察，放大聚光镜上的彩虹光圈，上调聚光器，使光线照明充分；再用粗调节旋钮将载物台缓缓地下降（或镜筒上升），当调节至有模糊物像时，用细调节旋钮调至物像最清晰为止。如果油镜已离开油面仍未见物像，必须重复操作。

（3）观察完毕，下降载物台，将油镜头转出，用3张擦镜纸擦镜。先用一张擦镜纸擦去镜头上的香柏油，再用一张擦镜纸蘸取少许二甲苯擦去镜头上的残留油迹，最后再用一张洁净擦镜纸擦拭2~3下即可。

（4）将显微镜各部分还原，转动旋转盘，使物镜转换器使物镜头不与载物台通光孔相对，即成"八"字形位置，再将镜筒下降至最低，降下聚光器，反光镜与聚光器垂直。最后用柔软纱布清洁载物台等机械部分，罩上镜罩，然后将显微镜放回镜箱中。

【注意事项】

（1）显微镜是一种精密实验仪器，使用时应精心爱护，不得随意拆卸和碰撞。

（2）取送显微镜时应轻拿轻放，一手握镜臂，一手托镜座，防止因震动使镜头受损。

（3）显微镜的调节器只能做有限的旋转，当旋转感到有阻力时应立即反方向退回，以免碰撞损坏镜头。微螺旋是显微镜最精细、最脆弱的机械部分，每旋转1周使镜筒上升或下降0.1mm，只能做往返回转，不要向单一方向转动数周，需要较大幅度调节时，应使用粗调节器。

（4）显微镜物镜和目镜属显微镜的关键光学部件，使用和清洁时要按照上述步骤进行，必要时请教师指导操作。

（5）显微镜应放置于干燥无尘的地方。

二、细菌的基本形态和特殊结构观察（示教）

【实验原理】

细菌经革兰染色后，使用显微镜的油镜，观察各种球菌、杆菌和螺形菌，可以认识细菌的基本形态。观察时应注意细菌的大小、排列、形态和染色性，认识细菌的基本形态，同时绘图或记录。细菌经特殊染色后，可以观察到细菌的荚膜、芽孢和鞭毛等特殊结构，并注意细菌菌体与特殊结构的形状、大小、位置等形态特点，同时绘图或记录。

【实验材料】

1. 细菌标本片 细菌的基本形态（葡萄球菌、链球菌、肺炎链球菌、脑膜炎奈瑟菌、淋病奈瑟菌、炭疽芽孢杆菌、大肠埃希菌、霍乱弧菌）和特殊结构（荚膜、鞭毛、芽孢）标本片。

2. 其他 光学显微镜、擦镜纸、香柏油、二甲苯等。

【实验方法】

1. 细菌的基本形态观察

（1）球菌 ①葡萄球菌：菌体呈紫色，球形，葡萄串状排列，为革兰阳性球菌；②链球菌：菌体呈紫色，球形，链状排列，为革兰阳性球菌；③肺炎链球菌：菌体呈紫色，矛头状，平面相对，尖面相背，常成双排列，为革兰阳性球菌；④脑膜炎奈瑟菌：菌体呈红色，肾形或豆形，凹面相对，常成对排列，为革兰阴性球菌；⑤淋病奈瑟菌：菌体呈红色，肾形，似一对咖啡豆，常成对排列，为革兰阴性球菌。

（2）杆菌 ①炭疽芽孢杆菌：菌体呈紫色，杆状，链状排列，为革兰阳性大杆菌；②大肠埃希菌：菌体呈红色，杆状，分散排列，为革兰阴性中等大小的杆菌。

（3）弧菌 如霍乱弧菌，菌体呈红色，弧状或逗号状，分散排列，为革兰阴性弧菌。

2. 细菌的特殊结构

（1）荚膜 肺炎链球菌经革兰染色后，菌体染成紫色，呈矛头状成双排列的球菌，菌体周围有不着色的透明圈（即荚膜）。荚膜染色标本，菌体呈紫色，菌体四周有一无色或淡紫色、清晰可见的荚膜圈。

（2）鞭毛 伤寒沙门菌经鞭毛染色后，菌体和周鞭毛均呈红色。

（3）芽孢 破伤风芽孢梭菌经革兰染色后，菌体呈紫色，细长杆状，菌体顶端有一圆形不着色的芽孢。用芽孢特殊染色后，菌体呈紫色，芽孢呈红色。

【实验结果】

显微镜油镜下，细菌染成紫色的为革兰阳性菌，染成红色的为革兰阴性菌；细菌的荚膜、鞭毛、芽孢经特殊染色法染色后在普通光学显微镜下清晰看见。

【注意事项】

（1）观察标本片时要两眼睁开，左眼看目镜，右眼用以描绘和记录结果。

（2）使用显微镜时，光源要求强一些，有利于清晰观察细菌的基本形态和特殊结构。

三、细菌的革兰染色法（操作）

革兰染色法（Gram's stain）是经典的细菌染色法，细菌经革兰染色后，革兰阳性菌（G⁺菌）被染成紫色，革兰阴性菌（G⁻菌）被染成红色。本实验要求同学能正确掌握此染色方法的操作技术，理解其在鉴别细菌上的重要意义。

【实验原理】

细菌经结晶紫初染成紫色。革兰染色阳性菌（G⁺菌）细胞壁肽聚糖层数多，且肽聚糖为空间网状结构，再经乙醇脱水，网状结构更为致密，染料复合物不易从细胞内漏出，仍为紫色。而革兰染色阴性菌（G⁻菌）细胞壁脂类含量多，肽聚糖层数少，且肽聚糖为平面片层结构，易被乙醇溶解，使细胞壁通透性增高，结合的染料复合物容易泄漏，细菌被脱色为无色，再经石炭酸复红稀释液复染成红色。

【实验材料】

1. 菌种 大肠埃希菌、葡萄球菌的 18～24h 琼脂斜面培养物。

2. 试剂 革兰染色液（Ⅰ液：结晶紫染液；Ⅱ液：卢戈碘液；Ⅲ液：95% 乙醇；Ⅳ液：石炭酸复红染液）。

3. 其他 0.9% 氯化钠溶液（生理盐水）、载玻片、显微镜、吸水纸、接种环、酒精灯、擦镜纸、二甲苯等。

【实验方法】

1. 制备细菌标本片 制作程序为涂片→干燥→固定三步。

（1）涂片 以无菌操作将生理盐水各 1 滴滴于玻片两侧，用接种环分别挑取葡萄球菌和大肠埃希菌菌落少许涂于载玻片两侧的生理盐水中，并研成均匀浑浊的菌液（如系液体标本，则不需加生理盐水，直接涂于载玻片上）。为了观察到细菌清晰典型的形态，涂片不能太厚，细菌在涂片中最好呈单层分布。

（2）干燥 最好将涂片置室温中自然干燥。如欲加速干燥，可将涂膜背面置酒精灯火焰上方的热空气中略加烘烤（温度控制以不烤手为宜）。

（3）固定 将干燥后的载玻片背面以钟摆的速度通过酒精灯火焰温度最高处 3 次，此时杀死大部分细菌，并使标本固定于玻片上，以免在染色或水洗过程中被冲掉。

2. 革兰染色 将制备好的标本片按下列步骤进行染色。

（1）初染 滴加结晶紫染液于制好的涂片上，染色 1min，用细流水冲洗，甩去积水。

（2）媒染 滴加卢戈碘液作用 1min，用细流水冲洗，甩去积水。

（3）脱色 滴加 95% 乙醇脱色，轻轻晃动玻片至玻片上的紫色脱下为止，0.5～1min 后用细流水冲洗，甩去积水。

（4）复染 滴加稀释复红染 0.5min，用细流水冲洗，甩去积水。将标本用吸水纸吸干，在涂片上滴加镜油，置油镜下检查。

【实验结果】

在显微镜油镜下可见：葡萄球菌染成紫色，为革兰阳性菌（G⁺菌）；大肠埃希菌染成红色，为革兰阴性菌（G⁻菌）（图实1－2，彩图）。该染色法不仅可确定细菌的染色性，同时可观察到细菌的形态、大小及排列等特征。

【临床意义】

革兰染色法是细菌学中最常用的染色法。在临床检验中使用该染色法可将所有细菌分为革兰阳性菌和革兰阴性菌，据此可初步缩小识别细菌种类的范围，有助于细菌的进一步鉴定。在临床治疗中医护人员可根据细菌的革兰染色特性，指导抗菌药物的选择及细菌性疾病致病作用的判断。

【实验报告】

（1）记录显微镜油镜的使用与保养方法。

（2）绘出显微镜下细菌的基本形态及特殊结构图。

（3）记录革兰染色的操作步骤及染色结果。

【思考与讨论】

（1）在细菌标本片制作过程中，将玻片连续通过火焰3次有何作用？

（2）在革兰染色操作过程中，接种环火焰烧灼的意义是什么？

实验二 细菌的人工培养

感染性疾病的诊断关键在于病原菌的分离与鉴定，人工培养法为细菌提供必要的生长条件，使其在体外生长繁殖。本实验内容着重介绍常用细菌培养基的制备、细菌的接种方法、细菌的生长现象观察及细菌的生化反应试验观察。要求同学们了解培养基的制作原则和方法，掌握细菌的分离培养技术。

【实验内容】

（1）培养基的制备及种类（示教）。

（2）细菌的接种方法（操作）。

（3）细菌的生长现象观察（示教）。

（4）细菌的生化反应试验观察（示教）。

【实验目的】

（1）熟悉细菌在环境及人体的分布情况，树立无菌观念，建立有菌意识。

（2）熟悉常用培养基的种类及用途。

（3）掌握在无菌操作下进行的培养基细菌接种方法。

（4）了解细菌在不同培养基中的生长现象。

（5）了解细菌的生化反应试验。

一、培养基的制备及种类（示教）

培养基是指在人工培养细菌时，提供给细菌生长繁殖所必需的营养物质的制品。基础培养基中所含的营养物质能满足一般病原菌生长繁殖所需的氮源、碳源和无机盐等。在基础培养基的基础上添加一些特殊成分（如糖类、血液、抑制剂等）则可制成营养培养基、鉴别培养基和选择培养基等。

（一）制备原则

（1）适当的营养成分；

（2）合适的酸碱度；

（3）配制后经灭菌使之无菌方可使用。

（二）制备程序

配料→熔化→测定及矫正 pH→过滤→分装→灭菌→备用。

（三）常用培养基的制备

1. 肉汤培养基　肉汤培养基是常用的液体培养基，也是制备常用的细菌分离培养基及其他某些培养基的基础。

【实验材料】

鲜牛肉（去脂肪和肌腱）、蛋白胨、氯化钠、pH 试纸、10% 碳酸氢钠、试管、锥形瓶（三角烧瓶）、蒸馏水等。

【实验方法】

（1）将新鲜牛肉 500g 切碎或搅碎，加水 1000ml，放 4℃ 冰箱或冷处浸泡过夜，然后煮沸 30min，放凉，使残余的脂肪凝固，再用绒布或滤纸过滤，将滤液补足为原量。此溶液称为肉水或肉浸液。

（2）1000ml 肉水中加入蛋白胨 10g、氯化钠 5g，加热溶解，放凉。

（3）用精密 pH 试纸测酸碱度，用 10% 碳酸氢钠校正 pH 为 7.2 左右。过碱时，可用 10% 醋酸校正之。

（4）分装于试管中或锥形瓶中，121℃ 高压蒸气灭菌 20～30min。

如用市售的牛肉膏代替新鲜肉水时，可将牛肉膏溶成 0.3%～0.5% 的水溶液，再如上法制成培养基。

2. 普通琼脂培养基　普通琼脂培养基是常用的固体培养基，包括普通琼脂平板和普通琼脂斜面两种，前者用于分离纯种细菌，后者用于增殖纯种细菌或保存菌种。

【实验材料】

（1）肉　水　　200ml

（2）蛋白胨　　2g

（3）氯化钠　　1g

（4）琼　脂　　5g

（5）菌平皿、灭菌试管、锥形瓶等。

【实验方法】

（1）按上述数量把肉水、蛋白胨、氯化钠和琼脂放到锥形瓶中，加热融化。

（2）趁热用 pH 试纸测酸碱度，用 10% 碳酸氢钠校正 pH 为 7.2 左右。

（3）121℃高压蒸气灭菌 20 ~ 30min。

（4）趁热将融化的培养基倒入灭菌平皿内，每个平皿倒入约 15ml，凝固后即成普通琼脂平板培养基；如趁热将培养基倒入灭菌试管内，再将试管斜放试验台上，凝固后即成普通琼脂斜面培养基。

注：琼脂是从海藻中提取的一种多糖，具有100℃融化，40℃凝固的特性。细菌不能分解琼脂，故无营养作用，仅是固体培养基的赋形剂。

普通琼脂培养基也可用市售的营养琼脂粉（含有普通琼脂培养基的各种成分并已调好 pH）制备，用法见产品说明书。

3. 血琼脂培养基　有些细菌其营养要求较高，在普通琼脂培养基上生长不良，可用血琼脂培养基进行培养。

【实验材料】

（1）普通琼脂培养基　　　　　　　　200ml

（2）血液（脱纤维羊血或兔血）　　　10 ~ 20ml

【实验方法】

（1）加热融化普通琼脂培养基。

（2）待冷至50℃左右时，加入无菌的脱纤维血液，混匀（注意勿使产生泡沫）。

（3）分注于灭菌试管或平皿中制成血斜面和血平板培养基。

（4）半固体培养基　成分和制备方法基本上与普通琼脂培养基相同，只是将琼脂的用量改为 0.1% ~ 0.5% 即可，通常分装于小试管内（每管 2ml）直立，使其凝固成高层。半固体培养基可供检查细菌动力，鉴定有无鞭毛。将待检细菌穿刺接种于半固体培养基后，置37℃温箱培养 18 ~ 24h。无动力细菌只沿穿刺线生长，周围的培养基仍为透明；有动力细菌呈扩散生长，整个培养基变为浑浊。

（四）培养基的种类

1. 按物理性状分　①液体培养基；②固体培养基；③半固体培养基。

2. 按用途分

（1）基础培养基　含有细菌需要的最基本营养成分，可供大多数细菌的培养，如肉汤培养基、普通琼脂培养基或半固体培养基。

（2）营养培养基　在普通培养基中加入血液、血清等，可供营养要求较高的细菌生长，如血琼脂平板培养基、血清肉汤培养基等。

（3）选择培养基　在培养基中加入某种化学物质，有利于要分离的目的细菌生长，而抑制其他细菌生长，如 SS 培养基。

（4）鉴别培养基　供细菌进行生化试验用，常用于鉴别细菌，如糖发酵培养基、蛋白胨水培养基。

（5）厌氧培养基　培养厌氧菌用，如庖肉培养基。

二、细菌培养接种方法（操作）

【实验原理】

用接种环挑取待检标本或细菌培养物，采用平板分区划线法分离细菌，使待检标本或细菌培养物中混杂的多个细菌分散生长，在划线的最后部分得到单个细菌，经 18～24h 培养后即得到纯种菌落。

【实验材料】

1. 菌种　葡萄球菌、大肠埃希菌等普通琼脂平板培养物，大肠埃希菌琼脂斜面菌种，混合菌液等。

2. 培养基　普通琼脂平板培养基、普通琼脂斜面培养基、普通肉汤培养基、半固体培养基。

3. 其他　接种环、接种针、酒精灯等。

【实验方法】

1. 平板分区划线接种法　主要用于细菌的分离培养。具体操作方法为：①右手以持毛笔状握住接种环，在火焰上烧灼灭菌；待接种环冷却后，以无菌操作法沾取 1 环混合菌液（葡萄球菌与大肠埃希菌）；②左手持平板培养基，用五手指固定，左手拇指、示指开启平皿盖，右手将取菌后的接种环在平板培养基表面一角涂布（接种环与培养基表面呈 45°角），作为第 1 区，约占平板表面的 1/4；③再次灭菌接种环后，将平皿转动约 60°进行第 2 区划线；第 2 区划线与第 1 区划线开始相交 2～3 条，以后可不必相交，再烧灼接种环后进行第 3 区、第 4 区、第 5 区划线，每次划线与前次划线重叠 2～3 条；④接种完毕，合上皿盖，烧灼接种环灭菌。平板底部做好标记（姓名、日期、标本名称等），倒置（平板底部向上）于 37℃培养箱经 18～24h 培养后观察结果。（图实 2 – 1）

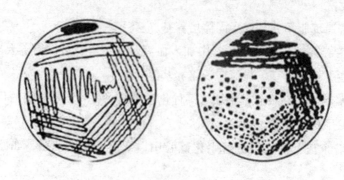

图实 2 - 1 分区划线分离法（左）及孵育后菌落分布（右）示意图

2. 液体培养基接种法 液体培养基常用于细菌生化反应、增菌培养等。具体操作：右手持接种环火焰灭菌后，挑取琼脂平板上菌落少许，左手持液体培养基试管底部，拔开液体培养基试管管口棉塞，烧灼灭菌试管口，将细菌接种于液体培养基内。灭菌管口和接种环，塞上棉塞，置37℃恒温培养箱中培养18～24h后观察结果。（图实 2 - 2）

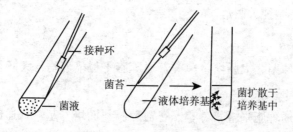

图实 2 - 2 液体培养基接种法

3. 斜面接种法 琼脂斜面培养基一般用作纯培养，某些特殊的斜面培养基可用以观察生化反应等。具体操作：①用左手示指、中指、无名指和大拇指握住斜面培养管；②右手持接种环或接种针，并烧灼灭菌，待冷；③右手持接种环的同时用小指和手掌拔取管塞，将管口通过火焰灭菌；④用接种环或接种针挑取细菌标本（大肠埃希菌），迅速伸入培养管内，在斜面上先由底部向上划一直线，再由斜面底部向上轻轻蛇形划线；⑤取出接种环，在火焰上灭菌管口，塞上管塞，灭菌接种环，将培养管做好标记，置37℃恒温培养箱中培养18～24h后观察结果。（图实 2 - 3）

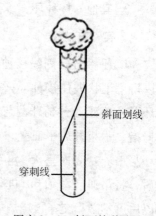

图实 2 - 3 斜面接种法

3. 穿刺接种法 常用于检查细菌的动力和保存菌种等。具体操作：①左手握住半固体培养基管，右手持接种针，火焰烧灼灭菌，待冷；②右手持接种针的同时用小指和手掌拔取管塞，将管口通过火焰灭菌；③用接种针蘸取细菌标本（大肠埃希菌），将接种针从培养基中心部向下垂直刺入近管底部（距试管底部约5mm，注意不能完全刺入管底），并循原线路退回；④管口通过火焰，塞上管塞，灭菌接种针。将培养管做好标记，置37℃恒温箱中培养24h后观察结果。（图实2-4）

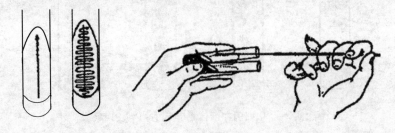

图实2-4 穿刺接种法

【实验结果】

在培养后的划线平板上可见，经划线后的混杂细菌从开始的密集到逐步的减少，在密集处多个细菌的混合体即为菌苔，单个细菌的集团即为菌落；在液体培养基中可见浑浊、沉淀及菌膜三种生长现象；大肠埃希菌在半固体培养基中生长后可见扩散生长现象，而葡萄球菌则沿穿刺线生长。

【注意事项】

（1）严格无菌操作，培养基及接种环距离酒精灯不能太远；平皿盖开启不能太大，试管塞不能放置试验台面，避免污染。

（2）平板划线接种时，划线时力量要适中，切勿划破培养基表面。

三、细菌的生长现象观察（示教）

【实验材料】

1. 菌种 乙型溶血性链球菌、枯草芽孢杆菌、金黄色葡萄球菌、大肠埃希菌、痢疾杆菌。

2. 培养基 普通琼脂培养基、血琼脂培养基、液体培养基、半固体培养基。

【实验方法】

（1）将乙型溶血性链球菌、枯草芽孢杆菌、金黄色葡萄球菌分别接种于液体培养基上。

（2）将大肠埃希菌、金黄色葡萄球菌分别接种于普通琼脂培养基和血琼脂培养基上。

（3）将大肠埃希菌、痢疾杆菌分别接种于半固体培养基上。

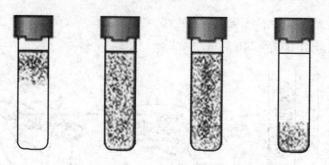

图实 2 - 5　细菌在液体培养基中的生长现象

【实验结果】

1. 液体培养基　呈均匀浑浊生长（金黄色葡萄球菌）；在液面有菌膜形成（枯草芽孢杆菌）；在试管底部有沉淀生长（乙型溶血性链球菌）。（图实 2 - 5）

2. 固体培养基　形成菌落和菌苔。注意观察菌落的大小、形态、透明度、颜色、表面和边缘是否整齐、湿润及菌落周围有无溶血环等。

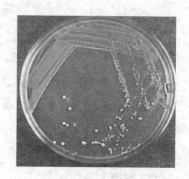

图实 2 - 6　细菌在固体培养基中的生长现象

金黄色葡萄球菌可形成直径 2 ~ 3mm、金黄色、湿润不透明、圆形凸起、边缘整齐的菌落。大肠埃希菌则形成较大、灰白色圆形、光滑、湿润的菌落。（图实 2 - 6）

3. 半固体培养基　可用于观察细菌有无动力。痢疾杆菌沿穿刺线生长，穿刺线清晰，周围培养基为透明，证明此菌没有鞭毛，动力阴性；大肠埃希菌沿穿刺线向周围扩散生长，穿刺线模糊，整个培养基变得浑浊，证明此菌有鞭毛，动力阳性。（图实 2 - 7，彩图）

四、细菌的生化反应试验观察（示教）

1. 糖发酵试验　将细菌接种于糖发酵管中，37℃培养 18 ~ 24h 后观察结果。必要时可培养更长时间后再判定结果。细菌如分解糖时，则产酸，使指示剂变色（一般记录符号是"＋"）；有些细菌在分解糖的同时还产生气体，则倒立小管中有气泡出现（记录符号为"⊕"）；如细菌不分解该糖时，指示剂不变色，不见培养液浑浊（记录符号为"－"）（图实 2 - 8，彩图）。

2. IMViC　包括下述四种试验。

（1）靛基质试验　将细菌接种于蛋白胨水中，37℃培养 18 ~ 24h。有些细菌具有色氨酸酶，能分解蛋白胨中的色氨酸而产生靛基质，靛基质无色，不能直接查见，此时滴加数滴靛基质试剂于培养基的液面上，其接触面呈玫瑰红色者为阳性，仍呈黄色者为阴性，若颜色不明显，可再加 4 ~ 5 滴乙醚，振荡试管使乙醚分散于液体中，若培养液中有靛基质存在，就可以被提取至乙醚层中，颜色反应较为明显（图实2-9，彩图）。

注：靛基质试剂，取对二甲基氨基苯甲醛4g，加95%乙醇380ml，浓盐酸80ml即成。

（2）甲基红试验 将细菌接种于葡萄糖蛋白胨水中，37℃培养48h后，再向其中加入甲基红试剂3滴。大肠埃希菌等细菌分解葡萄糖产生丙酮酸，但丙酮酸不被缩合成乙酰甲基甲醇，培养基中酸多，pH低，故呈红色，为阳性。而产气杆菌将丙酮酸缩合成乙酰甲基甲醇，培养基中酸少，pH高，故呈黄色，为阴性（图实2-10，彩图）。

注：甲基红试剂，取甲基红0.04g，溶于60%乙醇100ml中。该试剂酸性时呈红色，碱性时呈黄色。

（3）V-P试验 将细菌接种于葡萄糖蛋白胨水中，37℃培养48h后，再向培养基中加入等量的40%氢氧化钾溶液。产气杆菌分解葡萄糖生成丙酮酸，丙酮酸又被缩合成乙酰甲基甲醇，后者遇碱被空气中氧氧化，生成二乙酰，二乙酰又和培养基中的胍基化合物发生反应，生成红色化合物，培养基变红色，是为V-P试验阳性，其他细菌不能生成乙酰甲基甲醇，培养基不变色，为阴性（图实2-11，彩图）。

（4）枸橼酸盐利用试验 将细菌接种于枸橼酸盐培养基上，37℃培养48h。产气杆菌等细菌能利用枸橼酸盐作为碳源，分解枸橼酸盐生成碳酸盐，使培养基变为碱性，培养基中的指示剂由淡绿色转为深蓝色，为枸橼酸盐利用试验阳性。大肠埃希菌则不能分解枸橼酸盐，培养基颜色不变，为阴性（图实2-12，彩图）。

3. 硫化氢试验 将细菌穿刺接种于醋酸铅培养基中，37℃培养24h后观察结果。有些细菌能分解培养基中的含硫氨基酸，生成硫化氢，穿刺部位呈黑褐色，为反应阳性。培养基颜色无变化，则为阴性（图实2-13，彩图）。

4. 尿素分解试验 将细菌接种于尿素培养基中，37℃培养18~24h。变形杆菌能迅速（2~4h）分解尿素产生大量的氨，使培养基变碱而呈紫红色，为阳性反应（图实2-14，彩图）。

现在多种微量、快速、半自动或全自动的细菌生化反应试剂盒和检测仪器已广泛应用于临床。如SCEPTOR细菌鉴定仪，是一种自动化鉴定系统，包括微生物鉴定和药敏试验两部分，通过24个生化反应和59种抗生素敏感试验，结果自动进入电脑，资料经电脑快速做出判断，结果可靠，操作简便。

【实验报告】

（1）记录培养基的种类及基础培养基的制备程序。

（2）记录细菌在固体培养基、液体培养基及半固体培养基中的生长现象。

【思考与讨论】

细菌接种的操作步骤哪些是无菌操作？属哪一种方法？你在实验操作中是否按照无菌操作原则进行？否则可能会出现什么后果？

实验三 细菌的分布与消毒灭菌

微生物广泛存在于土壤、空气、水等环境中，其中有些又是病原微生物，从预防感染出发，医务工作者必须严格执行无菌操作，对所用的物品和工作环境进行消毒灭菌，确保医疗与科研正常进行。消毒灭菌主要是通过理化因素使微生物的主要代谢发生障碍，或菌体蛋白质变性凝固，或破坏其遗传物质，导致微生物死亡。

【实验内容】

（1）细菌分布的检查方法（操作）。

（2）常用的物理消毒灭菌法（示教）。

（3）化学消毒灭菌法（示教）。

【实验目的】

（1）熟悉细菌在环境及人体的分布情况，树立无菌观念，建立有菌意识。

（2）掌握紫外线的杀菌作用及特点，初步掌握常用消毒灭菌器的使用方法及注意事项。

（3）熟悉常用的化学消毒剂。

一、细菌分布的检查方法（操作）

【实验材料】

1. 培养基 普通琼脂培养基、血琼脂培养基。

2. 样品 自来水、天然水。

3. 其他 无菌空平皿、无菌刻度吸管、试管、酒精灯、无菌棉拭子、蜡笔、恒温培养箱等。

【实验方法】

1. 空气中细菌的检查 取普通琼脂培养基2个，一个放于实验室内，将平皿上的盖打开，在空气中暴露10min后盖上平皿盖，然后在平板底面做好标记，置37℃培养箱中培养18～24h后观察结果。另一个平板放在消毒过的无菌室或超净工作台上，方法同上。

2. 水中细菌的检查 用无菌吸管取河水或自来水5ml，以无菌操作法用接种环取样，在普通琼脂培养基上划线接种，做好标记，置37℃培养箱中培养18～24h后观察结果。

3. 皮肤上细菌的检查 将示指腹面在普通琼脂培养基上轻轻涂抹，然后在平板底面做好标记，置37℃培养箱中培养18～24h后观察结果。

4. 咽喉部细菌的检查 取血琼脂培养基一个，打开平皿盖约1/2，然后将培养基面置于受试者口腔前约10cm处，用力咳嗽数次，盖好平皿盖并做好标记，置37℃培养箱中培养18～24h后观察结果。

【实验结果】

上述实验的结果均以菌落形式出现，故观察结果时要计数平板上生长的菌落数，并注意细菌的菌落特征。

【注意事项】

（1）进行空气中细菌的检查时，要注意严格按照实验操作要求，控制培养基在空气中暴露的时间，过长或过短均会影响实验结果。

（2）进行水中细菌的检查时，若水样为自来水，应先使自来水流5min后再接取，以冲去管口的细菌。

（3）进行上述实验时要严格无菌操作，避免实验外系统的污染，影响实验结果。

【临床意义】

实验结果再次验证细菌在自然界及人体的广泛分布情况。因此，在临床工作中，严格无菌操作是保证疾病诊疗质量的基本保证，是预防和控制医院内交叉感染的重要措施，应引起高度重视。

二、常用的物理消毒灭菌法（示教）

（一）高压蒸汽灭菌器

是医疗实践中最常用而且是最有效的消毒灭菌的方法，凡能耐湿、耐高温高压的普通培养基、生理盐水、敷料、手术器械、玻璃器皿等，均可用此法消毒灭菌。

1. 构造 高压蒸汽灭菌器是一个双层的金属圆筒，两层之间盛水，外层坚固厚实，其上方有金属厚盖，盖旁附有螺旋，借以紧闭盖门，使蒸汽不能外溢，因而蒸汽压力升高，随着其温度亦相应地增高。

高压蒸汽灭菌器上装有排气阀门、安全活塞，以调节蒸汽压力。有温度计及压力表，以表示内部的温度和压力。灭菌器内装有带孔的金属搁板，用以放置要灭菌物体。

2. 用法 加水至外筒内，被灭菌物品放入内筒。盖上灭菌器盖，拧紧螺旋使之密闭。接通电源开始加热，同时打开排气阀门，排净其中冷空气，否则压力表上所示压力并非全部是蒸汽压力，灭菌将不完全。

待冷空气全部排出后（即水蒸气从排气阀中连续排出时），关闭排气阀。继续加热，待压力表渐渐升至所需压力时（一般是103.4kPa，温度为121.3℃），保持压力和温度（注意压力不要过大，以免发生意外），维持15～30min。灭菌时间到达后，停止加热，待压力降至零时，慢慢打开排气阀，排除余气，开盖取物。切不可在压力尚未降低为零时突然打开排气阀门，以免灭菌器中液体喷出。

3. 注意事项

（1）锅内待灭菌物品放置不宜过挤，无菌包不宜过大（小于 50cm × 30cm × 30cm），各包裹间要有间隙。

（2）灭菌开始时注意先排出冷空气，否则压力表虽已达到 103.4kPa（1.05kg/cm²），但锅内温度达不到 121.3℃ 的规定温度，不能保证灭菌效果。

（3）灭菌后须待灭菌器内压力降至与大气压相等后才可开盖，否则容器内液体会剧烈沸腾，冲掉瓶塞外溢，甚至导致容器破裂。

高压蒸汽灭菌法为湿热灭菌法，其优点有三：一是湿热灭菌时菌体蛋白质容易变性，二是湿热穿透力强；三是蒸气变成水时可放出大量热，增强杀菌效果，因此，它是效果最好的灭菌方法。凡耐高温和潮湿的物品，如培养基、生理盐水、衣服、纱布、棉花、手术衣、敷料、玻璃器材、传染性污物等都可应用本法灭菌，但精密内镜、特殊材料制成的导管、有机材料制品、生物制品及易燃、易爆物品等不宜使用。目前已出现全自动电热高压蒸汽灭菌器，操作简单，使用安全。

（二）干热灭菌器（烤箱）

1. 构造　干热灭菌器是由双层铁板制成的方形金属箱，外壁内层装有隔热的石棉板。箱底下放置大型火炉，或在箱壁中装置电热线圈。内壁上有数个孔，供流通空气用。箱前有铁门及玻璃门，箱内有金属箱板架数层。电热烤箱的前下方装有温度调节器，可以保持所需的温度。

2. 用法　将培养皿、吸管、试管等玻璃器材包装后放入箱内，闭门加热。当温度上升至 160℃～170℃ 时，保持温度 2h，到达时间后，停止加热，待温度自然下降至40℃ 以下，方可开门取物，否则冷空气突然进入，易引起玻璃炸裂；且热空气外溢，往往会灼伤取物者的皮肤。干热灭菌主要用于要求干燥的、耐高温的物品灭菌，如玻璃器材、瓷器、凡士林、液状石蜡、药粉等的灭菌。一般不耐高温的、含有水分的物质，不能用这种方法灭菌。

3. 注意事项

（1）注意不要摆得太挤，以免妨碍气流流通。

（2）灭菌后停止加热，待温度下降至 40℃ 以下方可开门取物，在这之前切勿自行打开箱门，否则其内物品（如玻璃器皿等）会因温度骤然下降而爆裂。

（三）滤菌器

滤菌器种类很多，孔径非常小，能阻挡细菌通过。它们可用陶瓷、硅藻土、石棉或玻璃屑等制成。下面介绍几种常用的滤菌器。

1. 构造

（1）赛氏滤菌器　由三部分组成。上部的金属圆筒，用以盛装将要滤过的液体；下部的金属托盘及漏斗，用以接受滤出的液体；上、下两部分中间放石棉滤板，滤板按孔径大小可分为三种：K 滤孔最大，供澄清液体之用；EK 滤孔较小，供滤过除菌；EK－S 滤孔更小，可阻止一部分较大的病毒通过。滤板依靠侧面附带的紧固螺旋拧紧固定。

（2）玻璃滤菌器　由玻璃制成。滤板采用细玻璃砂在一定高温下加压制成。孔径由 0.15～250μm 不等，分为 G1、G2、G3、G4、G5、G6 六种规格，后两种规格均能阻挡细菌通过。

（3）薄膜滤菌器　由塑料制成。滤菌器薄膜采用优质纤维滤纸，用一定工艺加压制成。孔径：200nm，能阻挡细菌通过。

2. 用法　将清洁的滤菌器（赛氏滤菌器和薄膜滤菌器须先将石棉板或滤菌薄膜放好，拧牢螺旋）和滤瓶分别用纸或布包装好，用高压蒸汽灭菌器灭菌。再以无菌操作把滤菌器与滤瓶装好，并使滤瓶的侧管与缓冲瓶相连，再使缓冲瓶与抽气机相连。将待滤液体倒入滤菌器内，开动抽气机使滤瓶中压力减低，滤液则徐徐流入滤瓶中。滤毕，迅速按无菌操作将滤瓶中的滤液放到无菌容器内保存。滤器经高压灭菌后，洗净备用。

3. 用途　用于除去混杂在不耐热液体（如血清、腹水、糖溶液、某些药物等）中的细菌。

（四）紫外线灯的使用

紫外线中波长为 240～280nm 者具有杀菌能力，其中 265～266nm 的杀菌作用最强。医学上常使用紫外线灯产生紫外线进行消毒灭菌。常用的是水银灯，灯管由石英玻璃制成，管内充满压强为 266Pa 的氩和几滴水银。其杀菌作用主要是因为 DNA 吸收了紫外线引起胸腺嘧啶形成二聚体，从而干扰了 DNA 的复制，轻则发生突变，重则导致死亡。紫外线杀菌力强而稳定，但穿透力弱，不能透过普通玻璃和有色纸张，因此，只适用于直接照射的物体表面消毒或空气消毒。

1. 使用方法　将涂有细菌的平皿放置在距紫外线 60～100cm 处，直接受紫外线照射 30min 后，37℃孵育 24h 后观察生长情况。

2. 结果　紫外灯管直接照射处无菌生长，如用玻璃和黑纸遮盖，则有菌生长。

三、化学消毒灭菌法（示教）

化学消毒灭菌法是指利用化学药物进行抑菌或杀菌的方法。所用的药物称为消毒剂。消毒剂对细菌和人体细胞都有毒害作用，故只能外用。消毒剂主要用于人体体表（皮肤、黏膜、伤口等）、患者的排泄物和分泌物、空气、医疗器械、物品表面、厕所、阴沟及病区环境等的消毒。

常用消毒剂的种类、浓度和应用见表实 3－1。

表实 3 − 1　常用消毒剂的种类、浓度和应用

常用消毒剂	常用浓度	用途及注意事项
甲紫	2% ~4%	皮肤、黏膜、浅表创面消毒
乙醇	70% ~75%	皮肤、温度计消毒
碘酒	2% ~2.5%	皮肤消毒，不可与红汞同用
碘伏	0.5% ~1%	手术前皮肤消毒及手的消毒
硝酸银	1%	新生儿滴眼，预防淋病奈瑟菌感染
高锰酸钾	0.1%	皮肤、尿道、蔬菜、水果消毒
过氧化氢	3%	创口、皮肤、黏膜、厌氧菌消毒
过氧乙酸	0.2% ~0.3%	塑料、玻璃器材消毒，手术前泡手
苯扎溴铵	0.05% ~0.1%	手术前泡手、皮肤黏膜消毒
苯酚	3% ~5%	地面、器具表面的消毒，皮肤消毒
氯己定	0.01% ~0.05%	术前洗手、阴道冲洗等
红汞	2%	皮肤、黏膜、小创口消毒

【实验报告】

（1）说明高压蒸汽灭菌器的使用方法、用途及注意事项。

（2）记录皮肤、空气、水、咽喉部细菌检查结果，并分析其实际意义。

【思考与讨论】

为什么在护理工作中要始终贯彻无菌观念，执行无菌操作？消毒灭菌在护理工作中有何重要的临床意义？

实验四　免疫学实验

免疫学广泛应用于医学各领域，包括传染病与非传染病的诊断、预防、治疗及发病机制的研究、病情检测与疗效评价和科研工作，并可用于细胞成分、激素和酶的测定。因此，医学生了解和掌握免疫学在医学上的应用具有重要意义。

【实验内容】

1. 观察标本　胸腺、吞噬现象、E 玫瑰花环和淋巴母细胞。

2. 凝集反应　细菌鉴定、血型鉴定等。

3. 酶标技术　ELISA。

【实验目的】

（1）学会观察中枢免疫器官和吞噬细胞的吞噬现象。

（2）学会观察 E 玫瑰花环实验和淋巴细胞转化试验的结果。

（3）初步学会玻片凝集试验和斑点金免疫层析试验。

（4）学会用 ELASA 法检测 HBsAg，熟知其意义。

一、观察标本（示教）

【实验材料】

胎儿胸腺标本、吞噬细胞吞噬现象标本片、E 玫瑰花环标本片、淋巴母细胞标本片。

【实验方法】

1. 观察胎儿胸腺标本（示教）　观察 4～6 个月以上胎儿胸腺标本，注意胸腺位于胸腔纵隔上部，胸骨后方，由不对称左右两叶并在一起，中间可见一正中线，理解其免疫功能。

2. 观察吞噬细胞的吞噬现象（示教）　用光学显微镜油镜观察中性粒细胞内被吞噬的细菌及巨噬细胞吞噬鸡红细胞的染色标本片。镜下可见细胞核及被吞噬的细菌染成紫色，而粒细胞的细胞质则为淡红色。注意鸡红细胞为椭圆形、有细胞核，在巨噬细胞内有多个因不同程度地被消化而大小不一的鸡红细胞。

3. E 玫瑰花环实验（示教）

（1）原理　T 淋巴细胞表面具有 CD2 分子（即绵羊红细胞受体），在一定的条件下，绵羊红细胞与 CD2 分子结合，围绕在 T 淋巴细胞表面形成玫瑰花状的细胞团，称E 玫瑰花环。

（2）结果与意义　淋巴细胞周围结合 3 个或 3 个以上绵羊红细胞即为 E 玫瑰花环形成细胞。吸附绵羊红细胞的淋巴细胞即为 T 淋巴细胞。此实验常用于检测患者外周血中 T 细胞数量以及判断机体细胞免疫功能。

（3）方法　用显微镜油镜观察 E 玫瑰花环染色标本片，镜下可见染成紫蓝色的 T淋巴细胞（位于中间），核呈圆形，常有一小凹，染色质呈块状，排列致密，胞质为新月形；在 T 淋巴细胞周围结合有 3 个或 3 个以上染成红色的绵羊红细胞。

4. 淋巴细胞转化试验结果观察（示教）

（1）T 淋巴细胞表面具有植物血凝素（PHA）受体，淋巴细胞在体外培养过程中，受到 PHA 的刺激后被激活，T 淋巴细胞的形态和代谢会发生一系列变化，转化为淋巴母细胞。

（2）结果与意义　淋巴母细胞的体积增大、核质疏松、核仁增多、胞质丰富、空泡增多。此实验常用于检测机体细胞免疫的功能状态。

（3）方法　用显微镜油镜观察淋巴细胞转化试验染色标本片，镜下可见淋巴母细胞体积为正常淋巴细胞的 3～5 倍，胞浆丰富，内有空泡，可见伪足，核内染色质疏松，可见 1～3 个核仁。注意未转化的淋巴细胞与转化的淋巴母细胞的不同特征。

二、凝集反应

【实验原理】

1. 玻片凝集反应 颗粒性抗原（细菌、红细胞等）直接与相应抗体在载玻片上结合，在有电解质存在等条件下出现肉眼可见的凝集现象。本实验是定性实验，多用于细菌和血型鉴定。

2. 试管凝集反应 抗原直接与相应抗体在试管中结合，在有电解质存在等条件下，出现肉眼可见的凝集现象。本实验是半定量实验，多用于检测血清标本中抗体效价，以辅助诊断微生物引起的感染性疾病。

【实验材料】

（1）伤寒杆菌、大肠埃希菌 18 ~ 24h 斜面培养物，1:40 稀释的伤寒杆菌诊断血清；

（2）0.9% 氯化钠溶液（生理盐水）、载玻片、小试管、接种环、刺血针、75% 乙醇棉球、无菌干棉球、牙签酒精灯、记号笔、吸管、显微镜、恒温箱等。

【实验方法】

1. 玻片凝集反应（细菌鉴定） 示意见图实 4 - 1。

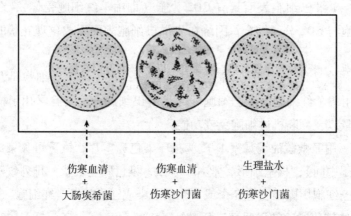

伤寒血清　　　　伤寒血清　　　　生理盐水
　+　　　　　　　+　　　　　　　+
大肠埃希菌　　　伤寒沙门菌　　　伤寒沙门菌

图实 4 - 1　玻片凝集反应示意图

（1）取载玻片 1 张，右侧加生理盐水 1 滴，中间及左侧无菌操作各加伤寒沙门菌诊断血清 1 滴。

（2）用取菌环无菌操作取伤寒沙门菌培养物少许，分别与生理盐水及中间伤寒沙门菌诊断血清混匀。同法取大肠埃希菌培养物与左侧伤寒沙门菌诊断血清混匀。

（3）轻轻晃动载玻片，1 ~ 2min 后，观察结果，出现细小凝集块者即为阳性，均匀浑浊者为阴性反应。

2. 试管凝集反应

（1）编号　取洁净小试管 7 支，依次标明管号，置于试管架中。

（2）加生理盐水　于上述各管中，各加入生理盐水 0.5ml。

（3）加稀释待检血清　取待检血清（稀释倍数为1:10）0.5ml加入第1管中，混匀后吸出0.5ml加入第2管中，混匀后吸出0.5ml加入第3管，如此对倍稀释法至第6管，自第6管吸出0.5ml弃去；第7管不加待检血清作为阴性对照。此时，第1至第6管稀释倍数分别为1:20、1:40、1:80、1:160、1:320、1:640。

（4）加诊断菌液　由对照管依次向前，每管加入诊断菌液0.5ml，此时每管鼍总数又增加1倍。

（5）孵育　振荡试管架，使管内液体充分混匀，置37℃温箱孵育24h观察结果。

（6）结果观察　试管自温箱取出后，先勿振荡。首先观察阴性对照管，管底沉淀物呈圆形、边缘整齐，轻轻振荡，细菌散开仍呈均匀浑浊。之后自第1管与对照管对比观察，如有凝集，可见管底有沉淀的凝集物，边缘不整齐，液体出现不同程度的澄清。凝集强弱以"＋"的多少表示。凝集效价的确定，以出现明显凝集（2＋）的血清最高稀释倍数为该血清的凝集效价或滴度。

4＋：细菌全部凝集，上层液体澄清。

3＋：约75%的细菌凝集，上层液体轻度浑浊。

2＋：约50%的细菌凝集，上层液体中度浑浊。

1＋：约25%的细菌凝集，上层液体较浑浊。

－：无凝集现象，管内液体浑浊度与对照管相同。

三、酶联免疫吸附实验——HBsAg 检测（示教）

【实验原理】

采用HBsAg的单克隆抗体包被反应板，加入待测标本，如标本中含有HBsAg时，则与反应板中的抗HBs形成固有抗原－抗体复合物，再加入酶标抗HBs后，即可与固相抗原－抗体复合物结合。经洗涤除去未结合的酶标抗体，最后加酶的底物，在酶的催化作用下产生颜色反应。根据颜色的有无和深浅程度进行判断HBsAg的有无和含量。

【实验材料】

1. 待测血清　患者血清。

2. HBsAg 诊断试剂　包被反应条、阳性对照血清、阴性对照血清、酶标记物、显色剂（底物）A、显色剂（底物）B、终止液。

3. 其他　微量加样器、吸水纸、恒温箱等。

【实验方法】

1. 准备　将HBsAg试剂从冰箱中取出，在室温条件下平衡30min，并将洗涤液用蒸馏水作1:20稀释，备用。

2. 加样　用微量加样器在包被反应条内分别加入待检血清、阳性对照血清、阴性对照血清各50μl。

3. 加酶标记物 每孔内分别加入酶标记物 50μl，充分混匀后，封板。

4. 温育 将反应板置于 37℃ 恒温箱中温育 30min。

5. 洗涤 采用手工洗板。先甩去反应板孔内液体，在吸水纸上拍干，用洗涤液注满各孔，静置 5~10s，甩去孔内洗涤液，再在吸水纸上拍干，如此反复 5 次。

6. 加显色剂 在每孔内加入显色剂 A 和显色剂 B 各 50μl，混匀，封板，置 37℃ 恒温箱中温育 15min。

7. 加终止液 每孔内分别加入终止液 50μl，混匀，使其终止反应。

【实验结果】

阳性对照孔呈黄色，阴性对照孔无色。

待测血清孔与阳性对照孔颜色相同即黄色，为阳性。

待测血清孔与阴性对照孔颜色相同即无色，为阴性。

【实验报告】

（1）绘出吞噬细胞的吞噬现象、E 玫瑰花环、淋巴母细胞的形态图。

（2）记录玻片凝集反应的操作步骤及实验结果。

（3）记录酶联免疫吸附实验的结果。

实验五 常见病原菌形态观察

病原性细菌及其他微生物是引起临床感染性疾病的病原体，了解其形态特征对于加深理解和体会各种病原体的致病性等知识具有重要意义。

【实验内容】

（1）病原性球菌的形态、染色性及培养物观察（示教）。

（2）肠道杆菌的形态、培养物观察（示教）。

（3）分枝杆菌及其他病原菌形态及染色性观察（示教）。

（4）肥达实验（示教）。

【实验目的】

（1）了解常见病原性球菌的形态特征、染色性及培养物特征。

（2）了解肠道杆菌形态、菌落特征。

（3）了解分枝杆菌的形态和染色特点，认识厌氧芽孢梭菌芽孢形态及白喉棒状杆菌的异染颗粒。

（4）了解肥达实验。

一、病原性球菌形态、染色性及培养物观察（示教）

根据革兰染色性不同，将病原性球菌分为革兰阳性菌和革兰阴性菌两类。前者包括葡萄球菌、链球菌和肺炎链球菌，后者包括脑膜炎奈瑟菌和淋病奈瑟菌。

【实验材料】

1. 标本片　金黄色葡萄球菌、链球菌、肺炎链球菌、脑膜炎奈瑟菌和淋病奈瑟菌革兰染色标本片。

2. 细菌培养物　金黄色葡萄球菌、表皮葡萄球菌普通琼脂平板 18～24h 培养物和金黄色葡萄球菌、表皮葡萄球菌、甲型溶血性链球菌、乙型溶血性链球菌、肺炎链球菌血琼脂平板 8～24h 培养物。

3. 其他　光学显微镜、擦镜纸、香柏油、二甲苯、接种环、酒精灯等。

【实验方法】

1. 病原性球菌的形态及染色性观察　用普通光学显微镜的油镜观察各种示教片，注意观察细菌的染色性、形态、大小、排列、有无特殊结构等。

2. 病原性球菌的培养物特征观察　分别取上述细菌普通琼脂平板、血琼脂平板培养物，从正面观察每种细菌单个菌落的大小、形状、表面、色素及边缘情况；侧面观察菌落的隆起度；对光观察菌落的透明度及溶血现象；用拇指将平皿盖稍微顶开，另一手指轻轻扇动观察气味。

【实验结果】

1. 形态及染色性　金黄色葡萄球菌菌体呈球形，葡萄串状排列，紫色，为 G⁺菌。链球菌菌体呈球形或卵圆形，链状排列，紫色，为 G⁺菌；肺炎链球菌菌体呈卵圆形或矛头状，常成双排列，紫色，为 G⁺菌；菌体外有明显荚膜，在革兰染色标本中，因荚膜不易着色，显示的为菌体外绕有不着色的透明环（即为荚膜）；荚膜染色法显示，菌体与背景均为紫色，荚膜为淡蓝色或无色。脑膜炎奈瑟菌和淋病奈瑟菌菌体呈肾形或形似蚕豆，成双排列，凹面相对，红色，为 G⁻菌。

2. 培养物特征

（1）两种葡萄球菌在普通琼脂平板和血琼脂平板上的单个菌落均为中等大小（直径2～3mm）、圆形、凸起、表面光滑、湿润、边缘整齐、不透明的菌落；金黄色葡萄球菌在血琼脂平板上菌落周围有透明溶血环，表皮葡萄球菌则没有；金黄色葡萄球菌菌落呈黄色，表皮葡萄球菌则为白色，两种细菌菌落颜色仅见于菌落，培养基上并无颜色变化。

（2）甲、乙型链球菌在血琼脂平板上均为细小（直径0.5～0.7mm）、圆形隆起、灰白色、表面光滑、半透明或不透明的菌落。甲型溶血性链球菌菌落周围有1～2mm宽的草绿色溶血环，乙型溶血性链球菌菌落周围有2～4mm宽、界限分明、完全透明的溶血环。

（3）肺炎链球菌在血琼脂平板上形成圆形、光滑、扁平、透明或半透明细小菌落。在菌落周围有草绿色狭窄溶血环，与甲型链球菌相似。培养时间过久（超过48h），因菌体发生自溶，菌落中央下陷呈"脐状"。

（4）脑膜炎奈瑟菌和淋病奈瑟菌在血琼脂平板可见圆形、光滑、隆起、透明似露珠的菌落，无溶血环。

【注意事项】

（1）观察脑膜炎奈瑟菌和淋病奈瑟菌，要注意在中性粒细胞内寻找细小的紫红色双肾形细菌，勿将容易观察到的中性粒细胞误认为细菌，并注意区别细菌与染色杂质。

（2）观察培养物时要注意无菌操作，不能将平皿全部打开，观察完毕应使平皿底部向上、平皿盖在下放置在实验台上。

【临床意义】

（1）病原性球菌在形态、染色及特殊结构等方面都各有其特点，通过形态学观察可作出初步判断，对于进一步鉴别细菌种类具有重要意义。

（2）菌落观察是进行细菌学检验较为重要的环节，正确识别并挑取可疑菌落对于进一步进行细菌鉴定至关重要。

二、肠道杆菌的形态及培养物观察（示教）

各种肠道杆菌形态与染色性相似，镜检不易鉴别，但通过镜检判断培养物是否为纯菌是进行进一步鉴定不可缺少的一步。

【实验材料】

1. 标本片 大肠埃希菌、伤寒沙门菌及痢疾志贺菌革兰染色标本片。

2. 细菌培养物 大肠埃希菌、伤寒沙门菌、甲型副伤寒杆菌、乙型副伤寒杆菌及福氏志贺菌和宋内志贺菌麦康凯琼脂平板和SS琼脂平板培养物。

3. 其他 光学显微镜、擦镜纸、香柏油、二甲苯等。

【实验方法】

1. 肠道杆菌的形态观察 取大肠埃希菌、伤寒沙门菌及痢疾志贺菌革兰染色标本片置显微镜油镜下，观察形态及染色性。注意各菌形态及染色性有无区别。

2. 培养物观察 分别观察大肠埃希菌、伤寒沙门菌、副伤寒杆菌及志贺菌在麦康凯琼脂平板和SS琼脂平板上生长的菌落，注意其大小、形状、颜色及透明度等。

【实验结果】

1. 形态及染色性 均为红色（革兰阴性）的杆菌，两端钝圆，多呈单个分散在视野中，各细菌形态与染色性不易区别。

2. 培养物特征

（1）大肠埃希菌菌落较大（2～3mm）、不透明、圆形、凸起、边缘整齐，在麦康凯琼脂平板和SS琼脂平板上均形成红色菌落。

（2）伤寒杆菌和甲、乙型副伤寒杆菌在两种培养基上均形成无色、半透明、光滑湿润、凸起的小菌落（2mm 左右）；产生 H_2S 的细菌，在 SS 琼脂平板上的菌落中心带黑褐色。

（3）两种志贺菌与沙门菌菌落相似，SS 琼脂平板上的菌落中心无黑褐色。

三、分枝杆菌及其他病原菌形态观察（示教）

本实验主要是通过观察分枝杆菌等细菌的形态特征、染色性及其他结构，加深对理论内容的理解，巩固相关知识。

【实验材料】

1. 标本片 结核分枝杆菌痰涂片，破伤风梭菌、产气荚膜梭菌、肉毒梭菌革兰染色标本片，白喉棒状杆菌革兰染色和异染颗粒染色（Albert 染色）标本片。

2. 其他 光学显微镜、擦镜纸、香柏油、二甲苯等。

【实验方法】

显微镜油镜下观察结核分枝杆菌、麻风分枝杆菌、破伤风梭菌、产气荚膜梭菌、肉毒梭菌和白喉棒状杆菌形态及染色性，注意异染颗粒的观察。

【实验结果】

1. 结核分枝杆菌 菌体呈红色（抗酸染色阳性），细长或略带弯曲，单个存在或平行相聚排列，有时呈分枝状。

2. 厌氧芽孢梭菌 破伤风梭菌为革兰阳性细长杆菌，芽孢正圆形，直径比菌体宽度大，位于菌体顶端，使细菌呈鼓槌状。产气荚膜梭菌为革兰阳性粗大杆菌，单独存在或成双排列，菌体周围有明显荚膜（机体内标本）；肉毒梭菌菌体粗大，芽孢椭圆形，大于菌体，呈典型的网球拍形，革兰染色阳性。

3. 白喉棒状杆菌 菌体细长弯曲，一端或两端膨大呈棒状，革兰染色阳性；异染颗粒染色标片菌体呈淡绿色，菌体内可见蓝黑色的异染颗粒。

四、肥达实验（示教）

【实验原理】

用已知伤寒沙门菌菌体抗原（O）、伤寒沙门菌鞭毛抗原（H）、甲型副伤寒沙门菌鞭毛抗原（PA）、肖氏伤寒沙门菌鞭毛抗原（PB）与患者血清作定量凝集试验，测定被检者血清中有无相应抗体及其效价，以协助诊断伤寒与副伤寒。

【实验方法】

（1）取 10mm×75mm 试管 1 支，加生理盐水 3.8ml 及患者血清 0.2ml，混合使成 1:20 稀释。

（2）取 28 支小试管分 4 排 7 列置于试管架上，每排 7 支，每列 4 支。于第 1 列分别标明"O"、"H"、"PA"、"PB"字样。

（3）用 5ml 移液管取 1∶20 稀释血清 2ml 加入试管第 1 列（纵向加入），每管 0.5ml。

（4）余下的 1∶20 稀释血清 2ml，再加入生理盐水 2ml，稀释成 1∶40。

（5）用 5ml 移液管取 1∶40 稀释血清 2ml 加入试管第 2 列，每管 0.5ml。

（6）在余下的 1∶40 稀释血清 2ml 试管中，再加入生理盐水 2ml，使之成 1∶80 稀释，如上法再分别加入第 3 列各试管中，并继续将血清等倍稀释直至加完第 6 列为止。

（7）于最后一列各试管内加入生理盐水 0.5ml（不含患者血清）作为阴性对照。

（8）取 O、H、PA、PB 菌液，相应加入各排试管中，每管 0.5ml（横向加入）。此时，每排试管中血清的最后稀释度依次为 1∶40、1∶80、1∶160、1∶320、1∶640、1∶1280。振荡试管架数次，使菌液与血清充分混匀，置 37℃ 温箱孵育 24h，观察结果。

【实验结果】

自温箱或水浴箱取出试管架后，切忌振荡试管。先观察生理盐水对照管，管底为圆形、边缘整齐的细菌沉淀物，若轻摇，细菌散开仍呈浑浊。之后，自第 1 管起与对照管对比观察，如有凝集，可见管底有沉淀的凝集块，边缘不整齐，液体出现不同程度的澄清。凝集强弱以"＋"的多少表示。"H"菌液的凝集呈棉絮状，"O"凝集呈颗粒状。

凝集效价（滴度）的判定：以出现明显凝集（＋＋）的血清最高稀释度为该血清的凝集效价。

【结果分析】

因沙门菌隐性感染或预防接种，在正常人血清中，可含有一定量的相关抗体，且其效价随地区而有差异。如待测血清中所测得效价高于正常值，则有临床意义。一般是伤寒沙门菌"H"凝集效价≥160、"O"凝集效价≥80、引起副伤寒的"H"凝集效价≥80 时，才有诊断价值。

【实验报告】

（1）绘出化脓性球菌的镜下形态图。

（2）记录金黄色葡萄球菌、链球菌、肺炎链球菌在血琼脂平板上的生长情况。

（3）绘出肠道杆菌的形态图。

（4）记录肥达实验结果，分析其临床意义。

【思考与讨论】

（1）金黄色葡萄球菌、链球菌所致局部化脓性感染有何不同？为什么？

（2）大肠埃希菌在 SS 琼脂平板上为什么形成有色菌落？为什么又称条件致病菌？

实验六 常见病毒及其他微生物观察

观察病毒、立克次体、螺旋体、真菌等微生物的形态，对于验证理论课内容、加深知识理解具有重要意义。

【实验材料】

（1）各种病毒幻灯片或多媒体课件。

（2）标本片 恙虫病或斑疹伤寒立克次体、沙眼衣原体包涵体吉姆萨染色片、钩端螺旋体和梅毒螺旋体镀银染色片、新型隐球菌墨汁涂片标本、白假丝酵母菌玉米粉琼脂培养基小培养标本、须癣毛菌和石膏样小孢子菌小培养标本。

（3）培养物 新型隐球菌和白假丝酵母菌沙保弱斜面培养物，絮状表皮癣菌沙保弱斜面培养物。

（4）其他 显微镜、放大镜等。

【实验方法】

1. 病毒及包涵体形态观察 用幻灯片或多媒体课件展示观察大肠埃希菌噬菌体、流感病毒、腺病毒、脊髓灰质炎病毒、乙型肝炎病毒、单纯疱疹病毒、狂犬病病毒等病毒的形态及包涵体特点。

2. 立克次体、衣原体、螺旋体的形态观察 取立克次体、衣原体、螺旋体标本片置显微镜下观察，注意其形态、排列及染色性等。

3. 真菌形态及培养物观察

（1）取新型隐球菌墨汁涂片标本，白假丝酵母菌、须癣毛菌和石膏样小孢子菌小培养标本，置显微镜下观察，注意其形态特点。

（2）取新型隐球菌、白假丝酵母菌和絮状表皮癣菌沙保弱斜面培养物，观察其菌落特点。

【实验结果】

（1）病毒及包涵体形态（略）。

（2）立克次体、衣原体、螺旋体的形态 镜检可见恙虫病或斑疹伤寒立克次体均呈紫红色，杆状；斑疹伤寒立克次体常在单核细胞细胞质中分散排列，恙虫病立克次体在细胞质内靠近细胞核或成堆排列。衣原体原体呈紫色，点状（球形或卵圆形，小而致密），散在细胞外；始体呈深蓝色，位于细胞内，颗粒比原体大，形状不规则，核质分散呈纤维网状。钩端螺旋体呈棕褐色，螺旋盘绕紧密、规则，一端或两端弯曲如钩状，镜下可见菌体屈曲呈 C、S 等形状；梅毒螺旋体呈棕色，两端尖直，有 8 ~ 14 个呈锐角弯曲的螺旋。

（3）真菌形态及菌落特点

①形态　新型隐球菌菌体呈球形，壁厚，大小不等，菌体周围有宽厚、透明的大荚膜；白假丝酵母菌小培养标本可见菌体呈卵圆形，可见分枝的假菌丝、厚膜孢子和芽生孢子；须癣毛菌小培养标本可见小分生孢子群集在分枝菌丝末端呈葡萄状；石膏样小孢子菌小培养标本可见梭形且有横隔的大分生孢子。

②菌落　新型隐球菌菌落属酵母型菌落，圆形，较大，白色，边缘整齐，表面湿润光滑，与一般细菌菌落相似；白假丝酵母菌菌落属类酵母型菌落，圆形，较大，白色，菌落底层可见有假菌丝长入培养基内；絮状表皮癣菌菌落属丝状菌落，表面有不规则隆起和浅沟，并有白色棉絮样菌丝，菌落的基底部背面呈茶褐色。

【实验报告】

（1）记录病毒的形态及包涵体特征。

（2）记录立克次体、衣原体、螺旋体的形态。

（3）记录真菌的形态和菌落特点。

实验七　人体寄生虫学实验

寄生虫是造成临床感染的另一大类病原体，可引起人类多种疾病。了解其形态特征及宿主和传播媒介，对于控制感染和预防具有重要意义。通过本实验教学你应学会熟练地辨认常见医学蠕虫成虫、卵、中间宿主的形态，认识原虫及与医学有关的节肢动物。

【实验内容】

（1）常见医学蠕虫形态观察（示教）。

（2）常见医学原虫形态观察（示教）。

（3）常见医学节肢动物形态观察（示教）。

【实验目的】

（1）能辨认常见医学蠕虫成虫及虫卵形态，了解中间宿主及传播媒介情况。

（2）熟悉医学原虫成虫及虫卵形态特征，了解中间宿主及传播媒介情况。

（3）认识常见医学节肢动物成虫的外形特征及主要结构。

一、常见医学蠕虫形态观察（示教）

医学蠕虫包括线虫、吸虫和绦虫，其中多数是造成临床寄生虫感染的常见病原体，了解其形态特征对于医学生很重要。

【实验材料】

1. 线虫标本 蛔虫卵、钩虫卵、蛲虫卵玻片标本和成虫浸制标本。

2. 吸虫标本 华支睾吸虫卵玻片标本、成虫瓶装大体标本和染色玻片标本，豆螺、沼螺、淡水鱼、淡水虾浸制标本。姜片虫卵玻片标本，成虫瓶装大体标本和染色玻片标本，扁卷螺、植物（菱角、荸荠、茭白）浸制标本。卫氏并殖吸虫卵玻片标本，成虫瓶装大体标本和染色玻片标本，川卷螺、溪蟹、石蟹、蝲蛄浸制标本，囊蚴染色玻片标本。日本血吸虫卵玻片标本、瓶装大体标本和染色玻片标本、雌雄合抱状态染色玻片标本，钉螺、毛蚴、尾蚴玻片标本。

3. 绦虫标本 链状带绦虫和肥胖带吻绦虫虫卵玻片标本、瓶装大体标本、猪囊尾蚴瓶装大体标本等。

4. 其他 显微镜、放大镜等。

【实验方法】

1. 常见线虫成虫及虫卵形态标本观察

（1）使用显微镜观察虫卵标本 先用低倍镜找到虫卵，再将虫卵移到视野的中央，换高倍镜仔细观察，主要观察虫卵的形态、大小、颜色等内容。观察钩虫卵、蛲虫卵时，因虫卵无色透明，故光线不易太强。

（2）肉眼观察三种线虫成虫外形、大小、颜色等内容。体积较小的蛲虫等可用放大镜观察。

2. 常见吸虫成虫和虫卵形态、中间宿主及传播媒介观察

（1）使用显微镜观察虫卵标本 先用低倍镜找到虫卵，然后用高倍镜观察。主要观察虫卵的形态、颜色、大小等特征。观察华支睾吸虫卵时要注意该虫因体积较小极易被粪渣掩盖，应仔细寻找；观察日本血吸虫卵时要注意卵内有毛蚴。

（2）观察各种吸虫成虫标本 主要观察虫体的形态、颜色、大小、吸盘（大小比例、位置）、雌雄生殖器官（数目、位置、排列、形状）等特征。注意：吸虫成虫大体标本用肉眼即可观察，染色玻片标本需用显微镜或放大镜观察。

（3）观察吸虫幼虫标本 主要是用低倍镜观察卫氏并殖吸虫囊蚴、日本血吸虫毛蚴和尾蚴染色玻片标本。

（4）观察各种吸虫中间宿主及传播媒介浸制标本 包括华支睾吸虫第一中间宿主豆螺、沼螺，第二中间宿主淡水鱼、淡水虾；姜片虫中间宿主扁卷螺，传播媒介菱角、荸荠、茭白；卫氏并殖吸虫第一中间宿主川卷螺，第二中间宿主溪蟹、石蟹、蝲蛄；日本血吸虫中间宿主钉螺。

3. 常见绦虫成虫、幼虫及虫卵形态标本观察

（1）使用显微镜观察虫卵标本 注意两种带绦虫卵形态相似，光学显微镜下不易区别。

（2）肉眼观察猪囊尾蚴自然形态　卵圆形，似黄豆大小，白色半透明的囊泡，囊内充满透明液体，一侧边缘有一小米粒大乳白色的头节。

（3）肉眼观察两种带绦虫成虫标本　成虫乳白色呈长带状，背腹扁平，前端较细，后端渐宽，雌、雄同体。虫体分节，有头节、颈节、链体。链体又分未成熟节片、成熟节片及妊娠节片。未成熟节片短而宽，成熟节片呈方形，妊娠节片呈长方形，两种带绦虫形态鉴别。

二、常见医学原虫形态观察（示教）

原虫为单细胞低等动物，其中疟原虫、溶组织内阿米巴、阴道毛滴虫等均为临床常见致病虫种。

【实验材料】

1. 标本　间日疟原虫红内期各期形态标本，恶性疟原虫小滋养体及配子体标本。痢疾阿米巴滋养体及包囊染色标本。阴道毛滴虫、弓形虫滋养体及蓝氏贾第鞭毛虫滋养体、包囊铁苏木素染色标本。

2. 其他　显微镜、香柏油、拭镜纸等。

【实验方法】

1. 疟原虫形态观察

（1）间日疟原虫形态观察　将间日疟原虫薄血膜玻片标本置于显微镜下，主要观察下列内容：①环状体、大滋养体、未成熟裂殖体、成熟裂殖体、雌雄配子体等各期形态；②间日疟原虫细胞核、细胞质及疟色素的染色性，形态及位置；③间日疟与被寄生红细胞的关系；如被寄生红细胞的大小、着色、有无薛氏小点及红细胞内疟原虫的数量。注意：用间日疟原虫薄血膜玻片标本可观察间日疟原虫在红细胞被破坏后的形态特征。

（2）恶性疟原虫形态观察　主要观察环状体、雌配子体的形态特征，并注意与间日疟原虫相比较。

2. 痢疾阿米巴滋养体形态观察

（1）痢疾阿米巴滋养体形态观察　使用显微镜观察痢疾阿米巴滋养体铁苏木素染色标本，主要观察滋养体大小、形态、细胞核情况、细胞质的内外质分界及食物泡情况。观察时注意大、小滋养体的形态，大小，细胞质，吞噬物等情况。

（2）包囊形态观察　在显微镜下观察包囊铁苏木素染色标本，主要观察包囊形态、大小、囊壁及细胞核、糖原泡、棒状拟染色体等情况。观察时注意痢疾阿米巴与结肠内阿米巴包囊的区别。

3. 其他原虫形态观察

（1）阴道毛滴虫染色形态观察　油镜观察虫体形状、大小、波动膜、鞭毛的数目、核和轴柱的结构特点。

（2）蓝氏贾第鞭毛虫滋养体及包囊形态观察　油镜观察虫体形状、大小、核的特点、轴柱和鞭毛。

（3）弓形虫滋养体染色标本观察　显微镜镜下观察形状、大小、核的染色性及核的位置。

三、常见医学节肢动物形态观察（示教）

医学节肢动物是人体寄生虫的虫种，其中以蚊、蝇、蚤、人虱、人疥螨与人类疾病的关系最为密切，危害很大。通过实验了解其成虫、幼虫、虫卵的形态特点，对于学生掌握其生活史和防治措施，具有重要意义。

【实验材料】

1. 标本

（1）常见按蚊、库蚊和伊蚊属成蚊针插标本，蚊翅玻片标本。

（2）舍蝇、大头金蝇、绿蝇、麻蝇针插标本，蝇头、翅、足玻片标本，蝇卵玻片标本，蝇幼虫和蛹的瓶装标本。

（3）致痒蚤、印鼠客蚤玻片标本，头虱、体虱、阴虱玻片标本，人疥螨（雌雄虫）玻片标本，毛囊蠕形螨玻片标本。

2. 其他　显微镜、放大镜等。

【实验方法】

1. 蚊形态观察

（1）成蚊针插标本大体观察　肉眼初步观察，用放大镜比较中华按蚊、淡色库蚊和白纹伊蚊的外形、体色、翅上有无白斑等，并根据触角长短、触角与触须的比例鉴别雌、雄蚊。

（2）雌、雄蚊头部玻片标本观察　低倍镜下仔细观察其复眼、触角、触须、喙的结构及雌蚊刺吸式口器的结构和特点。

（3）蚊翅标本观察　用低倍镜或放大镜观察蚊翅上鳞片、翅脉走向特征，注意观察中华按蚊翅前缘脉上白斑数目及位置。

（4）蚊卵玻片标本或活标本观察　用放大镜或低倍镜下观察蚊卵的形态、大小、有无浮囊及卵的排列方式。注意：这些特点是鉴定蚊属的依据。

（5）蚊幼虫、蛹玻片标本或活标本观察　观察有无呼吸管及其形状、蛹的外形及呼吸管的形状。

2. 蝇形态观察

（1）成蝇形态观察　肉眼观察舍蝇、大头金蝇、绿蝇、麻蝇针插标本，注意比较其虫体大小、体色等特征。

（2）蝇头部形态观察　低倍镜观察蝇复眼、单眼，并根据复眼间距鉴别雌、雄蝇，观察触角、触角芒及喙的位置。

（3）蝇爪垫形态观察　观察爪垫的形态和其上的细毛。

（4）蝇卵、幼虫、蛹形态观察　用低倍镜观察蝇卵玻片标本，注意颜色和形状；肉眼观察蝇幼虫及蛹瓶装标本，注意其形态及颜色等一般特征。

3. 蚤、虱、螨的形态观察

（1）印鼠客蚤与致痒蚤形态观察　低倍镜观察。注意区别两种蚤的外形、体色、眼鬃、颊节、足的形态特征。

（2）头虱、体虱和阴虱形态观察　用放大镜或低倍镜观察。注意观察虱头部、眼、触角、刺吸式口器的形态特征。

（3）雌、雄人疥螨形态观察　用低倍镜观察。注意观察颚体、躯体及鬃毛的形态特点。

（4）毛囊蠕形螨形态观察　用低倍镜观察。注意颚体、躯体的形态特征。

【实验报告】

（1）镜下绘出无卵盖虫卵：蛔虫卵、钩虫卵、蛲虫卵、鞭虫卵、带绦虫卵形态图。

（2）镜下绘出有卵盖虫卵：卫氏并殖吸虫卵、肝吸虫卵、姜片虫卵形态图。

（3）镜下绘出阴道滴虫滋养体形态图。

（4）记录肥达实验结果，分析其临床意义。

【思考与讨论】

（1）粪便直接涂片可诊断哪些寄生虫？为什么？

（2）消灭蚊、蝇可防止哪些疾病的传播？为什么？

（高玉龙）

一、课程简介

病原生物与免疫学是研究病原生物的生物学特性，生命活动规律，致病性与免疫性、实验室检查、预防治疗以及免疫学的基础理论、机体免疫应答的机制及免疫学应用的一门医学基础课。

本课程的内容包括免疫学基础、微生物学、寄生虫学三部分，总任务是使学生能初步应用所学的基础知识和基本技能，对临床常见的免疫现象与免疫性疾病、感染性疾病、寄生虫病的发病机制、实验室检查和预防治疗做出解释；加深对病原生物与人体和自然间相互关系的理解；树立无菌观念，在消毒、隔离、预防医院感染等工作中具体实践；为以后学习基础和临床课程打下必要的基础。

教学活动以课堂教学和实验教学为基本形式，辅以自学、讨论、多媒体演示、作业等方式，加强直观教学，理论联系实际。通过提问、作业、实验报告、阶段性检测等进行评价。

本课程在第二学期开设，总学时数为 54 学时，其中理论 44 学时，实验 10 学时。

二、课程目标

通过对该课程学习，要求学生能够做到以下几点。

（1）应用免疫学基本知识，阐述在维持人体与自然界平衡关系中所起的作用；解释临床常见免疫现象及部分免疫性疾病的发病机制。

（2）将免疫学理论和技术应用于实际预防、治疗和诊断工作中。

（3）应用微生物学理论与技术进行消毒、隔离、无菌操作、预防医院感染和采送检验标本。

（4）可以说出常见病原微生物与寄生虫的生物学特性、致病机制、传播途径、实验室检查和特异性防治原则。

（5）初步会做细菌涂片、革兰染色和抗酸染色、粪便蠕虫卵检查等操作，正确使用显微镜和油镜。

三、学时分配

内容	学时		
	理论	实验	合计
第一章　微生物概述	1		1
第二章　免疫学基础 　第一节　抗原 　第二节　免疫球蛋白 　第三节　免疫系统 　第四节　免疫应答 　第五节　抗感染免疫 　第六节　超敏反应 　第七节　免疫学应用	12	2	14
第三章　细菌概述 　第一节　细菌的形态、结构与生理 　　一、细菌的大小、形态、结构 　　二、细菌的生长繁殖与代谢 　　三、细菌的遗传变异 　第二节　细菌与外界环境 　第三节　细菌的致病性与感染	8	4	12
第四章　常见病原性细菌 　第一节　化脓性球菌 　第二节　肠道杆菌 　第三节　弧菌属 　第四节　分枝杆菌属 　第五节　厌氧性细菌 　第六节　其他病原性细菌（包括动物源性）	7	2	9
第五章　其他原核细胞型微生物及真菌 　第一节　衣原体、支原体、立克次体、螺旋体和放线菌 　第二节　真菌	1		1
第六章　病毒概述 　第一节　病毒的基本特性 　第二节　病毒的致病性、感染及防治原则	4	1	5
第七章　常见病毒 　第一节　呼吸道病毒 　第二节　肠道病毒 　第三节　肝炎病毒 　第四节　人类免疫缺陷病毒 　第五节　其他病毒	7		7
第八章　人体寄生虫学概述			
第九章　常见寄生虫 　第一节　医学蠕虫 　第二节　医学原虫 　第三节　医学节肢动物	4	1	5
合计	44	10	54

第二章

二、填空题

1. 免疫防御　免疫监视　免疫自稳

2. 超敏反应　免疫缺陷

3. 免疫原性　免疫反应性　免疫反应性　免疫原性

4. 抗原决定簇

5. Fab　Fc

6. IgG　IgE　IgM

7. IgM　IgM

8. SIgA　IgG

9. SIgA

10. IgG　IgE

11. 骨髓　胸腺

12. 经典途径　MBL 途径　旁路途经

13. 感应阶段　反应阶段　效应阶段

14. B 细胞　浆细胞　抗体

15. T 细胞　Tc 细胞　Th1

16. 屏障结构　免疫细胞　体液中的免疫分子

17. 皮肤和黏膜屏障　血 – 脑脊液屏障　胎盘屏障

18. Ⅰ 型　Ⅱ 型　Ⅲ 型和Ⅳ型

19. 输血反应　Ⅱ 型

20. 抗原　死疫苗　活疫苗　类毒素

21. 抗体　抗毒素　人免疫球蛋白制剂

三、选择题

A 型题

1. E　2. D　3. A　4. E　5. B　6. E　7. A　8. D　9. E　10. E　11. D　12. D　13. D
14. C　15. C　16. E　17. D　18. D　19. E　20. B　21. B　22. D　23. A　24. B　25. C

B 型题

1. B　2. C　3. A　4. D　5. E　6. A　7. B　8. C

X 型题

1. ABD　2. ABC　3. ABCDE　4. BC　5. ADE　6. ABCD　7. ACDE　8. ABCD
9. ABCD　10. ABCE　11. AD　12. ABC

第三章

二、填空题

1. 营养作用　免疫作用　生物拮抗作用

2. DNA　变异　死亡　较弱　空气

3. 寄居部位的改变　机体抵抗力的低下　菌群失调

4. 外毒素　抗毒素

5. 正常菌群的细菌　隐蔽的病原菌

三、选择题

A 型题

1. A　2. B　3. D　4. E　5. B　6. B　7. B　8. B　9. C　10. E　11. C　12. A　13. C
14. C　15. E　16. D　17. B

B 型题

1. A　2. B　3. E　4. A　5. C　6. E

第四章

二、填空题

1. 葡萄球菌　链球菌　肺炎链球菌　脑膜炎奈瑟菌　淋病奈瑟菌

2. 粪便　鼻咽部　正常菌群　致病性链球菌　猩红热

3. 甲型溶血性链球菌　乙型溶血性链球菌　丙型链球菌

4. 性接触、淋病

5. 伤寒杆菌、痢疾杆菌

6. O 抗原　H 抗原　微荚膜或包膜抗原

7. 低于 3 个

8. 鼠伤寒沙门菌　猪霍乱沙门菌　肠炎沙门菌

9. 痢疾志贺菌　福氏志贺菌　鲍氏志贺菌　宋内志贺菌　福氏志贺菌　宋内志贺菌

10. 肠热症（伤寒与副伤寒）　食物中毒　败血症

11. 惟一易感者　水　食物　米泔水

三、选择题

A 型题

1. D　2. B　3. E　4. D　5. A　6. D　7. E　8. C　9. B　10. A　11. D　12. E　13. B
14. D　15. D　16. D　17. E　18. D

第五章

二、填空题

1. 鼠类　猪　钩体病

2. 性接触　间接接触　人

3. 普氏立克次体　人虱　莫氏立克次体

4. 沙眼衣原体

三、选择题

A 型题

1. D　2. C　3. B　4. C　5. C　6. B　7. B

第六章

二、填空题

1. 核心　衣壳

2. 吸附　穿入　脱壳　生物合成　组装、成熟与释放

3. 水平感染　垂直感染

三、选择题

A 型题

1. A　2. B　3. D　4. D　5. D

第七章

选择题

A 型题

1. D　2. D　3. A　4. E　5. C　6. D　7. C　8. D　9. C　10. C　11. B　12. B　13. E
14. C　15. B　16. D　17. B　18. D　19. D　20. C　21. D

B 型题

1. B　2. C　3. D　4. A　5. E　6. C　7. A　8. A　9. E　10. B　11. D　12. B　13. C
14. A　15. E　16. B　17. A　18. C　19. D　20. E

第九章

选择题

A 型题

1. B　2. A　3. D　4. A　5. B　6. C　7. B　8. A　9. A　10. A　11. C　12. E　13. C
14. C　15. C　16. B　17. A　18. E　19. B　20. D

B 型题

1. C　2. E　3. B　4. A　5. E　6. D　7. C　8. A　9. A　10. B　11. E　12. A　13. C
14. A　15. B　16. D　17. D　18. A　19. B　20. E

参考文献

［1］ 杨岸，潘玉珍. 病原生物与免疫学基础［M］. 北京：科学出版社，2011.

［2］ 贾文祥. 医学微生物［M］. 北京：人民卫生出版社，2005.

［3］ 黄惟清. 病原生物与免疫学基础［M］. 北京：北京出版社，2011.

［4］ 孙万邦. 医学免疫学与病原生物学［M］. 北京：高等教育出版社，2010.

［5］ 管远志. 郝素珍. 医学免疫学与医学微生物学［M］. 北京：中国协和医科大学出版社，2011.

［6］ 陈宝兴. 病原生物学和免疫学［M］. 北京：人民卫生出版社，2012.

［7］ 李雍龙. 人体寄生虫［M］. 北京：人民卫生出版社. 2004.

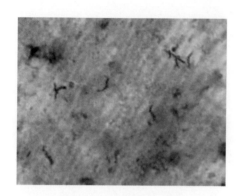

图 4-5　结核分枝杆菌

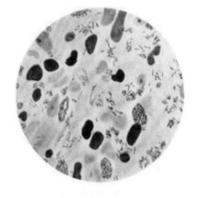

图 4-6　麻风分枝杆菌

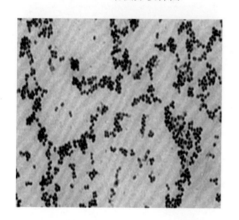

图实 1-2　革兰染色结果

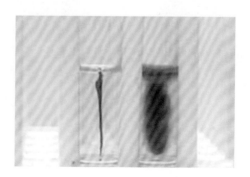

图实 2-7　细菌在半固体培养基中的生长现象

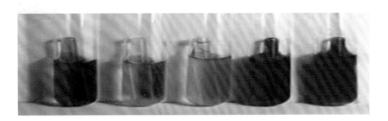

图实 2 – 8　糖发酵试验

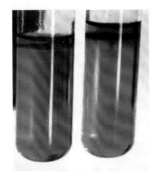

图实 2 – 9　靛基质试验

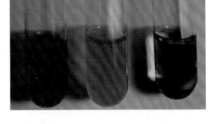

图实 2 – 10　甲基红试验

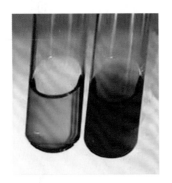

图实 2 – 11　V – P 试验

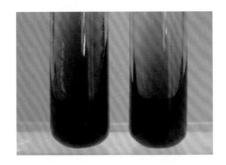

图实 2 – 12　枸橼酸盐利用试验

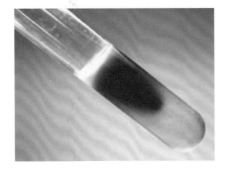

图实 2 – 13　硫化氢试验

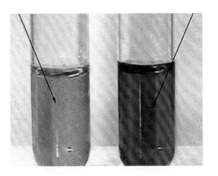

图实 2 – 14　尿素分解试验